全国高等学校"十三五"医学规划教材

"十二五"普通高等教育本科国家级规划教材

（供临床·基础·预防·护理·口腔·检验·药学等专业用）

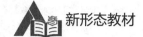

新形态教材

循 证 医 学

Xunzheng Yixue

（第 4 版）

U0274258

主 编 李幼平 李 静

副主编 杜 亮

编 委（以姓氏拼音为序）

陈 进（四川大学） 陈 燕（皖南医学院）

陈耀龙（兰州大学） 陈小玫（四川大学）

杜 亮（四川大学） 康德英（四川大学）

李 静（四川大学） 李 峻（四川大学）

李 琰（四川大学） 李幼平（四川大学）

林秀芳（四川大学） 刘关键（四川大学）

秦 莉（四川大学） 任学群（武汉大学）

谭爱花（广西医科大学） 文 进（四川大学）

吴红梅（四川大学） 杨 茗（四川大学）

姚 巡（四川大学） 姚应水（皖南医学院）

喻佳洁（四川大学） 曾宪涛（武汉大学）

张鸣明（四川大学） 周 奇（兰州大学）

高等教育出版社·北京

内容简介

《循证医学》第4版教材在第3版基础上，调整了部分结构，精减了部分章节内容，着重阐述在本科阶段学生需要重点掌握的概念、技能和方法。全书分为循证基础理论与方法、循证临床实践、前沿与争论三部分，重点教会医学生熟练掌握"针对问题，查证用证"的方法和技能。

本书集作者多年从事循证医学一线科研、实践和教育培训的经验，针对当前存在的问题及未来的挑战，引入国际前沿的理念和方法，结合国内教学和实践的实际情况，力争编写一本实用性强、适教适学的教材，以适应医疗卫生改革和医学教育改革的需求。书中很多章节均以学科交叉、地域跨越、师生合作的优势组合完成，希望带给读者更有用的知识、更友好的界面。

本书既适合高等医学院校临床、基础、预防、护理、口腔、检验、药学等专业本科学生，也可作为研究生和长学制学生教材。同时对卫生管理、医学科研和教学从业者学习和实践循证医学具有重要的参考价值。

图书在版编目（ＣＩＰ）数据

循证医学 / 李幼平，李静主编 . -- 4版 . -- 北京 ：高等教育出版社，2020.2（2024.11重印）
供临床、基础、预防、护理、口腔、检验、药学等专业用
ISBN 978-7-04-053339-2

Ⅰ. ①循… Ⅱ. ①李… ②李… Ⅲ. ①循证医学－高等学校－教材 Ⅳ. ①R499

中国版本图书馆CIP数据核字(2020)第009885号

策划编辑 杨 兵 董 梁　　责任编辑 杨 兵　　封面设计 张 楠　　责任印制 刘弘远

出版发行	高等教育出版社	网　址	http://www.hep.edu.cn
社　址	北京市西城区德外大街4号		http://www.hep.com.cn
邮政编码	100120	网上订购	http://www.landraco.com
印　刷	唐山市润丰印务有限公司		http://www.landraco.com.cn
开　本	787 mm×1092 mm 1/16		
印　张	16.75	版　次	2003 年 11 月第 1 版
字　数	400 千字		2020 年 2 月第 4 版
购书热线	010-58581118	印　次	2024 年 11 月第 9 次印刷
咨询电话	400-810-0598	定　价	39.60 元

本书如有缺页、倒页、脱页等质量问题，请到所购图书销售部门联系调换
版权所有　侵权必究
物 料 号 53339-00

数字课程（基础版）

循证医学

（第4版）

主编 李幼平 李 静

ⓘ 重要通知 ｜ APP下载

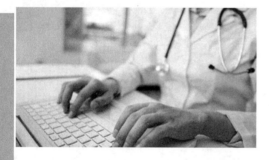

循证医学（第4版）

循证医学（第4版）数字课程与纸质教材一体化设计，紧密配合。数字课程涵盖了学习目的、教学PPT、拓展阅读、人文视角、自测题等资源。充分运用多种形式媒体资源，极大地丰富了知识的呈现形式，拓展了教材内容。在提升课程教学效果同时，为学生学习提供思维与探索的空间。

| 用户名： | 密码： | 验证码： | 7422 | 忘记密码？ | 登录 | 注册 □ |

记住我(30天内免登录)

http://abook.hep.com.cn/53339

扫描二维码，下载Abook应用

前　言

2020 年是我国全面建成小康社会的决胜之年,"健康中国 2030"战略作为新的奋斗目标,推动中国卫生健康政策的变革和医学教育的改革。健康成为优先发展的战略,已在中国走过近四分之一个世纪,日趋成熟和完善的循证医学理念和方法在服务这一战略,全方位、全周期保障人民健康的作用方面更加突显。《循证医学》第 4 版的问世恰逢其时。

根据本科教育坚持"以本为本",推进"四个回归"的精神,按照国际医学教育专门委员会对全球医学生培养的最低要求(GMER),本书定位为:教会医学生熟练掌握"针对问题,查证用证"的方法和技能。本书集作者多年来从事循证医学一线科研、教学实践和教育培训的成熟丰富经验,针对当前和未来的挑战,引进国际前沿的理念和方法,结合国内教学和实践的实际情况,力争编写出版一本适教适学、实用的本科教材,服务医疗卫生改革和医学教育改革的需求。

一、全书内容

《循证医学》第 4 版教材在前期教学和使用调研基础上,调整了全书部分结构,精减了部分章节,集中在本科阶段医学生需要重点掌握的概念、技能和方法上,包括三方面内容。

第一部分介绍了循证基础理论与方法(第 1—9 章)。重点介绍经典循证医学的基础理论,循证实践所需的统计指标,系统评价 /Meta 分析的基本知识和实践技能,围绕"健康中国"以人为本的理念,新增了临床实践中的患者价值观相关章节。

第二部分介绍了循证临床实践(第 10—15 章)。立足当前,集中介绍了能满足床旁循证需要的病因和不良反应、诊断、治疗、预后、临床经济学证据及临床实践指南的评价方法和应用实例。

第三部分介绍了前沿与争论篇(第 16—18 章)。立足"以本为本"精神,对第 3 版内容进行了适当压缩,围绕如何教好和学好循证医学、临床试验透明化,以及对"循证医学"向"循证科学"的发展和展望进行了介绍。其可以作为前两部分的有益补充,开拓医学生思维,开阔眼界。

二、使用建议

第一部分:要求正确理解理念,熟练掌握方法和技能。

第二部分:要求能正确提出问题,运用掌握的方法和技能查找证据,解决问题。

第三部分:希望了解进展,培养兴趣,为有条件的院校和有兴趣的学生尝试以小组方式完成学习,为创新医学教育改革和临床科研能力培养提供借鉴。

　　循证医学是一个年轻的朝阳学科,循证医学的学习与实践没有年龄界限。本书很多章节均以学科交叉、地域跨越、师生合作的优势组合完成。希望带给读者更有用的知识,更友好的界面。但受时间和篇幅限制,本书难免存在疏漏与错误,期待读者批评指正,以帮助我们止于至善。

李幼平　李　静

2019 年 10 月于成都

目　　录

第一章

循证医学总论

本章导读

心肌梗死是因心肌缺血时间过长，导致心肌细胞缺血、缺氧和坏死。从生物学角度，心肌梗死患者吸氧似乎天经地义，所以长期以来临床指南都推荐心肌梗死患者应立即吸氧，期望可以改善缺血心肌组织的氧供，减少缺血症状（疼痛）、梗死面积以及死亡。然而冠状动脉内多普勒超声却发现氧会增加冠状动脉血管阻力，减少冠状动脉血流，同时氧自由基增加会引起心肌再灌注损伤。这一现象警醒了医学界，于 2010 年起开展相关随机对照试验和系统评价，最终改变了临床指南：心肌梗死患者若无缺氧表现，并不需要常规吸氧，否则会导致心肌梗死面积扩大，增加死亡风险。医学技术的发展不断拓展对疾病的认识，循证医学的产生和发展为疾病诊治提供了科学依据。

循证医学（evidence-based medicine，EBM）被誉为 21 世纪的临床医学，以临床医学为基础，临床医学研究、信息学和网络技术为支撑，是指导临床医务人员从事临床实践、解决临床问题的一种创新理念和思维模式，对促进临床医学、医学科研、卫生决策、医学教育、新药开发等具有重要的价值和意义。

▶▶▶ 第一节 循证医学的概念及特点 ◀◀◀

一、循证医学的概念及演变

循证医学历经 20 多年的发展，其概念不断完善。1996 年 David Sackett 教授将循证医学定义为"慎重、准确、明智地应用当前所能获得的最佳研究证据为患者进行医疗决策"，强调循证医学的实践应将个人的临床专业知识与现有的最佳研究证据相结合。2000 年循证医学的定义修改为"循证医学是将最佳研究证据与临床专业知识和患者价值观相结合"。2006 年循证医学的定义再次修改为"循证医学要求将最佳研究证据与我们的临床专业知识和患者独特的价值观和情况相结合"。该概念的演变，体现了循证医学在认识上的升华，强调循证医学不仅仅是简单的医学证据与医学实践的特定联系，更是一种优化医疗实践的启发式思维和行为模式。

二、循证医学的特点

循证医学实践强调最佳研究证据、临床专业知识、患者独特的价值观和患者情况四者的完美组合,为患者制定最佳并使其满意的诊疗决策(图1-1)。

(一) 最佳研究证据是实践循证医学的决策依据

证据是指与临床相关的研究,包括基础医学研究,特别是以患者为研究对象的临床研究及其系统评价或Meta-分析,如诊断性试验(包括体格检查)的准确性和精确性,预后指标的预测能力,治疗、康复和预防措施的效果和安全性。如果临床医生仅依靠自己的经验而忽视最新、最佳的研究证据,可能将过时的,甚至有害的方法应用于患者,给患者造成严重的损害。

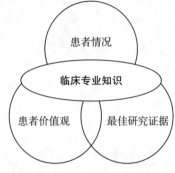

图1-1 实践循证医学的模式

最佳研究证据(best research evidence)是指采用明确方法,从科学性和临床相关性角度严格评价后获得的研究证据,具有以下特征:

1. 科学和真实

实践循证医学的证据必须设计科学,结果真实可靠,能正确引导临床医务人员为患者做出医疗决策。

2. 具有临床价值

科学真实的研究证据必须同时具有临床重要性,以患者为中心评价诊疗措施的疗效和安全性,进行同类诊疗技术的比较,关注终点指标和成本 – 效果。

3. 综合评价证据总体

1979年,当阿奇·科克伦(Archie Cochrane)指责医学界没有根据特定病种/疗法,将所有相关的随机对照试验(randomized controlled trial,RCT)联合起来进行综合分析,并随着新的临床试验的出现不断更新,以便得出更为可靠的结论时,每天大约有14篇临床试验文献发表。2000年据估计,每年有600万篇医学文献发表在2万多种生物医学杂志,平均每天发表75篇随机对照试验和11篇系统评价,且增长尚未达到平稳阶段。由于单个研究涉及地区、人群、样本量等的局限性,全面评估诊疗技术时,不能依靠单一研究,应综合评估针对同一临床问题的所有相关研究,才可能得出正确的结论。

4. 分类与分级

并不是所有医学研究均真实可靠,全球每年用于资助研究的2 000亿美元中,85%都浪费在设计十分糟糕或重复的研究上了。因此,证据需要按主题或内容分类,再同类按质量分级,以帮助医务人员快速、高效获取有用信息。

5. 动态和更新

随着对疾病的深入研究和认识的升华、医疗条件的改变、人群的更迭、新评价体系和标准的出现,诊疗技术也在不断更新、取代和淘汰中,研究证据也需要不断更新,才能为患者做出当前最好的决策。

6. 开放与共享

证据作为解决问题的知识产品,消耗人类的各种资源生产出来,应向所有需要者开放,为人类所共享,方便获取。为此,经过去粗取精、去伪存真,已建立了具有不同智能化程度的循证医学数据库资源,最大限度地发挥证据的价值。

(二) 临床专业知识是实践循证医学的基础

临床专业知识(clinical expertise)是指临床医生应用长期临床实践所获得的临床技能和经验对患者的疾病状态、诊断、干预措施的利弊及患者的价值观与期望迅速做出判断的能力。忽视临床技能与经验,生搬硬套地应用获得的最佳临床研究证据,有可能被误导。

(三) 患者价值观是实践循证医学的人文关怀体现

患者价值观(patient values)是指在临床决策中,患者对自身疾病状况的关心程度、期望和对诊断、治疗措施的选择。循证医学提倡医生在重视疾病诊断、治疗的同时,应力求进入患者的内心世界,从患者的角度出发,去了解患病的过程及感受,尤其是对疾病的担心与恐惧感,疾病对机体与身心功能的影响,对治疗方案、措施的态度和期望等。建立医患之间平等友好的合作关系,形成医患诊治联盟,这样才能保证有效的诊治措施,取得患者的合作,使患者获得最佳的治疗和预后效果。鼓励患者参与临床医疗决策是为了尊重患者的权利,不同的患者因其对自身疾病的关心程度、对医生给予的诊治措施的期望值及对不良反应的耐受性等不同,最终的选择会有差别。例如,对于房室结折返导致的室上性心动过速,可采用传统的药物治疗,也可进行射频消融术,但是后者可能出现多种不同的结局:手术成功;手术成功但破坏了房室结、患者需要安置起搏器;手术失败,甚至死亡。有的患者因发作频繁或药物疗效差,即使可能出现严重的不良反应,但因发作时非常痛苦,宁愿选择射频消融术治疗;有的患者因发作较少,不愿承受可能发生的严重不良反应,宁愿选择继续药物治疗。

(四) 患者情况是实践循证医学的个体化医疗体现

患者情况(patient circumstances)是指患者独特的临床特征和所处的医疗环境。不同患者即使患相同的疾病,因个体体质、年龄、性别、疾病临床特点、病情、病程、合并疾病等的差别,均会影响医疗决策。而患者就医的医疗环境不同,医生技能、可获得的医疗资源、医院的设备条件和管理等差别,也会影响疾病诊断的准确性和干预措施的选择和效果。

▶▶▶ 第二节　循证医学的产生 ◀◀◀

虽然循证医学是在 20 世纪 90 年代初进入人们的视野,其初衷是关注如何教育临床医生遇到问题时正确理解和应用研究证据、优化临床决策,但其历史渊源可追述至 300 多年前的希波克拉底时代,强调医疗实践应建立在科学可信的研究证据基础上。纵观循证医学问世近 30 年,多方面的原因促进了它的产生和发展、内涵和外延的不断拓展。

一、循证医学产生的社会背景

(一) 有限卫生资源与无限卫生需求的矛盾呼唤卫生资源的合理配置和高效使用

随着人口增长、年龄老化、新技术和新药物的应用、人类健康需求层次提高,医疗费用以高于国民生产总值的速度增长,国家卫生总费用已超过了社会经济的承受能力;而高新技术、高档设备、高价药品的层出不穷,更加剧了有限卫生资源与无限增长的卫生需求之间这一全球性的矛盾。如何在保证或提高医疗质量的前提下,促进医务人员医疗决策的科学化,合理应用现有的医学技术如药物、诊断和防治措施等,充分发挥有限卫生资源的效率,控制医疗费用上涨,已迫在眉睫。

(二)医学信息突飞猛进迫使改变传统的文献管理方式

2010 年 7 月,PubMeds 检索平台已收录了 2 000 万篇医学文献,平均每分钟发表 1 篇新文献。然而临床研究活动的活跃导致的信息爆炸,并未使研究证据的质量同步提高;人类大脑处理无限证据固有的局限性,使医务人员在时间、精力和技能上都无法在信息海洋中既系统、全面又快速、有效地鉴别出真实、可靠的医学文献,为患者制定最新、最佳医疗决策。Brian Haynes 等采用循证医学文献评价原则评估杂志发表文献,经过方法学和临床价值两方面的严格筛选,发现可剔除 99.96% 的文献,即临床医生每年只需阅读大约 20 篇新文献就可以掌握最新进展;而要掌握本专业领域的最新进展,每年只需阅读 5~50 篇新文献。迄今,具有不同智能化程度的循证医学数据库层出不穷,Brian Haynes 等提出的由经过评价后的证据形成的"5S"证据金字塔,可帮助临床医生针对问题快速获得由高质量证据整合后形成的证据资源。

(三)知识更新呼唤新的教育模式

1956 年,哈佛大学医学院院长 Burwell 教授曾说过:"医学生在校期间所接受的知识中,有一半在 10 年内将证明是错误的,而糟糕的是,没有一位教师知道,哪一半是错误的。"最新研究发现:每 3 年,70% 的知识可能已经过时。这就形象地说明,随着时间的飞逝,我们现有的知识和临床技能正在逐渐过时。为了更新知识和提高临床技能,临床医生常常参加一些继续教育(continuing medical education,CME)项目的培训,但系统评价(systematic review,SR)有关医学继续教育项目的随机对照试验却发现,传统的灌输式CME 项目虽能短时期内增加知识,却既不能改变临床医师的长期临床实践行为,也不能改善疾病的最终结局。如何使医务人员主动更新过时的知识,成为一名终身的自我教育者,亟须改变传统的灌输式医学教育模式。

二、循证医学产生的学科背景

循证医学的产生是以临床医学为基础,以研究证据为支撑,与相关学科间有密不可分的关系。

(一)临床流行病学

20 世纪 30 年代美国耶鲁大学 John R.Pual 教授首先提出临床流行病学的概念。20世纪 70 年代后期,David Sackett,Robert Fletcher 和 Alvan Feinstein 等学者共同创建了现代临床流行病学。临床流行病学借鉴流行病学、生物统计学、卫生经济学和社会医学的理论和方法,对临床医学研究进行严格的设计、衡量和评价,提高临床医学科研水平和医疗实践,促进医学模式的转变,推动医学的发展。临床流行病学的发展促进了临床研究数量和质量的提高,为循证医学的发展提供了大量高质量的证据。临床流行病学建立了系列评价各类临床研究证据的原则和方法,使临床医生能鉴别各类研究证据的真伪,将最佳研究证据应用于医疗实践,为患者做出最佳的医疗决策。临床流行病学是循证医学的学术基础,循证医学是临床流行病学的进一步应用、发展和升华。

(二) 信息科学

20世纪后期兴起的现代科技革命中计算机技术、信息通信技术、互联网技术及数据处理和统计学软件的开发,一方面使医学领域逐步摆脱耗时、费力、检索效果差的手工文献检索,通过快速、高效的联机检索克服了时空障碍,极大地提高了获得最新信息的速度和能力;另一方面,使医学信息和证据的产生、使用和传播以前所未有的速度发展和更新,极大提高了海量信息的发现、采集、筛选、挖掘和加工整合能力,为科学证据的生产、共享、使用和传播提供了有效的手段和良好的载体。

(三) 传统医学

传统医学是以经验为主,依靠临床医生的直觉、经验或病理生理机制进行医疗决策。病理生理机制对于我们认识疾病的发生发展规律,了解疾病的基础知识必不可少。但实验室、动物实验和离体组织研究所获得的结果与复杂人体的情况间存在一定的距离,用于指导临床实践显然不够。而循证医学强调遵循以人体为研究对象的临床研究证据,正确地认识各种诊断和干预措施的真正价值。但是循证医学并不能取代临床经验、临床技能,任何临床研究证据必须结合患者的具体情况、临床医生的经验,才能决定能否应用于自己的患者。循证医学使传统医学实践更完善、更科学。

三、循证医学产生的人文背景

循证医学的产生离不开多位学者的突出贡献,他们的创新性思维、职业生涯中的反思和一线的实践成就了今天的循证医学。

(一) Alvan Feinstein

Alvan Feinstein(1925—2001)是美国耶鲁大学的内科学与流行病学教授,也是现代临床流行病学(clinical epidemiology)的开山鼻祖之一,David Sackett教授称其为"临床流行病之父"。他将数理统计学与逻辑学导入临床流行病学,系统构建了临床流行病学的体系,首先展示了如何开展医疗实践领域的研究。

(二) Archie Cochrane

Archie Cochrane(1909—1988)是英国威尔士国立医学院的内科学与流行病学教授。第二次世界大战期间,他在希腊和德国度过了4年战俘生活,作为战俘营军医的历练和三段难忘经历对他的一生产生了极其重要的影响:在战俘营极其恶劣的条件下,2万战俘仅4人死亡,其中3人为枪伤,是什么原因导致这样的结果? 在相对较好的医疗和生活环境下,施行人工气胸和人工气腹进行胸廓成形术并没有阻止晚期肺结核战俘的死亡,我们的治疗措施到底是否有效? 一个濒临死亡的年轻苏联战俘痛苦不堪,却在被他抱进怀里几小时后平静死去,医生的关怀在治疗中到底有多大作用? 正是这些铭心刻骨的经历和反思,催生了他的开创性著作 *Effectiveness and Efficiency:Random Reflections on Health Services*(效果与效率:卫生服务的随机反思),成为Cochrane系统评价和Cochrane协作网的灵感来源,在促进循证医学方面发挥了核心作用。

（三）Iain Chalmers

Iain Chalmers（1943— ）是英国妇产科医生，Cochrane 协作网的创始人之一。1977 年，怀着悬壶济世的悲悯之心，34 岁的 Iain Chalmers 开始了他在加沙难民营的医疗救援活动。当地医生使用抗生素治疗麻疹患儿并有效降低患儿死亡率的现象，让他开始怀疑，有多少习以为常的临床干预是理论正确、实践无效？带着疑问，Iain Chalmers 开始学习临床流行病学。他在 1987 年建立了牛津围生期临床试验数据库，后来扩大为英国国家围生期流行病学中心；1989 年发表《孕产期有效保健》专著；1990 年发表全球首个系统评价，证实糖皮质激素用于有早产倾向的产妇能有效降低早产儿死亡率（30%~50%）。正是基于上述出色的工作，促成了 1992 年英国国家医疗服务体系（National Health Services，NHS）出资成立英国 Cochrane 中心，并在 1993 年成立国际 Cochrane 协作网。2002 年在人生的巅峰时期，他急流勇退，加盟 James Lind 图书馆，继续推动临床研究质量的提高。Iain Chalmers 不断更新和纠正已发表的临床研究结果，一生致力于为患者选择真正有效的医疗卫生服务，让临床研究结果更易被医生及患者理解和接受。

（四）David Sackett

David Sackett（1934—2015）是加拿大 McMaster 大学内科学教授和临床流行病学家，被许多人视为"临床流行病学的创始人""循证医学之父"。他 32 岁时在 McMaster 大学创建了全球首个临床流行病学与生物统计学中心，并在此任教 26 年。期间，他发表了大量不朽的研究成果，提出了"严格评价医学文献"的原则和方法，出版了 *Clinical Epidemiology：A Basic Science For Clinical Medicine* 一书，被誉为循证医学的"Bible"。1994 年，他来到英国牛津大学，建立了国际第一个循证医学中心，亲自开设循证医学课程，亲临临床一线实践循证医学，并任 Cochrane 协作网首任主席。1996 年出版了第一本《循证医学》专著，1991—1999 年他一直担任《美国内科医师学会杂志俱乐部》与《循证医学杂志》这两本杂志的主编，其内容极大方便了工作繁忙，时间、精力有限的临床医生阅读医学文献。

（五）Gordon Guyatt

Gordon Guyatt（1953— ）是加拿大 McMaster 大学流行病学、生物统计学和内科学教授。1990 年，作为内科住院医师项目主任，在 David Sackett "严格评价医学文献"的思想基础上，他尝试引导住院医师基于研究证据治疗患者，并命名为"循证医学"。1992 年，他在 *JAMA* 杂志上发表了开创性的系列文章 *Users' Guides to the Medical Literature*（医学文献的用户指南），并以专著形式出版，旨在帮助临床医生通过正确解读层出不穷的医学文献，不断更新知识，促进循证临床决策。通过编写教材、发表文章、教育和培训等方式，大力促进循证医学在全球的发展。2000 年，他和同事成立 GRADE（The Grading of Recommendations Assessment，Development and Evaluation）工作组；2004 年，GRADE 正式推出，现已被全球诸多权威组织采纳并用于指导临床指南生产。

▶▶▶　第三节　循证医学的实践方法　◀◀◀

基于医务人员所处的医疗条件、拥有的循证医学数据资源、自身技能的不同，临床医生可采用三种不同的模式实践循证医学。

一、实践(doing)模式

完整的循证医学实践包括 5 个步骤(图 1-2),实践(doing)模式至少要求完成第 1—4 步的内容。

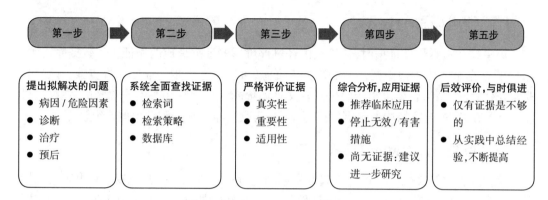

| 第一步 | 第二步 | 第三步 | 第四步 | 第五步 |

提出拟解决的问题
- 病因 / 危险因素
- 诊断
- 治疗
- 预后

系统全面查找证据
- 检索词
- 检索策略
- 数据库

严格评价证据
- 真实性
- 重要性
- 适用性

综合分析,应用证据
- 推荐临床应用
- 停止无效 / 有害措施
- 尚无证据:建议进一步研究

后效评价,与时俱进
- 仅有证据是不够的
- 从实践中总结经验,不断提高

图 1-2 循证医学实践的基本步骤

(一)提出拟解决的问题

临床医生每天都会面临许多临床问题,并不是所有问题根据已有的知识储备都能解决。因此,综合分析采集的病史、体格检查、实验室和影像学检查结果等,发现患者存在的有关疾病病因、诊断、预防、治疗、预后等方面的不确定问题,优选亟须解决的问题,按照 PICO(P:Patient,population,predicament,or problem;I:Intervention,exposure,test,or other agent;C:Comparison intervention,exposure,test,and so on,if relevant;O:Outcomes of clinical importance,including time,when relevant)原则确定问题的要素,以方便检索相关文献资料。

(二)系统全面查找证据

基于问题类型,选择恰当的数据库,特别是经过专家筛选、根据证据的科学性和临床重要性建立的循证医学网上信息资源。为省时、省力、高效回答临床问题,应改变传统的检索方式,采用 Brian Haynes 等提出的证据金字塔模型,自上而下依次检索相应的数据库资源(参见第四章)。

(三)严格评价证据

若检索到的证据来自已评价的循证医学数据库资源,此步骤可省略。若检索到的是未评价过的文献资料,应采用临床流行病学和循证医学评价文献的原则,严格评价文献的真实性、临床重要性和适用性,鉴定出高质量的最佳证据,而不能盲目相信。不同研究类型的文献资料的评价方法不同(参考第 10—15 章)。

(四)综合分析,应用证据

研究证据并不能取代临床判断,文献所获得的结果是所有研究对象的"平均效应",但你的患者与临床研究中病例存在性别、年龄、并存症、疾病严重程度、病程、依从性、社会因素、文化背景、生物学及临床特征的差别。即便是真实、可靠且具有临床价值的研究证据也并不一定能直接应用于你的患者,医务人员必须综合考虑最佳证据、临床专业知识、

7

患者的具体情况、所处的医疗环境和患者的价值观,做出相应调整,再指导临床决策。

（五）后效评价,与时俱进

评价按照上述1—4步骤实践后的效果和效率,若与预期结果一致,可进一步指导类似患者的临床决策;反之,应详细分析原因,找出问题,再针对问题进行新的循证研究和实践;如此循环往复以不断去伪存真,止于至善。

二、使用（using）模式

该模式在检索最佳证据时,只检索由经过评价后的证据形成的循证医学数据库资源,如"5S"证据金字塔中每一层涉及的数据库资源,可省略第3步的证据评价步骤。该步骤非常花费时间、精力且要求临床医生具备文献评价能力。因临床医生非常繁忙,建议尽可能先从"5S"证据金字塔中的数据库进行检索,获取已经过筛选和评价的研究证据。

三、重复（replicating）模式

该模式省略第2—3步,按照权威专家意见进行医疗决策。若权威专家意见来自长期循证医学实践的积累,此模式对于循证医学数据资源有限的临床医生也不失为一种实践循证医学的有效方法。

▶▶▶ 第四节　实践循证医学的条件和意义 ◀◀◀

一、实践循证医学的条件

（一）高素质的临床医生

临床医生是实践循证医学的主体,不仅要掌握相关医学专业的理论知识和技能,还需要具备一定的临床研究方法学、统计学、文献检索和文献严格评价等知识,较强的协作、沟通和交流能力。同时,医学研究非常活跃,很少有永恒不变的"真理",临床医生应终身学习,随时更新知识,跟踪本领域最新研究进展,才能保证为患者提供高质量的医疗服务。而层出不穷的临床研究证据,只有为临床医务工作者所熟知和应用,才能对疾病诊治产生重大影响。

（二）最佳研究证据

最佳研究证据（the best research evidence）是实践循证医学的物质基础。值得注意的是,循证医学强调使用当前最好的证据,即证据的时效性。因为,临床研究新证据不仅可以否定曾经已被接受的临床诊断性试验和治疗方案,还将随时被更强、更准确、更有效和更安全的新证据取代。需要强调的是,证据在进行医疗决策时是必要的,但不是唯一的,临床决策是一个十分复杂的过程,受许多因素的影响和制约,除研究证据外,还有患者和医生的因素,如患者的价值观、文化程度、宗教信仰、经济状况,医生的经验和外部因素如医疗保险、国家的政策法律、卫生资源的可获得性等。因此,临床决策必须综合考虑多方面的因素。好的证据帮助医生做出好的决策,但不能代替医生的作用。

（三）必要的软硬件设施

必要的软硬件设施是实践循证医学的技术保障,包括网络、计算机或便携式电子设备

用于数据库检索、快捷易用的循证医学数据库资源、计算机检索系统等。

二、中国实践循证医学的特殊性

如何结合中国的实际情况,借用西方科学研究的证据,提高我国的医疗卫生服务水平,是一个十分值得认真思考和讨论的问题。在中国推行循证医学会面临以下几个关键性问题:①绝大多数疾病的循证医学数据库资源多是根据欧美国家的研究证据建成,然后我国借鉴,缺乏或没有足够的我国本土化证据的加入,其推荐意见直接套用到人种不同的中国患者以及国内相对落后的医疗条件是否适用;②中国多数临床医生检索、评价和利用证据的意识和能力尚处于较低水平;③重要的医学文献绝大多数以英文发表,即使中国所有医生都熟练掌握了检索、评价与使用医学文献的技能,许多医生仍可能因语言障碍而不能直接快速阅读英文文献;④多数医疗机构缺乏高质量的循证医学数据库资源供医务人员方便、快速查寻;⑤中国的临床医生非常繁忙,实践循证医学的时间、精力有限;⑥中西医并重、中西药并用的特殊国策对高质量证据产生和使用的挑战。

三、实践循证医学的意义

循证医学的产生,迅速在医疗、医学教育、科研和卫生管理等方面产生了极大的影响。

(一)促进临床决策的科学化、规范就医行为

对临床医学,实践循证医学的目的是解决临床医疗实践中的难题,从而促进临床医学的发展。

循证医学强调在个人经验、专业知识和患者参与医疗决策的基础上,结合现有最佳证据为患者作出最佳决策,从而提高临床医务工作者的素质,规范临床实践行为模式。

(二)促进医学教育模式的转变

实践循证医学的目的是促进医学教育模式的转变。从传统的医学教育模式(以授课为基础的学习,lecture-based learning)向循证医学教育模式(以问题为基础的学习,problem-based learning)转变:①有助于培养医学生积极思维的方法、探索精神、创新能力,为今后从事临床及科研工作打下基础。②有助于强化医学生自学能力、横向思维能力、运用知识的能力、不断更新知识的能力。③培养学生具备医生的素质及能力,包括与患者交流的能力,了解医疗与社会的关系,加强与人相处的协作能力,从而有助提高学生在面对一个具体患者时,进行临床思维、诊断与鉴别诊断、处理及治疗程序以及回答患者与家属各种问题的能力。

(三)为临床医学研究和管理提供正确的导向

循证医学的实践要求我们一方面根据临床具体问题不断查寻资料,使我们能全面、系统了解当前某一领域的研究现状,从中发现一些未解决的临床问题,作为今后研究的立题依据,为临床研究导向,实现"有证——查证用证,无证——创证用证"的循证医学实践模式;另一方面,我们不断严格评价获得的研究证据,能发现前人在研究某一临床问题时在设计、实施、资料分析和论文撰写中存在的缺陷,避免今后研究中出现同样的问题,有助于促进临床科研方法学的规范化、提高研究质量。

在管理方面,循证医学的理念同样可促进卫生决策、新药开发、医疗保险的科学化,合

理利用卫生资源。

▶▶▶ 第五节　循证医学的发展 ◀◀◀

20多年来,循证医学风靡全球,影响深远,其理念应用从临床医学领域,不断拓展至其他专业领域如护理、口腔、公共卫生和卫生政策、非医学领域,实现了循证医学(evidence-based medicine,EBM)、循证卫生保健(evidence-based healthcare,EBHC)和循证科学(evidence-based science,EBS)的三步跨越(详见第十八章)。

尽管一路走来,循证医学饱受争议,但在2007年BMJ发起全球遴选从1840年创刊起影响最大的医学进步排名中,循证医学位列第八。2017年,针对现有证据存在的问题,BMJ发表了循证医学宣言,提出:让患者、医疗专业人士和决策者更多地参与到研究中;提高现有证据的系统性应用;针对终端用户,使研究证据具有相关性、可重复性及可获得性;减少有问题的研究实践、偏倚和利益冲突;确保药物和器械监管健全、透明和独立;制定更加易于使用的临床指南;通过更好地利用真实世界数据,支撑创新、质量改进及安全性提升;鼓励专业人士、政策制定者和公众在循证医疗保健方面知证决策;鼓励下一代循证医学的业界领袖。

总之,循证医学始终坚持基于问题,因为需要而产生,因为使用而发展,因为真实而不完善,因为不完善才有继续发展的空间。有理由相信:循证医学将对临床医学和相关领域做出持久的贡献。

(李　静　喻佳洁　李幼平)

思 考 题

1. 循证医学产生和发展的动力是什么?
2. 如何理解循证医学中的"证"?
3. 在我国实践循证医学面临的问题和困难有哪些?
4. 你认为实践循证医学是必需的吗?

网上更多……

📝 学习目的　　✒ 教学PPT　　📖 拓展阅读　　👓 人文视角　　📋 自测题

第二章

怎样在临床实践中发现和提出问题

本章导读

临床工作中经常遇到一些问题是现有知识无法解决的或有疑问的,需要借助文献查阅寻找答案。如某医生在治疗脑卒中患者时,对是否使用抗凝剂有疑问,想查阅文献了解抗凝剂对脑卒中患者是否有效,可从何着手呢? 如何提出一个可以回答的临床问题呢? 本章将告诉你如何从临床实践中提出问题,应用 PICO 原则构建问题,为你查寻文献打好基础。

▶▶▶ 第一节 问题和问题的起源 ◀◀◀

亚里士多德曾经说过:"思维是从疑问和惊奇开始的。"问题是科学研究的出发点,没有问题就不会有分析、解决问题的思想、方法和认识。陶行知先生说:"创造始于问题,有了问题才会有思考,有了思考,才会有解决问题的办法,才有找到独立思路的可能。"问题是知识内在的矛盾,即知识的局限性、相对性和不足之处。发现、分析和解决问题就是知识发展和创新的过程。从某种意义上说,问题是思想方法、知识积累与发展、发明和创新的逻辑起点和推动力量。但什么是问题,不同学者观点不同。

一、问题的特点

David Jonassen 认为,问题有 2 个主要特征:① 问题是某种情境下的一个未知实体,在目标状态和当前状态之间有一定差异;② 所寻找或解决的东西有一定的价值,即问题的探寻者或解决者相信寻找这些未知的东西有价值。纽威尔和西蒙一致认为,问题是一种情境,主要由 3 部分组成:当前状态、目标状态、从当前状态转化到目标状态的一系列操作。例如,患者出现头痛、头晕,请问由什么病引起? 这个问题的当前状态是患者出现头痛、头晕这一事实,目标状态就是获知导致症状出现的疾病,其操作就是对患者进行一系列检查。可见问题是一种情境,在这个情境中,某个人想达到某一目标,但有多种方案可以选择,且不可能很容易获得。国内学者认为,所有问题都含有 3 个基本成分:① 给定的状态,即问题的初始状态,一组有关问题条件的描述;② 目标状态,即欲达到的目标;③ 解决问题的障碍,解决问题的正确方法一般不是显而易见的,需要一定的努力才能找到。

二、临床问题的特殊性

除上述一般问题的共同特点外,临床问题的特点还表现为:① 数量繁多:临床问题贯穿整个疾病的发生发展过程中,既是临床研究的起点,又是临床实践的终点。无论是医生还是患者,每人每天甚至时时刻刻都会遇见形形色色的临床问题。② 复杂性:临床问题绝大多数是劣构问题,既不能用简单推理和公式推导就能解决,也不能仅凭患者的生理特点、简单的体外试验或医生的推理和经验就能解决,解决临床问题需要大量的临床证据支持。③ 重要性:即使很细小的临床问题也可能涉及个体的生命,如手术部位术前是否需要备皮;有的临床问题甚至关系到整个人类健康或生存。④ 多样性:同样的问题起点,可能有不同的终极目标。不同民族、不同价值观念、不同经济状况的群体对同一个临床问题会有不同目标;对同样的临床问题,医生和患者的目标也可能完全不同。如肿瘤切除,外科医生更追求手术的完美,而患者则考虑如何有质量地生存。⑤ 多变性:随着社会进步、科技发展和观念改变,同样的临床问题在不同时代其目标和要求不同。如今面对"以患者为中心"更加人性化的临床实践要求,如何更好地把握问题、分析问题和解决问题十分重要。正是上述临床问题的特殊性,要求从事医疗相关工作的人员具备:① 准确分析、查询并评价所找出的证据质量的能力。② 应用找出的当前最佳证据,针对性解决临床问题的能力。③ 使用证据后的后效评价能力。④ 终身学习的能力。

三、临床问题的来源

临床问题常常来源于临床实践。临床医生首先应随时有心理准备,承认自己对一个问题的答案的不确定性及无知,否则就会对问题视而不见。不能以为在医学院学到的知识和已有的临床经验足以回答和解决所有临床问题,也不要误以为一个问题的答案是永恒不变的真理。随着医学研究的进展,新的研究结果常常否定以前的结论,而使我们对一个临床问题的认识不断升华并不断接近真实。因此,临床医生应随时保持好奇心,在临床实践中认真观察,善于发现问题和提出问题。临床问题的常见来源见表2-1。

表 2-1　临床问题的常见来源

来源	内容
病史和体格检查	怎样恰当地采集病史和解释体格检查的发现
病因	怎样识别疾病的原因(包括医源性)
临床表现	疾病临床表现的频度和时间,怎样应用这些知识对患者进行分类
鉴别诊断	考虑患者临床问题的可能原因时,怎样鉴别出那些严重并影响治疗效果的原因
诊断性试验	怎样基于准确性、精确性、可接受性、费用及安全性等因素来选择和解释诊断性试验,以便确定或排除某种诊断
预后	怎样估计患者可能的病程和预测可能发生的并发症或结局
治疗	怎样为患者选择利大于弊和物有所值的治疗方法
预防	怎样通过识别和纠正危险因素来减少疾病的发生及通过筛查早期诊断疾病

还有不少临床问题直接或间接来自患者。如临床医师常常遇到这样的问题:"医生,我患的是什么病?"(关于诊断的问题);"我为什么会这样?"(关于病因的问题);"我能活多久?"(关于预后的问题);"××药对我有好处吗?"(关于治疗或预防的问题)。

医生在脑血管病防治的临床工作中常常遇到脑梗死患者或家属问:"患者是否可用尿激酶溶栓?"有研究表明,不同国家或同一国家内不同地区的临床医生,甚至同一单位的不同医生对上述问题的回答差异很大。这些差异引出了这样的问题:哪种处理方法是最佳选择?如治疗缺血性脑血管疾病的中、西药物不下百种,医生在门诊常常遇到患者这样问:"电视广告说××药物治疗脑血栓形成有特效,我是否可用?"医生的回答常常是:"我不知道。"因为医生的确尚未见到过证明这些药物效果的可靠证据,患者提出的问题也是医生需要寻找答案的问题。事实上,很多临床广泛使用的药物或治疗措施,我们未必知道是否有充分的临床证据支持其广泛使用;当考虑使用新的诊断或治疗方法时,又必须思考"新方法是否优于原来的方法"。据此,可以提出许多重要问题,并找到问题的答案以助更好地选择正确的诊断和治疗手段。

▶▶▶ 第二节 如何分析问题 ◀◀◀

临床问题的特殊性和历史演变要求我们对临床问题首先有一个初步分类和重新构建,为今后进一步查询证据、评价证据、应用证据最后解决问题提供良好的基础。

一、问题的种类和构建

(一) 问题的种类

临床上遇到的问题大致可分为"背景问题"(background questions)和"前景问题"(foreground questions)两种。背景问题是关于疾病的一般知识问题,可涉及人类健康和疾病的生物、心理及社会因素等。前景问题是关于处理、治疗患者的专业知识问题,也涉及与治疗有关的患者的社会因素等。

(二) 问题的构建

1. 背景问题

背景问题通常包括以下 2 个基本成分。

(1) 问题词根(谁、什么、怎样、何处、何时、为什么)+ 动词。

(2) 一种疾病或疾病的某个方面。

例如,"我患的是什么病?""我怎么会患这种病?""什么引起发热?""胰腺炎通常什么时候出现并发症?"

2. 前景问题

前景问题通常包括 3 或 4 个基本成分,可按 PICO 原则确定。

(1) 患者或问题(patient or problem,P) 应包括患者的诊断及分类。

(2) 干预措施(intervention,I) 包括暴露因素、诊断性试验、预后因素、治疗方法等。

(3) 对比措施(comparison,C) 与拟研究的干预措施进行对比的措施,必要时用。

(4) 结局指标(outcome,O) 不同的研究选用不同的指标。

3. 前景问题构建实例

前景问题构建实例及比较见图2-1。

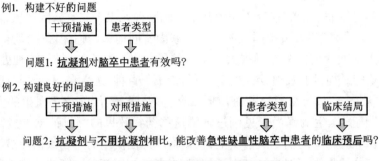

例1. 构建不好的问题

　　　　干预措施　　患者类型
　　　　　⬇　　　　　⬇
问题1：**抗凝剂**对**脑卒中患者**有效吗？

例2. 构建良好的问题

　　干预措施　对照措施　　　　　患者类型　临床结局
　　　⬇　　　⬇　　　　　　　　⬇　　　⬇
问题2：**抗凝剂**与**不用抗凝剂**相比，能改善**急性缺血性脑卒中患者**的**临床预后**吗？

图2-1　前景问题构建实例及比较

　　问题1缺少对照措施和临床结局(有效的定义不清楚)2个内容，且患者类型不十分清楚，应说明是缺血性脑卒中还是出血性脑卒中(因抗凝剂不能用于出血患者)。问题2包括了4个基本成分，是一个内容完整、比较清楚的临床问题。作为临床医师，既需要背景知识又需要前景知识，且两者的比例将随时间推移而变化(图2-2)，这主要取决于医师对某种疾病的经验。当医师经验较缺乏时，多在图2-2中A点(如低年级医学生)，多数问题属于背景问题。当医师的责任和经验增加时，如在B点(如住院医生)，怎样正确处理患者的前景问题所占比例增大。当医师的经验继续增长到C点时，则其多数问题将是前景问题。请注意图2-2中斜线的位置，提示临床上永远都既有背景问题又有前景问题，只是不同时期两者的比例不同而已。临床实践要求医师具备并能熟练运用大量背景知识和前景知识。如果医师具备临床实际需要的知识，就能快速做出决定；若医师尚不具备处理临床病情需要的知识，有时会迫使医师做出不当反应，以掩饰知识的欠缺，或出现过度焦虑、负罪感或羞耻感等。积极(适应性)的反应是承认自己缺乏所需要的信息和知识，并以此激励自身学习，将知识缺乏的消极因素转化为提出问题并找出相应答案的积极因素。最糟的情况是医师不知道自己的无知，没有意识到知识的欠缺。解决这种问题的方法是定期阅读当前最好的证据，证据来源见第三章。

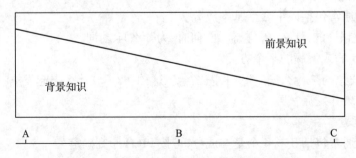

图2-2　问题涉及的知识与临床实践经验的关系

二、提出问题过程中的困难

　　当在临床上遇到问题但不知道如何开始解决问题时，可以参考表2-1，看看对病史和体格检查、病因、临床表现、鉴别诊断、诊断性试验、治疗、预防、预后这几个方面的临床问题是否能自信而快速地给出肯定答案。如不能,应庆幸自己发现了自身的知识缺陷,进而积极去寻找答案、回答问题。

当有问题但难以清楚表达时,最好写下所想到问题的各个部分,先参考图2-1找出问题及障碍所在,再分2步构建问题。首先确定临床问题中心,填写这一问题的各个成分。可将一张纸划分成4等份,在每一等份中填上问题的相应成分而不一定是完整的句子,这样可以更快地理清问题,最后将各零散的成分组织起来,就成为一个表达清楚的问题了。

当面对很多问题而时间极少时(这在现实中十分常见),需要确定从哪里开始。一定要记住,终身学习意味着长时间知识的点滴积累,不要试图一次解决所有的临床问题。面临大量问题时,首先选择出应优先回答的问题。可根据下列要素确定应该优先回答的问题:① 哪个问题对患者的生命健康最重要? ② 哪个问题与临床工作的需要关系最大? ③ 在允许的时间内,哪个问题最可能得到答案? ④ 哪个问题在临床实践中最可能重复? ⑤ 哪个问题最令人感兴趣?

三、从患者角度考虑问题

应该重视从患者角度考虑来提出问题,这样可帮助我们收集或提供真正有利于患者的证据。接诊患者时可以提出以下问题:“你有什么问题?”“你是否想过你需要什么样的治疗方法?”“你是否想过选择另外的方法来治疗?”及“你希望得到什么样的治疗效果?”将患者对这4个问题的回答整合到构建问题的4个成分中去,确保我们去找寻以患者为中心的答案,从而提高治病及医疗服务的质量。

四、确定问题的范围

恰当确定问题范围对临床研究人员十分重要。临床研究实践中常常有以下情况:

(一) 提出的问题范围太宽

范围太宽的问题可能对患者的处理没有帮助。例如,“化学治疗可以提高癌症患者的生存率吗?”这一问题范围太宽,一方面不清楚是哪一种化学治疗和哪一种癌症,不同肿瘤对化学治疗的反应明显不同,因此不能为患某一特定类型肿瘤的患者提供有用的信息。另一方面可导致纳入的患者或研究的异质性增大,而使研究结果难以解释。当然范围宽的研究可以提供的信息更多,实用性和推广性较好,缺点是消耗了更多的资源和时间。

(二) 提出的问题范围太窄

范围太窄的问题因所获资料较少而容易出现偶然因素的作用,增加出现假阳性和假阴性结果的机会,使结果不可靠。一个范围太窄的问题可视为一个范围较宽问题中的一个亚组,因此导致与亚组分析(subgroup analysis)同样的问题。范围太窄的问题还存在结果的推广价值受限制的问题。但范围窄的问题可能提高研究对象的同质性。

临床研究人员在选题及构建问题时,应根据自己的资源、条件、可行性、临床应用价值、结果的科学性等因素综合考虑,选择范围恰当的问题进行研究。实际问题举例分析见表2-2。

表2-2 实际问题举例分析

问题类型	临床问题举例	患者类型(P)	干预措施(I)	对照措施(C)	结局指标(O)	可回答的问题
治疗问题	一名75岁男性脑卒中患者(左侧肌力减弱),行走、进食、洗澡和穿衣均有困难。他有高血压史,服用利尿药后控制很好。目前一切情况较好,病情稳定。医生建议转到卒中单元病房进一步治疗,患者家属希望继续在普通内科病房治疗,想了解卒中单元治疗有何益处	老年男性脑卒中患者	卒中单元治疗	普通内科病房治疗	生活质量,死亡	对老年卒中脑卒中患者,转入卒中单元治疗与普通病房治疗相比,能否改善其生活质量及降低死亡的风险
诊断问题	一名75岁女性社区获得性肺炎患者,对抗生素过敏,但是血红蛋白值100 g/L,平均红细胞容积80 fl。外周血涂片示血红蛋白减少,其余正常,未使用其他影响造血系统的药物。既往检查结果显示6个月前其血红蛋白值为105 g/L,未发现贫血。铁蛋白检测值为40 mmol/L。患者希望了解铁蛋白检查结果能否支持"贫血"诊断,诊断价值有多大	老年女性贫血患者	铁蛋白		缺铁性贫血	对患小细胞低色素性贫血的老年女性患者,低铁蛋白能否诊断为"缺铁性贫血"
不良事件或致病因素问题	一名50岁老年男性患者,有心肌梗死史。患者几年来一直服用索他洛尔治疗期前收缩。根据网上信息,担心长期服用索他洛尔会导致其他心律失常	老年男性有心肌梗死史的期前收缩患者	索他洛尔	空白对照	死亡	对有心肌梗死史的老年患者,使用索他洛尔治疗是否会增加死亡风险
预后问题	一名70岁男性缺血性脑卒中患者,目前窦性心律齐,除左侧遗留轻微肌力减低,其余正常。患者只服用阿司匹林且无过敏症状。了解网站有关信息,担心脑卒中后有发生癫痫的风险	老年男性缺血性脑卒中患者			癫痫	对老年缺血性脑卒中患者,脑卒中是否会增加患癫痫的风险

　　总之,要提出一个好的临床问题,临床医生需要深入临床实践,具有扎实的临床专业知识和技能;勤于思考问题,跟踪本专业研究进展,并经常与同事及上、下级医生讨论;学会从患者角度考虑问题,逐步掌握构建良好问题的方法。然后查询证据,寻找解决临床问题的答案。如果找到的证据能够回答自己的问题,则在临床直接应用证据解决问题;如果找到的证据尚不能回答自己的问题,则应考虑针对问题进行临床研究来提供答案。如果不具备独立研究的条件,则可参与他人组织的临床研究去主动、积极地寻求问题的答案。

(罗　坤)

思　考　题

1. 问题的种类和来源有哪些?
2. 问题的基本结构是什么?

网上更多……

　　📝 学习目的　　✒ 教学 PPT　　📖 拓展阅读　　👓 人文视角　　📚 自测题

第三章

证据的分类、质量、分级与推荐

本章导读

20 世纪 90 年代初期，针对人们对证据认识和重视不足的问题，循证医学提出临床实践应将最佳证据、临床专业知识、患者价值观、患者情况充分结合。证据是循证医学的核心基础，生产、评价和转化应用高质量证据是循证医学的重要任务。什么是循证医学中的证据呢？

小明的爷爷今年 76 岁，是名糖尿病患者，从 60 多岁起开始吃药，一直担心长期用药造成肝等器官损伤。前段时间在报纸上读到一条新闻"辛伐他汀能预防糖尿病患者发生心血管疾病"，这让小明爷爷异常兴奋，并告知小明他准备服用辛伐他汀。作为医生的小明认为事情并没有爷爷想得那么简单，并迅速开始检索与辛伐他汀相关的文献，但仅 PubMed 中就检出相关文献 7 505 篇，他要怎么从这些海量文献中迅速获取到准确的信息呢？又该给爷爷提供什么建议呢？本章将从对证据的认识入手提供解决该问题的思路。

▶▶▶ 第一节 证据的定义和分类 ◀◀◀

一、证据的定义

我国春秋战国时期就有"证据"二字使用。"证"在古汉语中的意思之一就是证据（《墨子·天志下》："以此知其罚暴之证"），"据"在古汉语里也有证据的意思（《后汉书·鲁恭传》："难者必明其据，说者务立其义"）。《现代汉语词典》中对证据的定义有两层意思：① "能够证明某事物真实性的有关事实或材料"；② 由法院审查确定的能够证明案件真实情况的一切事实。英语中"evidence"一词出现于公元 14 世纪，《简明牛津英语词典》对证据的解释与《现代汉语词典》基本一致。

卫生研究领域中的证据与其他领域有所不同。2000 年，循证医学奠基人 David Sackett 等人定义临床证据为"以患者为研究对象的各种临床研究（包括防治措施、诊断、病因、预后、经济学研究与评价等)所得到的结果和结论",即证据是由研究得出的结论。循证医学创始人 Gordon Guyatt 等人则将证据定义为"任何经验性的观察都可以构成潜在的证据,无论其是否被系统或不系统地收集"。2005 年,加拿大卫生服务研究基金资助了一项研究,用系统评价的方法来定义证据,其结论为"证据是最接近事实本身的一种信息,其形式取决于具体情况,高质量、方法恰当的研究结果是最佳证据。由于研究常常不充分、自相矛盾或不可用,其他种类的信息就成为研究的必要补充或替代"。

二、证据的分类

不同人群对证据的需求和对同一证据的理解不同,故其对证据分类的标准也不同,包括:按综合证据的方法、使用证据的对象、证据涉及的问题、证据所处环境和证据所涉及学科领域等。本节以临床研究证据为例,主要按证据来源和使用情况介绍两种分类方法。

(一)按证据来源分类

根据证据来源分为研究证据与非研究证据。研究证据又可分为原始研究与二次研究两类。原始研究证据(primary research evidence)即研究者直接收集和分析来自患者的一手数据所获证据,其研究方法包括试验性研究(experimental studies)和观察性研究(observational studies)。常见的方法包括:随机对照试验(randomized controlled trial,RCT)、非随机对照试验(non-randomized trials)、队列研究(cohort study)、病例对照研究(case-control study)、横断面研究(cross-sectional study)等(常见试验设计流程图)。此类证据特点是数量大、更新速度快。具体介绍详见图 3-1。

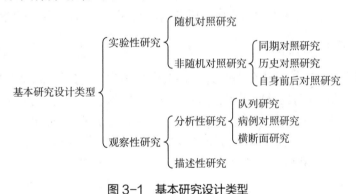

图 3-1 基本研究设计类型

二次研究证据(secondary research evidence)即回顾分析已发表文献中的信息或数据所得证据。此类证据较原始研究证据数量少,更新速度也较慢,常见的二次研究证据包括:叙述性综述(descriptive review)、系统评价(systematic review,SR)/Meta 分析(Meta-analysis,MA)、系统评价再评价(overviews of reviews,overviews)、临床实践指南(clinical practice guidelines,CPG)、卫生技术评估(health technology assessment)等。

(二)按使用情况分类

立足于使用者角度,可将证据分为政策制定者、研究人员、卫生保健提供者和普通用户 4 种类型,见表 3-1。

表 3-1　基于使用者角度的证据分类

使用者	代表人群	证据来源	证据特点	证据目标
政策制定者	政府官员、机构负责人、团体领袖等	文件资料为主(法律、法规、报告)	简明概括、条例清晰	关注宏观层面,侧重国际民生,解决复杂重大问题
研究人员	基础、临床、教学研究者	一次数据为主(原始研究、方法学研究等)	详尽细致、全面系统	关注中观层面,侧重科学探索,解决研究问题
卫生保健提供者	临床医生、护士、医学技术人员等	二次数据为主(指南、摘要、手册等)	方便、快捷、针对性强	关注中观层面,侧重实际应用,解决专业问题
普通用户	普通民众,包括患病人群和健康人群	大众媒体为主(电视、广播、网络、报纸)	形象生动、通俗易懂	关注微观层面,侧重个人保健,解决自身问题

▶▶▶ 第二节　证据质量与评价 ◀◀◀

循证医学最大的特点是证据质量评价,其结果决定循证医学决策的正确性和科学性。但目前医学文献信息量大,质量参差不齐,真假难辨,在进行临床实践前开展文献质量评价可帮助临床工作者找出真正有使用价值、科学、可靠的临床证据。

一、证据质量的定义

1946 年,牛津大学 Jadad 教授认为质量是指试验设计产生无偏倚结果的可能性。1998 年,荷兰马斯特里赫特大学 Verhagen 教授提出质量应是设计与研究过程中反映结论真实性的一系列因素,这些因素与临床试验的内部真实性、外部真实性和统计分析有关。

二、证据质量与偏倚

临床试验设计、实施、分析的整个过程都会产生影响质量的因素,证据质量评价主要包括内部真实性和外部真实性,除评估研究在设计、实施、结果分析过程中可能出现各种偏倚的程度外,还包括评价研究报告内容和撰写要求的充分程度,即报告质量。

20 世纪五六十年代,社会学家首先提出对研究的真实性分类,被医学研究者借鉴后提出控制系统误差以提高研究的真实性(validity),减小随机误差以提高研究的精确性(precision)。随机误差由个体差异和事件发生的概率造成,任何研究皆有,无法完全消除,可用统计学方法判别;系统误差理论上不应该出现,但因对研究控制不严发生,可减小和消除。故研究者把主要精力放在控制系统误差,即偏倚。

偏倚是研究结果或统计推断中的一种系统误差,具有一定的方向性,不同偏倚可能导致低估或高估干预措施的真实效应。目前对偏倚的分类五花八门,最常见的分类方法是按照偏倚出现的阶段,分为选择偏倚(selection bias)、信息偏倚(information bias)和混杂偏倚(confounding bias)。

(一)选择偏倚

选择偏倚出现在研究初始阶段研究对象的选择和分组过程,因研究者的偏好或兴趣,有意识地选择符合自己要求的研究对象,且不正确地组成观察组和试验组,使两组观察对象在研究开始时已存在除诊疗措施以外的差异,从而导致研究结果不同。常见控制选择偏倚的方法有:严格控制研究对象的纳入和排除标准;干预性研究采用随机分组的方式;病例对照研究中尽量选择新诊断患者等。

(二)测量偏倚

测量偏倚出现在采集研究对象信息的阶段,因对两组的观察者采集信息的强度和频度存在差异,或对实验非规范化操作或影像学资料判断差异,导致研究结果偏离真实情况。常见控制测量偏倚的方法有:严格质量控制措施;尽量采用盲法;尽量收集客观指标的资料;注意调查技巧,避免无应答、回忆和说谎偏倚。

(三)混杂偏倚

混杂偏倚虽可出现在整个临床研究中,但在临床研究结束后的资料分析阶段才被发现和分析出来。因同时存在两种以上影响最后结果的因素混杂在一起,可能错误地判定最终结果是由某一单一因素引起,从而夸大其效果,导致与真实值的偏离。混杂偏倚的控制贯穿试验全过程:设计阶段可采用限制、随机分组、配对等方式;测量和结果判断采用盲法;资料分析阶段可采用分层分析、标准化分析或多因素分析

三、临床证据评价

循证医学中的证据评价通常包括评价临床证据内部真实性、临床重要性(结果是否具有临床的实际应用价值)和外部真实性。我们将临床证据按研究问题分类,并比较不同类型证据评价的内容,具体内容详见第 5 章。

▶▶▶ 第三节 证据分级与推荐 ◀◀◀

基于证据质量的分级与推荐是循证医学的重要内容,1976 年,加拿大卫生部成立定期体检工作组(Canadian Task Force on the Periodic Health Examination,CTFPHE)首次对研究证据进行系统分级并给出推荐意见,此后多个机构和组织制定了证据质量和推荐强度的标准,但方法各异,标准不一,总的来说其发展主要经历了三个阶段。

一、按试验设计分级

1979 年,加拿大定期体检工作组发表工作报告,首次基于试验设计将证据分为 3 级,设计良好的 RCT 级别最高,专家意见级别最低。将推荐强度按证据分为支持和不支持两类。1986 年,CTFPHE 成员之一的 David Sackett 教授提出证据的五分法,首次将证据质量与推荐强度一一对应(表 3-2)。该分级标准未区分队列研究和病例对照研究,也未考虑专家意见,且主要针对治疗方面的证据。

二、引入系统评价/Meta 分析,在分类基础上分级

1992 年,美 国 卫 生 保 健 政 策 研 究 所(Agency for Health Care Policy and Research,AHCPR,现更名为 Agency for Healthcare Research and Quality,AHRQ)制定临床实践指南时,将随机对照试验的 Meta 分析作为最高级别的证据。1996 年,美国预防服务工作组(US

表 3-2 1986 年 David Sackett 证据分级及推荐强度

证据级别	定义	推荐强度	定义
Ⅰ	有确定结果的大样本 RCT	A	至少一项Ⅰ级试验支持
Ⅱ	结果不确定的小样本 RCT	B	至少一项Ⅱ级试验支持
Ⅲ	非随机的同期对照试验	C	只有Ⅲ、Ⅳ、Ⅴ级证据支持
Ⅳ	非随机的历史对照试验		
Ⅴ	无对照的系列病例报道		

Preventive Service Task Force, USPSTF) 将证据分为 3 级, 推荐强度 5 等, 强调随机对照试验仍是最高级别证据, 该分级系统主要用于评价治疗或筛查的证据质量。同年, 英格兰北部循证指南制定项目 (North of England Evidence Based Guidelines Development Project, NEEBGDP) 发布了他们制定的证据分级标准和推荐强度, 将 RCT、Meta 分析和系统评价共同作为最高级别的证据。2001 年, 苏格兰院际指南网络 (The Scottish Intercollegiate Guidelines Network, SIGN) 发布了更详细的证据分级与推荐强度。1998 年, 由 Bob Philips、Chris Ball 和 David Sackett 教授等人制定了新的分级标准, 并于 2001 年正式发表于英国牛津循证医学中心网站上。该标准首次在证据分级的基础上整合分类概念, 涉及治疗、预防、病因、危害、预后、诊断和经济学七个方面证据, 更具针对性和适应性 (表 3-3、表 3-4)。但该分级体系过于复杂, 初学者不易掌握, 该小组成员分别于 2009 年和 2011 年对其进行了更新。

2001 年, 美国纽约州立大学下州医学中心推出了证据金字塔, 首次将动物研究和体外研究纳入证据分级系统, 拓展了证据的范畴, 遗憾的是, 该证据金字塔尚无推荐意见 (图 3-2)。

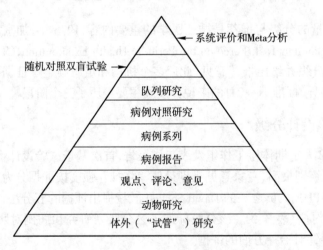

图 3-2 证据金字塔

三、GRADE 分级标准

2000 年, 针对现存证据分级与推荐意见标准的不足, 包括 WHO 在内 19 个国家和国际组织共同成立了 GRADE 工作组, 由临床指南专家、循证医学专家、各权威标准的主要

表3-3　牛津循证医学中心证据分级（2011版）

研究问题	Level 1*	Level 2*	Level 3*	Level 4*	Level 5*
事件发生率	当地及现有随机样本调查（或普查）	基于与当地实际情况一致调查的系统评价**	当地非随机样本的调查	病例系列**	n/a
诊断	基于参考标准对照研究的系统评价	参考标准对照且应用盲法的单个横断面研究	未连续纳入患者或未参考标准对照的横断面研究**	病例对照研究，或独立参考标准的横断面研究**	机制研究
预后	基于前瞻性队列研究的系统评价	前瞻性队列研究	队列研究；或仅有对照组的随机试验*	病例系列；或病例对照研究；或低质量预后队列研究**	n/a
疗效	基于随机对照试验或单病例随机对照研究的系统评价	随机试验；或有明显疗效的观察性研究	非随机对照队列/随访研究**	病例系列；或病例对照研究；或历史对照研究**	机制研究
危害（常见）	基于随机对照试验的系统评价；或基于巢式病例对照研究的系统评价；单病例随机对照试验；有明显疗效的观察性研究	单个随机对照试验；或有明显疗效的观察性研究（特殊情况下的）	有足够样本量，能发现常见危害的非随机对照队列/随访研究（上市后监测）（对长期危害，随访时间要足够长）*	病例系列；或病例对照研究；或历史对照研究**	机制研究
危害（罕见）	基于单病例随机对照研究的系统评价	单个随机对照试验；或有明显疗效的观察性研究（特殊情况下的）		病例系列；或病例对照研究；或历史对照研究**	机制研究
筛查	基于随机对照试验的系统评价	随机试验	非随机对照队列/随访研究**	病例系列；或病例对照研究；或历史对照研究**	机制研究

* 证据水平因研究质量低，不精确性，非直接性，或不一致性，或研究绝对效应量小而降低；因效应量大而升高。
** 一般来说，系统评价的证据水平高于单个研究。
n/a：不适用。

23

表 3-4 牛津循证医学中心推荐意见强度(2011 版)

A	研究结果一致性高的 level 1 研究
B	研究结果一致性高的 level 2 或 3 研究;或 level 1 研究的推断结果
C	level 4 研究;或 level 2、3 研究的推断结果
D	level 5 研究;或所有 level 一致性差及结论不确定的研究

制定者及证据研究者通力协作,循证制定出国际统一的证据质量分级和推荐强度标准,并于 2004 年正式推出(表 3-5)。该分级标准和推荐意见的特点是:① 明确定义证据质量和推荐强度;② 清楚评价不同治疗方案的重要结局;③ 对不同级别证据的升级与降级有明确、综合的标准;④ 从证据到推荐全过程透明,明确考虑患者价值观和意愿;⑤ 就推荐意见的强弱,分别从临床医生、患者、政策制定者角度做了明确实用的诠释;⑥ 适用于系统评价、卫生技术评估及指南制定。

表 3-5 GRADE 证据评价与推荐意见

证据质量	多大程度上能够确信效应评估的正确性
高	非常确信真实的效应值接近效应估计值
中	对效应估计值有中等程度的信心:真实值有可能接近估计值,但仍存在两者大不相同的可能性
低	对效应估计值的确信程度有限:真实值可能与估计值不大相同
极低	对效应估计值的确信程度几乎没有信息:真实值可能与估计值大不相同
证据强度	多大程度上能够确信遵守推荐意见利大于弊
强	明确显示干预措施利大于弊或弊大于利
弱	利弊不确定或无论质量高低的证据均显示利弊相当

(一)证据质量的升降级因素

和早期证据分级系统一样,GRADE 分级方法始于研究设计,但证据质量的最终评判需要考虑升级因素或降级因素。一般情况下,对于干预研究或治疗研究,而非预后或诊断性试验准确性问题时,RCT 的证据级别优于观察性研究,设计严谨的观察性研究提供的证据级别高于无对照病例研究。GRADE 分级方法中,无严重缺陷的随机对照试验的证据起始质量为高(即 A 级),但有五个因素可以降低其质量;无突出优势的观察性研究的证据起始质量为低(即 C 级),但有三个因素可升高其质量(表 3-6)。

表 3-6 影响证据质量的因素

影响证据质量的因素	解释
可能降低随机对照试验证据质量的因素及其解释	
偏倚风险	未正确随机分组;未进行分配方案的隐藏;未实施盲法(特别是当结局指标为主观性指标,其评估易受主观影响时);研究对象失访过多,未进行意向性分析;选择性报告结果(尤其是仅报告观察到的阳性结果);发现有疗效后研究提前终止

续表

影响证据质量的因素	解释
不一致性	如不同研究间存在大相径庭的结果，又没有合理的解释原因，可能意味着其疗效在不同情况下确实存在差异。差异可能源于人群（如药物在重症患者中的疗效可能更显著）、干预措施（如较高药物剂量的效果更显著），或结局指标（如随时间推移疗效减小）的不同。当结果存在不一致性而研究者未能意识到并给出合理解释时，需降低证据质量
间接性	间接性可分两类：一是比较两种干预措施的疗效时，没有单独的研究直接比较两者的随机对照试验，但可能存在每种干预与安慰剂比较的多个随机对照试验，这些试验可用于进行两者之间疗效的间接比较，但提供的证据质量比"头对头"直接比较的随机对照试验要低。二是研究中所报告的人群、干预措施、对照措施、预期结局（PICO）等与实际应用时的 PICO 特征存在重要差异
不精确性	当研究纳入的患者和观察到的事件相对较少而导致可信区间较宽时，需降低其证据质量
发表偏倚	如果很多研究（通常是小的、阴性结果的研究）未能公开发表，未纳入这些研究时，证据质量亦会减弱。极端的情况是当公开的证据仅局限于少数试验，而这些试验全部是企业赞助的，此时发表偏倚存在的可能性很大
降级标准	以上五个因素中任意一个因素，可根据其存在问题的严重程度，将证据质量降 1 级（严重）或 2 级（非常严重）。证据质量最多可被降级为极低，但注意不应该重复降级，譬如，如果分析发现不一致性是由于存在偏倚风险（如缺乏盲法或分配隐藏）所导致时，则在不一致性这一因素上不再因此而降级
可能提高观察性研究证据质量的因素及其解释	
效应值很大	当方法学严谨的观察性研究显示疗效显著或非常显著且结果高度一致时，可提高其证据级别
有剂量－效应关系	当干预的剂量和产生的效应大小之间有明显关联时，即存在剂量－效应关系时，可提高其证据级别
负偏倚	当影响观察性研究的偏倚不是夸大，而可能是低估效果时，可提高其证据级别
升级标准	以上三个因素中任意一个因素，可根据其大小或强度，将证据质量升 1 级（如相对危险度大于 2）或 2 级（如相对危险度大于 5）。证据质量最高可升级到高证据质量（A 级）

需要注意的是：① RCT 和观察性研究的升降级不同，RCT 重点考虑降级，一般不考虑升级；而观察性研究在无降级因素情况下，如有符合条件的升级因素，则可考虑升级。② 升降级需考虑分级条目的权重，且对权重的考虑涉及不同分级条目间（如偏倚风险、一致性、精确性、间接性、发表偏倚间何者权重更大）、同一分级条目内（如偏倚风险中随机方法、分配隐藏、盲法等何者权重更大）及不同研究间（如纳入的多个研究间何者权重更大）3 个层面。③ 升降级级数无须严格量化，而应总体考虑，且最重要的是详细描述升降级原因。④ 证据体总的质量取决于至关重要结局中证据质量最低的结局。

（二）推荐强度的影响因素

推荐强度反映了对一项干预措施是否利大于弊的确定程度。对于推荐强度，GRADE系统突破了将证据质量和推荐强度直接对应的弊端，提出除证据质量外，资源利用、患者偏好与价值观等因素可以影响推荐的强度，将推荐强度设置为强、弱两级（表 3-7）。对于不同的决策者，推荐强度也有不同的含义（表 3-8）。

表 3-7　推荐强度影响因素

因素	解释	强推荐例子	弱推荐例子
证据质量	证据质量越高，越适合制定一个强推荐；反之亦然	多个高质量随机对照试验证明吸入类固醇药物治疗哮喘的疗效确切	只有个别案例考察了胸膜剥脱术在气胸治疗中的实用性
利弊平衡	利弊间的差别越大，越适合制定一个强推荐；差别越小，越适合制定一个弱推荐	阿司匹林能够降低心肌梗死病死率，且毒性低，使用方便，成本低	华法林治疗低危心房颤动患者有效，但增加出血风险，且使用不便
价值观/意愿	价值观和意愿差异越大（或不确定性越大），越适合制定一个弱推荐	绝大多数淋巴瘤年轻患者都十分看重化疗延长生存时间的作用，且都可以接受其毒副作用	很多淋巴瘤老年患者十分在意化疗的毒副作用，但也有很多主要关注治疗延长生存时间的作用
资源利用	一项干预措施的花费越高（即消耗的资源越多）越不适合制定一个强推荐	阿司匹林用于预防短暂性脑缺血发作患者复发的成本很低	氯吡格雷或双嘧达莫联合阿司匹林用于预防短暂性脑缺血发作患者发作复发的成本很高

表 3-8　GRADE 系统中推荐强度的含义

决策者	推荐强度的含义
强推荐的含义	
患者	几乎所有患者均会接受所推荐的方案；此时若未接受推荐，则应说明
临床医生	应对几乎所有患者都推荐该方案；此时若未给予推荐，则应说明
政策制定者	该推荐方案一般会被直接采纳到政策制定中去
弱推荐的含义	
患者	多数患者会采纳推荐方案，但仍有不少患者可能因不同的偏好与价值观而不采用
临床医生	应该认识到不同患者有各自适合的选择，帮助每个患者做出体现他偏好与价值观的决定
政策制定者	制定政策时需要充分讨论，并需要众多利益相关者参与

四、证据分级标准总结

经过 20 年的发展，证据分级从简单按试验设计，到综合考虑研究设计、研究质量、研究结果一致性和证据直接性，拓展了证据的应用范围和领域。本节将目前常用的证据分级标准总结如表 3-9。

表 3-9　目前常见的证据分级标准

时间	国家	制定者	分级	特点	用途
1979	加拿大	CTFPHE	三级	首次基于试验设计对研究证据分级	预防体检
1986	加拿大	Sackett	五级	考虑证据质量	临床用药
1992	美国	AHCPR	四级	纳入 Meta 分析	临床指南
1996	英国	NEEBGDP	三级	纳入系统评价	临床指南
2001	英国	SIGN	八级	同时将 Meta 分析、系统评价和 RCT 作为最高证据	临床指南
2001	美国	美国州立大学南部医学中心	九级	纳入动物实验和体外研究	临床指南
2001	英国	牛津大学循证医学中心	五级	引入分类概念	卫生保健
2004	国际	GRADE	四级	考虑研究的设计、质量、结果一致性和证据的直接性	卫生保健

▶▶▶ 第四节　证据分类、质量、分级与推荐的意义 ◀◀◀

一、历史的必然

证据分级和推荐强度的发展和统一是历史的必然。正如医学各分支学科乃至医学本身的发展一样,证据分级和推荐强度的演进也经历从定性到定量(最高证据从单个 RCT 到多个 RCT 的 Meta 分析),从局部到整体(只考虑实验设计到研究质量、结果的一致性、间接性等),从片面到全面(单纯针对治疗扩展到预防、诊断、经济学等),从个别到一般(涉及领域从临床、预防延伸到基础、管理、教育等),从分散到统一(从指导各自国家和组织到指导全球)的过程;这是一个不断探索和实践,不断批判和超越的过程。这种发展不以任何人和组织的意志为转移,随着医学科学和人类文明的进步,其必将紧跟时代,止于至善。

二、为处理海量信息提供有效方法

证据分类、分级的原理和方法是信息时代科学、快速处理海量信息的有效方法。世界著名的未来学家 John Naisbitt 在他的著作《大趋势》中提到:"在信息社会,失去控制和没有组织的信息不再是一种资源,而是信息工作者的敌人。"根据循证理念,将信息按照研究者和使用者关注的问题先分类,再在同类信息中按事先确定的标准经科学评价后严格分级,是筛选海量信息的重要手段和方法。

三、有助于科学决策

推荐意见是决策者科学决策的直接依据,比证据级别对决策者的影响更加直接,因其可明确告知决策者是否该采取某种决策方案及其实施结果的利弊。因此推荐意见的内容和表述必须科学、简洁,使决策者有时间考虑自身可利用的资源和目标人群的意愿,科学、高效地做出决策。

四、推动未来证据发展

在非医非药领域引入循证医学理念,研究制定符合该领域的证据分类、分级标准和推荐意见,是未来证据发展的方向和挑战。随着循证医学的日臻成熟,证据本身将进一步拓展和延伸。目前已有学者和研究机构探索将循证医学的理念引入更多需要科学快速处理海量信息的行业和领域,并在不同领域探索怎样科学、合理地对证据分类、分级。需注意的是,对不同领域的证据应有不同的质量分级和推荐意见。证据分级依赖于各领域证据生产的全过程,关键在于方法学、证据质量和数量的发展。而推荐强度则依赖证据强度,关键在于立足于用、综合权衡,尤其当决策者面临重要、复杂而又不确定的问题时。

(喻佳洁　李幼平)

思 考 题

1. 为什么要对证据分类分级?
2. 证据评价和证据质量评价的主要内容?
3. 不同证据分级阶段的特点是什么?
4. 证据分类分级和推荐的意义是什么?

网上更多……

　学习目的　　　教学 PPT　　　拓展阅读　　　人文视角　　　自测题

第四章

证据来源与检索

本章导读

调查显示,临床医生每天在面对患者时,会产生 15~20 个问题,其中多数没有得到答案。究其原因,除临床医生太忙、缺少循证氛围外,最重要的原因之一是缺乏足够的证据检索技能。 因此,对有志学习、实践和讲授循证医学的临床医生而言,除了理想的证据资源、即时的床旁信息支持、有力的政策机制以外,跟上证据发展的节奏,掌握基本的证据检索方法,在现有条件下做到当前最佳,对推广和真正实践循证临床实践非常重要。但若仅单纯查证、用证而不进行有序管理,对查到的证据不加以整理和总结,则将难有突破和创新。实际上,循证医学不仅仅是一套"遇到问题,循证解决问题"的科学决策方法,还是一套"总结过去—发现新问题—科学研究—创证解决问题"的科学发展机制。作为优秀的本科生,能主动学习,基本掌握创证,尤其是制作系统评价的方法,也很有必要。本章将从临床工作中的查证、用证及系统评价中的文献检索两方面介绍循证医学中证据的来源与检索。

▶▶▶ 第一节 临床证据资源与检索 ◀◀◀

一、证据资源发展简史

20 世纪 80 年代以前,医生查证广泛采用翻阅专业书籍、订阅期刊、使用检索工具书及咨询专家等,这种查证的最大缺点是费时且易漏掉很多有价值的文献。80 年代后出现了通过计算机检索的医学数据库,将发表在各种期刊上的散乱文献进行索引,使医师可一次性检索到各种类型的证据,如专家意见、病案报告、临床对照试验、随机对照试验等。但这些证据的质量和可信度却大相径庭。

90 年代,随着循证医学的诞生和发展,基于临床证据分级的理念,强调应优先参考更高级别的证据。但很快发现,即使高级别证据间也存在结果相矛盾的地方,因此将系统评价的方法引入循证医学,强调证据需要进行质量评价。1993 年 Cochrane 协作网成立,致力于生产高质量系统评价并保证不断更新。1996 年 Cochrane 图书馆上线,收集已有系统评价和临床试验建立索引,方便查找,此后循证医学进入高速发展期。但随着临床证据数量的急速增加,医疗工作者时间和精力有限、检索知识和技能不足、所在机构资源订购不足等问题严重阻碍了医疗工作者的循证热情。

20 世纪末,为应对临床医生不能和不想查的问题,陆续出现了 ACP PIER(已下市,内容整合到 DynaMed Plus)、BestPractice、DynaMed 和 UpToDate 等以临床主题形式整合证据的知识库(Evidence-Based Texts)。这类资源既有像教科书一样的背景知识介绍,又有相关的最新证据总结,还结合专家经验针对不同临床主题和患者人群给出相应的推荐意见、推荐强度和证据级别。通常具有以下特点:

(1) 一站式服务平台,囊括与临床问题相关的所有研究证据及其他信息。

● 全面的文献检索。

● 严格评价原始研究的质量和可靠性。

● 包含临床问题的诊断、治疗、预后、病因及患者教育;从文字到图表,从单个问题到相关问题。

● 整合药物和药物交互数据库。如 UpToDate 与 LexiComp;DynaMed 与 Micromedex;BestPractice 与 British National Formulary、Martindale、AHFS drug information 或医院自建药物数据库;ClinicalKey 与 Clinical Pharmacology 等。

(2) 结构化的临床问题,结构化的电子病历库。

(3) 多层次结构,针对临床问题,既有直接答案或推荐方案,也有推荐强度及相应的临床研究证据总结,还有单个临床研究。

(4) 根据特定患者的患病特征自动链接到相关临床证据及推荐意见。

(5) 以电子版形式推出(网络版及适用于各种移动设备的版本)。

● 检索简单,操作方便。

● 更新及时。

研究显示,这类整合型的证据知识库比 PubMed、Google 等能更快、更可靠地解决临床医生日常医疗中遇到的问题。这类资源的出现和完善,将传统的“问题、检索、整合和评价”的零散循证模式转化为“问题 – 搜索 – 答案 / 推荐方案”的整合循证模式。使临床医师不需要花大量时间从 PubMed 等原始文献数据库中去检索、获取全文、评价和总结临床研究证据,使越来越多的临床医师实践循证医学成为可能。这些具有高质量的证据和相对权威的推荐意见的知识库已在欧美国家成为重要的床旁循证临床实践工具,是现在最主流的临床证据来源之一。但其最大的问题是:独立于医院信息系统(如电子病历系统 electronic medical record,EMR,电子健康档案系统 electronic health record,EHR 及电子医嘱系统 computerized physician order entry,CPOE 等)以外,医生必须要主动去查询才能实践循证医学。使医生仍然面临时间、技能和意愿的障碍。

近年趋势提示,理想的证据资源应是基于高质量证据知识库,与医院信息系统高度整合,能提供循证决策支持和个性化患者服务的计算机辅助决策系统(computerized decision support system,CDSS)。这套系统应能:① 从患者入院起,就能根据患者的主诉,给予医师相应的重点问诊、查体和实验室检查等方面基于当前最佳证据的提示(具有类似功能的系统如 AgileMD,VisualDx),并随着信息的进一步收集不断变化。对医师录入的检查清单,能自动识别是否有重复和不需检查的项目;② 信息收集完整后,能按概率给出患者可能的鉴别诊断及鉴别要点供医师参考(具有类似功能的系统如 GIDEON);③ 诊断确立后,能根据当前最佳证据,给出最佳的推荐处理方案、推荐强度和证据级别(如 UpToDate);④ 医师录入医嘱时,能提示药物用法,能自动识别是否存在药物交互作用,药物过敏或其他禁忌证等重要提示及相应证据;⑤ 能自动提示最好的护理方案及相应证据。这类系统能规范医护流程,督促医生使用基于当前最佳证据的最安全有效的处理方案,减少重复检查的可能,减少人为因素的医疗差错,提高医疗质量。

这类理想的计算机辅助决策系统目前还很少见。EBMeDS、ZynxCare(整合 ZynxEvidence 的证据)和 ProVation(整合了 UpToDate 的证据)在这方面做了很好的尝试,它们能与一些主流的 EHR 系统整合(如 Allscripts,Cerner,eClinicalWorks,Epic,GE,McKesson,MEDITECH,NextGen 等)。但研究显示,现有系统还有很大的改进空间。CPOE/CDSS 能帮助临床医师和药师发现一些处方里面的用药问题,但对规避临床用药不良反应效果有差异,有时反而可能带来新的安全隐患,如提醒疲劳(alert fatigue)等。

二、常见证据资源分类、简介

Brian Haynes 等分别于 2001、2007、2009 和 2016 年提出了证据资源的"4S""5S""6S"和"5S"金字塔模型,每个"S"代表一种资源类型。表 4-1 列出了这几类资源的简要介绍。

表 4-1　循证医学资源分类

分类	特点	易用性和局限性	举例
计算机辅助决策系统 Systems	将医院信息系统与循证知识库整合,主动向医师提供循证的诊断、治疗、护理、药物及其他与患者安全相关的重要信息	高度整合,主动推送信息;但目前还不完善	EBMeDS、ProVation MD、ZynxCare、VisualDX、GIDEON(仅针对感染性疾病)
循证知识库 (Evidence-Based Texts)、循证临床指南(Guidelines) Summaries	针对临床问题,直接给出相关背景知识、专家推荐意见、推荐强度和证据级别	快捷易用,随时更新;但覆盖面小/主题面窄(需逐渐完善),费用高,存在潜在利益冲突	BestPractice、ClinicalKey、Dynamed Plus*、Essential Evidence Plus、UpToDate 国际指南协作网(GIN)、美国国家指南数据库(NGC)
证据摘要 Synopses	对系统评价和原始研究证据的简要总结,以及专家对证据质量和证据结论的简要点评和推荐意见,通常表现形式是期刊、临床实践指南等	较易用;但分布零散,不够系统;且更新机制不佳	ACP Journal Club、EBM 系列期刊
系统评价 Syntheses	原始研究的系统评价	易用性不佳;数量较多;报告冗长;质量参差不齐,需使用者自己判断其质量;更新难以保障	Cochrane Library-CDSR、Cochrane Library-DARE、各种医学期刊上的系统评价
原始研究 Studies	原始单个研究	易用性差,数量庞大,质量无保障,须严格评价	PubMed、Embase.com、Cochrane Library-CENTRAL 等

* 原美国内科医师协会的 ACP PIER/Smart Medicine 已下市,其内容并入 Dynamed Plus。

三、循证解决临床问题的思路

临床医师用于查找证据的时间有限,如何快速并确保找到答案,思路很重要。图 4-1 为循证解决临床问题的思路图,分成 3 个层面(虚横线)。随着循证医学和循证资源的不

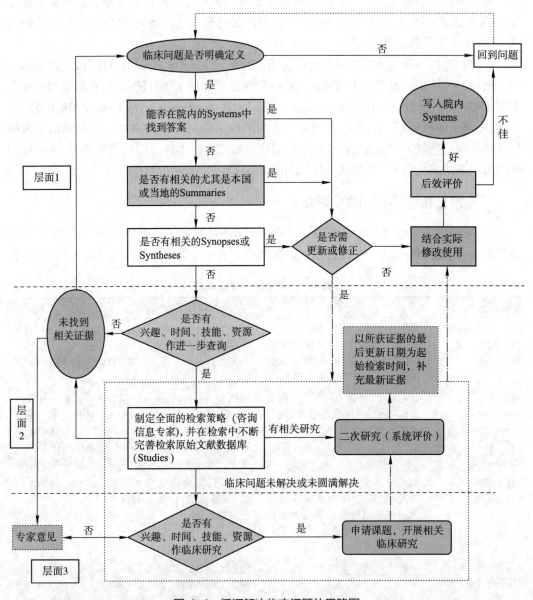

图 4-1 循证解决临床问题的思路图

说明:① 临床问题是否确实存在且有价值,须明确定义(PICO);② 证据查寻只是手段,解决临床问题才是目的。应遵循省时省力高效的原则,先从 6S 模型中的 Systems 开始,依次下来,最后考虑 Studies。一旦在某一步获得可靠证据,则可停止查证,回到临床;③ 若所获证据年限较远,还应从原始文献数据库补充最新证据。若新证据与已有证据有矛盾,应比较两者级别和质量,采纳高者。若相当,则等待进一步研究(科研契机);④ 证据仅供参考,应结合医师经验和患者意愿做出最后决策;⑤ 应整理经后效评价后效果较好的循证实践,写入院内的计算机辅助决策系统(若有),不断积累,节约资源;⑥ 若走完流程,问题仍未(圆满)解决,可咨询专家或考虑做原始研究(科研契机)。

断发展,大多数临床医师将在层面1(应用)解决问题,层面2(桥梁)起承上启下的作用,既是对以往成果的检阅,也是寻找新研究方向的契机,层面3(研究)则是少数有余力和条件的临床医师和科研工作者的专利。

四、证据检索的步骤

证据检索步骤也可因此分为5步:① 明确临床问题及问题类型;② 选择合适的数据库;③ 根据选定的数据库制定相应检索策略和关键词;④ 评估检索结果,调整检索策略;⑤ 证据应用和管理。

(一)明确临床问题及问题类型

如何按照PICO原则提出明确可解答的临床问题,请参见本教材第二章。

根据问题性质,可分为背景问题和前景问题。明确问题性质有助于优先选择合适的数据库,以更快找到答案。背景问题(如治疗急性期儿童尿路感染的药物有哪些?)的答案常见于教材、百科、参考、指南等证据类型,对应的证据来源如普通纸版教材、百度百科、丁香园用药助手、BestPractice、UpToDate等。前景问题(如对急性尿路感染女性患儿,磺胺类抗菌药和第三代头孢类抗生素哪个效果更好?)的答案通常存在于原始研究、系统评价、临床指南、循证知识库等证据类型中,对应的证据源如PubMed、Cochrane Library、BestPractice、UpToDate等。

根据问题来源,可分为诊断、治疗、预后、病因、预防、不良反应及成本和经济学问题等。每类问题都有其相应的最佳证据和证据分级(表4-2)(详见本书第三章)。明确问题来源,有助于在检索原始研究数据库时,选择合适的过滤器缩小检索结果范围以查准,比如PubMed的Clinical Queries即提供诊断、治疗、预后、病因和预防5种临床研究过滤器,方便读者快速针对相应问题,找到最适合解决该类问题的最佳临床研究证据。

表4-2　不同问题类型对应的最佳研究设计

问题类型	简单举例	最佳研究设计
治疗性问题	治疗方法A是否比B更有效?	RCT>队列研究>病例对照>病案报告
诊断性问题	这种诊断方法准确率有多少?	盲法、与金标准对照的前瞻性队列研究
预后性问题	这类患者能活多久?	队列研究>病例对照>病案报告
病因/危害性问题	这是什么原因造成的?	RCT>队列研究>病例对照>病案报告
预防性问题	如何降低该病发生的风险?	RCT>队列研究>病例对照>病案报告
成本/经济学问题	措施A和B,哪个性价比更好	经济学分析

注:表中">"表示优于。

(二)选择合适的数据库

选择数据库,按照图4-2所示的6S模型和图4-3所示的循证解决问题的思路,理论选择方法应为:① 优先选择System类数据库;② 所在单位没有Systems或不能解决你的问题时,再依次逐级选择Summaries、Synopses、Syntheses和Studies;③ 一旦在某一步解决问题,就不再需要继续搜索下一级别的数据库。

但实际检索中6S模型太复杂。Systems极少,当前也不够完善,故我们的检索通常都在其他 5S 中进行。从检索角度讲,5S 中真正的分水岭在于 Summaries 和其他 4S 的区别。因为 Summaries 中的数据库都是高度整合的知识库,需单独检索。之后的 4S 包含的内容通常零散发表在期刊杂志上,包括 Synopses 中的 ACP Journal Club、EBM 系列期刊;Syntheses 中的 Cochrane Library–CDSR 及 Studies,均可通过 PubMed、Embase 等一次性检索。故选择数据库时可简单划分为 Summaries 和非 Summaries。Summaries 类数据库不能解决问题时,再直接检索 PubMed 等索引数据库(多元搜索引擎如 TRIP Database 等也可选择)。

Summaries 类数据库也非常多。根据美国 KLAS 报告临床决策支持——床旁参考类排行榜(Clinical Decision Support—Point of Care Clinical Reference),近年排名靠前的有 *DynaMed Plus*(整合 *MicroMedex* 用药参考),*ClinicalKey*(自带 *Clinical Pharmacology* 用药参考),*UpToDate*(整合 *Lexicomp* 用药参考)等。意大利学者 Lorenzo Moja 等 2016 年从内容覆盖面、编辑质量、循证方法学 3 方面比较了 23 种循证医学知识库(含护理和康复类),结果显示 DynaMed、UpToDate 及 BestPractice 综合评价较高;美国学者 Emily Johnson 等 2016 年从内容覆盖面、质量、易用性和费用 4 方面比较了 6 种循证医学知识库,结果倾向于 UpToDate 和 DynaMed Plus;澳大利亚学者 Jared M. Campbell 等 2015 年从护理学的角度比较了 20 种循证医学知识库,结果倾向于 UpToDate,Nursing Reference Centre,Mosby's Nursing Consult,BMJ Best Practice(整合 British National Formulary、Martindale、AHFS Drug Information 等用药参考,也可使用医院自己的药物数据库),JBI COnNECT+[3]。这些结果有助于读者选择适用于自己的循证医学知识库。

(三)制定相应的检索策略和关键词

检索循证医学知识库(Summaries),因信息高度浓缩和内容结构化,检索越来越趋于"傻瓜化"和"人性化",只需输入简单关键词即可获得答案及相应的证据。

例 4-1:对一名 10 岁女童患急性尿路感染的经验性治疗,住院医师 A 倾向于口服呋喃妥因治疗 3~7 天,住院医师 B 认为口服复方新诺明治疗 7~14 天更好。——作为一名住院医师,你会怎么做?

此案例看似一个治疗性前景问题"急性尿路感染女性患儿的经验性治疗,口服呋喃妥因与复方新诺明哪个更好?",但实际上此问题是由住院医师提出,限于其经验,这里至少还应包含一些背景性问题,如"急性尿路感染女性患儿的经验性治疗,有哪些药物? 哪些非药物? "。按前述原则,优先选择 Summaries 类数据库,此处以 UpToDate 为例,简单输入关键词尿路感染,检索结果如图 4-2。

其结果界面分为成人、儿童、患者、图表 4 类标签,此处点击儿童标签精简结果;中间为结果列表,鼠标覆盖任一结果右侧的箭头,右侧将出现该主题的内容大纲。结合本案例中的问题,可以直接通过点击大纲中的链接快速到达相应主题。如点击其中的总结和推荐,如图 4-3。

针对该类患者,UpToDate 推荐对于不伴泌尿生殖系畸形的 UTI 患儿,使用一种头孢菌素类(如,头孢克肟、头孢地尼、头孢布烯、头孢氨苄)作为一线口服用药。其推荐级别是 Grade 2A,点击 Grade 2A 可以查看对 2A 级推荐的详细说明。"A"代表高质量证据,该证据可能来自设计良好、结果一致的随机对照试验,未来的研究不太可能推翻此结论。"2"代表该推荐强度不高,是弱推荐,即此处理方案对患者的利弊相当或不明确,推荐仅代表

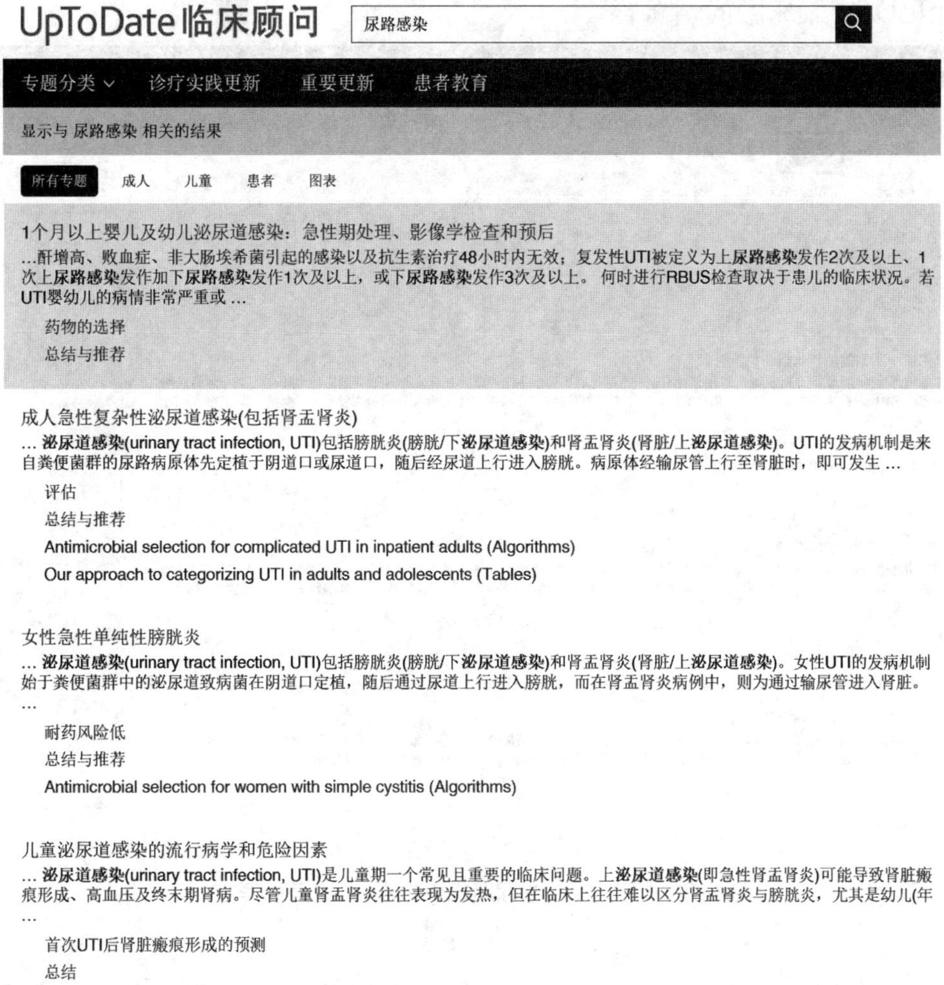

UpToDate 临床顾问　　尿路感染　　🔍

专题分类 ∨　　诊疗实践更新　　重要更新　　患者教育

显示与 尿路感染 相关的结果

所有专题　成人　儿童　患者　图表

1个月以上婴儿及幼儿泌尿道感染：急性期处理、影像学检查和预后
…酣增高、败血症、非大肠埃希菌引起的感染以及抗生素治疗48小时内无效；复发性UTI被定义为上**尿路感染**发作2次及以上、1次上**尿路感染**发作加下**尿路感染**发作1次及以上，或下**尿路感染**发作3次及以上。何时进行RBUS检查取决于患儿的临床状况。若UTI婴幼儿的病情非常严重或…

　　药物的选择
　　总结与推荐

成人急性复杂性泌尿道感染(包括肾盂肾炎)
…**泌尿道感染**(urinary tract infection, UTI)包括膀胱炎(膀胱/下**泌尿道感染**)和肾盂肾炎(肾脏/上**泌尿道感染**)。UTI的发病机制是来自粪便菌群的尿路病原体先定植于阴道口或尿道口，随后经尿道上行进入膀胱。病原体经输尿管上行至肾脏时，即可发生…

　　评估
　　总结与推荐
　　Antimicrobial selection for complicated UTI in inpatient adults (Algorithms)
　　Our approach to categorizing UTI in adults and adolescents (Tables)

女性急性单纯性膀胱炎
…**泌尿道感染**(urinary tract infection, UTI)包括膀胱炎(膀胱/下**泌尿道感染**)和肾盂肾炎(肾脏/上**泌尿道感染**)。女性UTI的发病机制始于粪便菌群中的泌尿道致病菌在阴道口定植，随后通过尿道上行进入膀胱，而在肾盂肾炎病例中，则为通过输尿管进入肾脏。…

　　耐药风险低
　　总结与推荐
　　Antimicrobial selection for women with simple cystitis (Algorithms)

儿童泌尿道感染的流行病学和危险因素
…**泌尿道感染**(urinary tract infection, UTI)是儿童期一个常见且重要的临床问题。上**泌尿道感染**(即急性肾盂肾炎)可能导致肾脏瘢痕形成、高血压及终末期肾病。尽管儿童肾盂肾炎往往表现为发热，但在临床上往往难以区分肾盂肾炎与膀胱炎，尤其是幼儿(年…

　　首次UTI后肾脏瘢痕形成的预测
　　总结

图4-2　UpToDate检索结果

作者观点，读者在运用此推荐到自己的患者时应谨慎结合实际情况和患者意愿，必要时可以选择其他更好的方案。"2A"综合起来意思就是有充足的证据证明，运用此推荐方案无明显的利或弊或利弊不明确，但作者倾向于此方案。

　　由于此为弱推荐，读者可能希望了解为什么是这样，点击推荐意见后方的"参见上文'药物的选择'"即可查看详细说明(图4-4)。

　　在此部分，笔者结合当前的原始研究证据详细总结了各种口服抗生素，并解释了如何做出的总结与推荐意见。

　　根据这些具体的证据总结，读者即可根据自己患者的具体情况具体分析，结合自己的临床经验制定合理的处理方案。

　　若通过 Summaries 类数据库不能解决问题(如没有相关主题或更新时间较久远等情况)，需要按照前述原则检索索引数据库时，就需要考虑策略和关键词组合。使用 PICOS 要素结构化临床问题，有助于理清关键词的组合方式(详见第二章)。临床证据检索的目

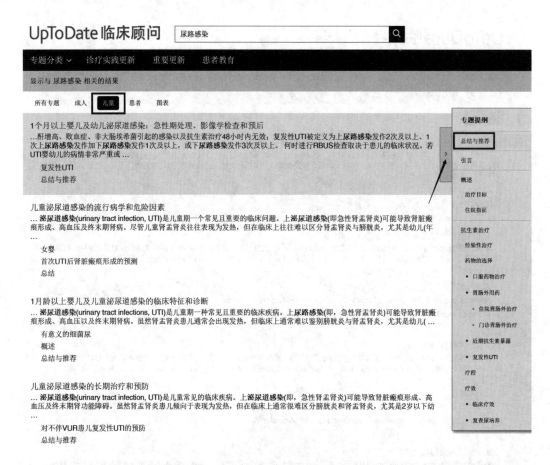

图4-3　关于儿童急性尿路感染的总结和推荐处理方案

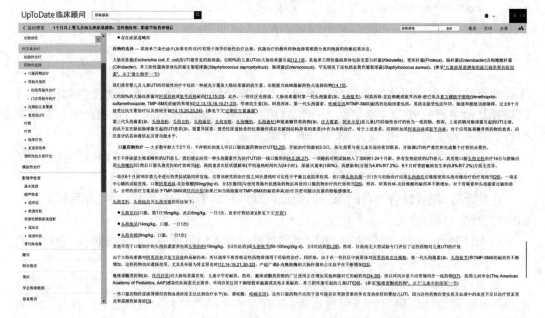

图4-4　关于儿童急性尿路感染口服药物的选择

的是快速获得针对问题的答案或最相关的高质量证据,应采用查准的策略。此处介绍几种常用的快速定位临床证据的查准策略:

1. Clinical Queries

Clinical Queries 是将一组预置用于查找系统评价和临床试验的检索式与用户输入的检索式进行 AND 连接,从而达到精简检索结果的目的。其提供的诊断、治疗、预后、病因和预防五种临床研究过滤器能帮助用户快速找到最适合自己临床问题的研究证据。PubMed 和 OVID 可使用此功能。但 Reza Yousefi-Nooraie 等的研究显示,简单使用 Clinical Queries,其命中率和精准性均不理想。

PubMed 可通过 www.ncbi.nlm.nih.gov/pubmed/clinical 使用此功能。

OVIDSP 在查询 MEDLINE 和 Embase 等数据库时,可在 Basic Search 或 Advanced Search 界面点击 Edit Limits 按钮使用此功能。

2. 过滤器(Filter)

PubMed 的过滤器功能与 Clinical Queries 原理类似,只是可以设置的过滤器更多,它完全包含了 Clinical Queries 的功能。使用此功能需注册 My NCBI 账号,登录后即可自定义过滤器。如欲了解硫酸氨基葡萄糖(glucosamine sulphate/sulfate)对骨关节炎(osteoarthritis)的疗效,可在 PubMed 中做如下检索:osteoarthritis AND glucosamine AND(sulphate OR sulfate),再使用 My NCBI filters 快速筛选文献。如图 4-5,单纯的检索式检索结果为 377 条,利用笔者自定义的 13 个过滤器,可按照证据分级,快速筛选出 377 条结果中的系统评价 38 条、Meta 分析 5 条、临床指南 1 条、多中心试验 17 条、随机对照试验 72 条、临床试验 79 条等。也可按证据分类,使用 Diagnosis/Narrow、Therapy/Narrow、Etiology/Narrow 筛选出相应的文献(这几项与 Clinical Queries 中对应功能一样)。图中所示的英文过滤器均为 PubMed 自带的过滤器,登录 My NCBI 后选择添加即可。图中的 3 个中文过滤器,如其中的"4 本顶尖医学杂志",为笔者自己通过 My NCBI 的"Create Custom Filter"功能自己创建

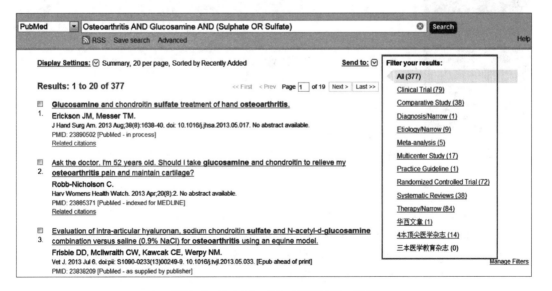

图4-5 PubMed My NCBI Filter功能

的过滤器,其检索式为:"JAMA"［Journal］OR "BMJ"［Journal］OR "N Engl J Med"［Journal］OR "LANCET"［Journal］。通过该过滤器可以筛选出检索结果中,发表在美国医学会杂志、英国医学会杂志、新英格兰杂志和柳叶刀杂志上的文章,如本例中为 14 条。

通过 OVIDSP 或 Embase.com 平台查询 MEDLINE 和 Embase,可通过这两个平台自带的 Limits 实现类似功能。

不同数据库有不同的检索方式和语法,即使检索同一个东西(如随机对照试验),其检索式也不能通用。不少学者因此针对不同主题制定了适用于不同数据库 / 检索入口的类似过滤器。被广泛使用较有代表性的过滤器有:① 加拿大 McMaster 大学开发的 Hedges(hiru.mcmaster.ca/hiru/HIRU_Hedges_home.aspx)(图 4-6);② 英国临床指南制作机构 NICE 的信息专家团队维护的 ISSG Search Filter Resource(www.york.ac.uk/inst/crd/intertasc/)(图 4-7);③ Cochrane 协作网提供的过滤器(handbook.cochrane.org/)。

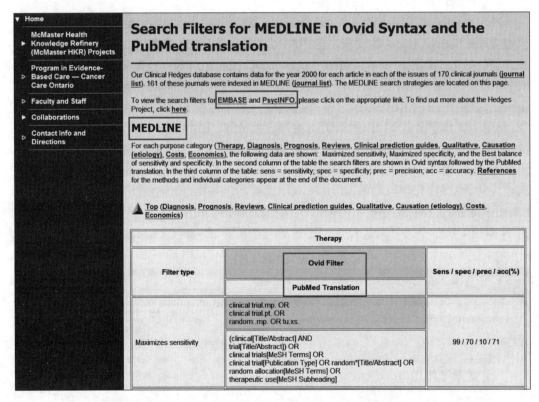

图4-6　Hedges过滤器——以MEDLINE为例

Hedges 提供了 MEDLINE(通过 PubMed 和 OVID 检索)、Embase(通过 OVID 检索)和 PsycINFO(通过 OVID 检索)3 个数据库中检索诊断性研究、预后研究、系统评价、临床预测指南(clinical prediction guides)、定性研究(qualitative)、病因研究、成本(costs)和经济学研究(economics)的过滤器,每种过滤器都提供最高敏感性(敏感性越高,查得越全,但可能产生大量不相关文献)、最高特异性(特异性越高,查得越准,但可能漏检)和最佳平衡 3 种策略,临床医师查找证据时,以优先选择最高特异性的策略为宜。

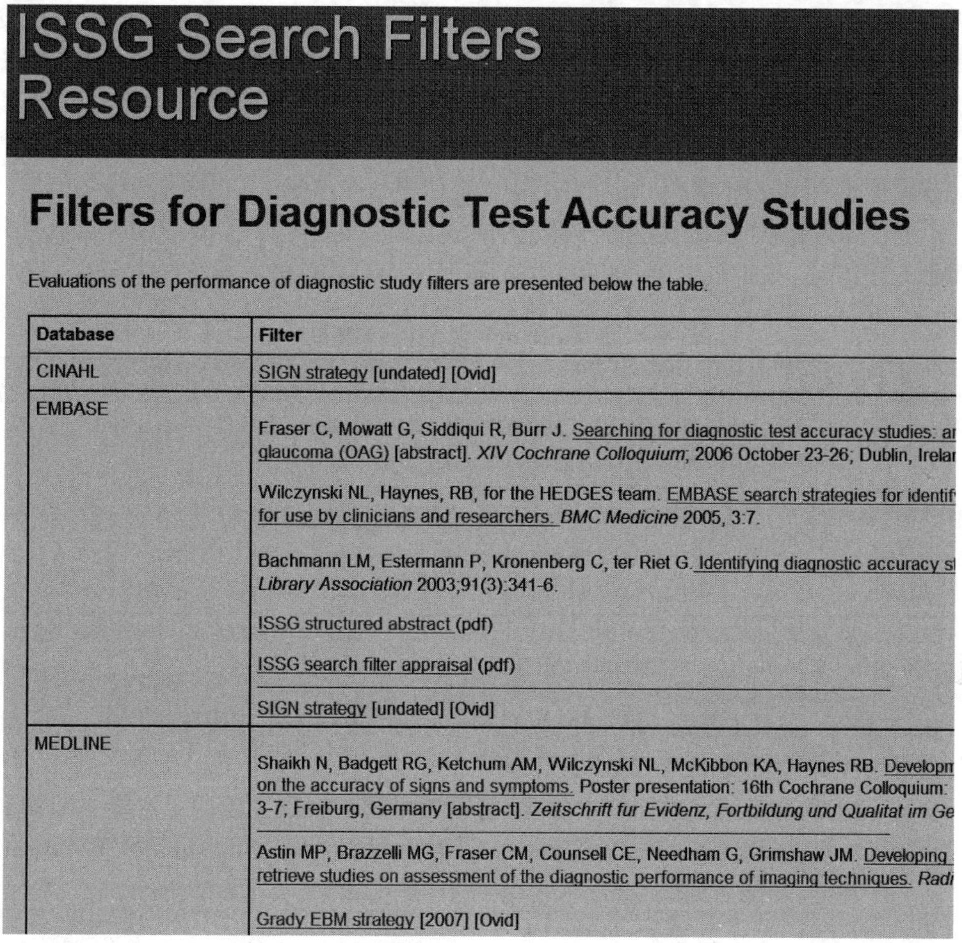

ISSG Search Filters Resource

Filters for Diagnostic Test Accuracy Studies

Evaluations of the performance of diagnostic study filters are presented below the table.

Database	Filter
CINAHL	SIGN strategy [undated] [Ovid]
EMBASE	Fraser C, Mowatt G, Siddiqui R, Burr J. Searching for diagnostic test accuracy studies: ar glaucoma (OAG) [abstract]. *XIV Cochrane Colloquium*; 2006 October 23-26; Dublin, Irelar Wilczynski NL, Haynes, RB, for the HEDGES team. EMBASE search strategies for identif for use by clinicians and researchers. *BMC Medicine* 2005, 3:7. Bachmann LM, Estermann P, Kronenberg C, ter Riet G. Identifying diagnostic accuracy st *Library Association* 2003;91(3):341-6. ISSG structured abstract (pdf) ISSG search filter appraisal (pdf) SIGN strategy [undated] [Ovid]
MEDLINE	Shaikh N, Badgett RG, Ketchum AM, Wilczynski NL, McKibbon KA, Haynes RB. Developm on the accuracy of signs and symptoms. Poster presentation: 16th Cochrane Colloquium: 3-7; Freiburg, Germany [abstract]. *Zeitschrift fur Evidenz, Fortbildung und Qualitat im Ge* Astin MP, Brazzelli MG, Fraser CM, Counsell CE, Needham G, Grimshaw JM. Developing retrieve studies on assessment of the diagnostic performance of imaging techniques. *Radi* Grady EBM strategy [2007] [Ovid]

图4-7　ISSG过滤器——以诊断性研究为例

　　ISSG 将过滤器分为 21 类：不良反应（adverse effects）、病因研究（aetiology）、诊断学研究（diagnostic studies）、经济学评价（economic evaluations）、流行病学研究（epidemiological studies）、临床指南（guidelines）、卫生服务研究（health services research）、健康效用值（health state utility values）、混合方法研究（mixed methods studies）、非随机临床研究（non-randomized studies）、观察性研究（observational studies）、结局性研究（outcome studies）、预后研究（prognosis）、公众和患者话题（public views & patient issues）、定性研究（qualitative research）、生命质量（quality of life）、准实验研究（Quasi-experimental studies）、随机对照试验及其他临床试验（RCTs and other trials）、系统评价（systematic reviews）、治疗性研究（therapy studies）、其他（other filters），分别收集每一类在各种数据库中的检索式。

　　Hedges 过滤器是成品，可以直接使用，其"最佳特异性"策略尤其适用于临床医生，其缺点是过滤器数量偏少。ISSG 则系统收集当前已发表的相关过滤器及针对过滤器使用效果的研究文献，以列表形式提供给读者，其数量庞大，即使通过同一个检索入口检索同一数据库中的同一类研究，也可能有好几个过滤器。这就更像原材料提供商，读者拿到后还要经过阅读和判断再加工才能使用。2017 年,Siw Waffenschmidt 等研究 27 个已发表针对流行病学研究的过滤器,结果发现:没有任何一个过滤器能在系统评价时用于系统检索。在实际进行系统评价检索时,已有过滤器可作参考,但尽量不要生搬硬套。

对 Cochrane 图书馆中的 CENTRAL、CDSR 及 DARE 数据库,因其本身就是临床试验和系统评价索引库,故不应在 CENTRAL 中再次使用 Study Design 类的过滤器。

尽管 ISSG 已较系统地收集了各种类型的过滤器,但如前所述,大陆读者限于网络原因可能无法访问。故此处提供一些简单的便于读者自己收集过滤器的方法(表 4-4)。

表 4-4 搜索已发表检索过滤器的简单方法

数据库	检索式
Google/Google Scholar	MEDLINE|PUBMED|EMBASE|OVID|OVIDsp|EBSCO|CINAHL|PsycINFO|AMED AND intitle:"search filters"|intitle:"search filter"
PubMed	"search filter" [ti] OR "search filters" [ti]
Embase.com	'search filter':ti OR 'search filters':ti
OVIDSP	(search adj1 filter$).ti.

说明:Google 中符号 | 相当于 OR,如想查特定数据库是否有已发表过滤器,可根据情况修改;部分相关文章不一定在标题中包含词组 "search filter(s)",使用本策略可能漏检。

3. **主题词 / 主要主题词 / 副主题词(也是字段限定的一种)、字段限定(如[tw]、[tiab]等)、逻辑组合 AND、精确匹配(如双引号)等**

如查找儿童尿路感染的药物治疗,即可采用主题词 + 副主题词 + 主要主题词的方法,如图 4-8,主题词为 Urinary Tract Infections,副主题词为 drug therapy,勾选 "Restrict to

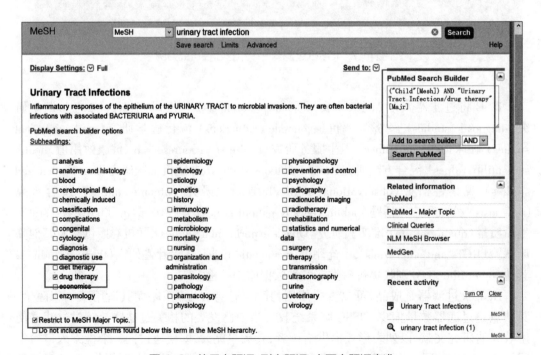

图 4-8 使用主题词、副主题词、主要主题词查准

MeSH Major Topic"采用主要主题词检索。

因使用纯主题词检索不能查到最新尚未标引主题词的文献。为了查新,应补充对最新文献的自由词检索。可采用自由词[tw]或[tiab]等,[tw]范围比全字段(All Fields)小,比[tiab]更大(包含[tiab]),可根据查准查全的需求和结果反馈决定选择哪个。

在 OVID 中可通过"Search Tools"–"Thesaurus"实现主题词检索。也可直接输入检索符,比如对 liver 的主题词检索,可使用 liver/(等同于 PubMed 的 "Liver"[MeSH:NoExp]),exp liver/(等同于 PubMed 的 "Liver"[MeSH])或 *liver/(等同于 PubMed 的 "Liver"[majr])。

Embase.com 中可通过"Emtree"实现主题词检索功能。

4. Google Scholar

Salimah Z Shariff 等研究发现,在快速查找临床问题答案时,使用 Google Scholar 可能比 PubMed 能获得更多相关结果,且更易获取免费全文。2019 年美国学者 Grizzle AJ 等的调查显示:药物信息专家用于查找药物交互作用证据的数据库,除 PubMed 外,最常用的是 Google Scholar。

(四) 判断检索结果

得到检索结果后,首先应该判断该结果能否回答之前提出的临床问题,对源于低级别证据源(如 Studies)的检索结果,还需严格地评价质量。

当发现检索结果不能满足需求时,则需要思考本次检索不能解决问题的原因是什么。若因为数据库本身没有包含答案,则需要重新选择数据库。若数据库包含的答案基于的证据过于陈旧,则应依次往下选择低级别数据库查找最新证据。若是关键词和检索策略的问题,则需要分析检索结果,调整策略和关键词重新检索。如此反复,直到得到需要的答案或证明该问题暂时没有答案。Systems 级别的数据库相比 Studies 这类数据库,需要反复的次数少得多甚至不需要反复,因为前者证据充分、信息高度浓缩和结构化;而后者包含的信息量庞大,证据参差不齐,干扰信息很多。

例 4-2:小明的岳父患有骨关节炎,他听说硫酸氨基葡萄糖 Glucosamine Sulfate 对老年人骨关节炎(osteoarthritis)效果很好,但国内的药物含量不够,一定要从国外带。于是他托人从国外千里迢迢带回 2 瓶。但他岳父服用半年后,症状没有任何改变,他很想知道这种保健品真的有效吗?长期服用安全吗?

小明托中国循证医学中心的朋友查询了 Summaries 类知识库 Best Practice(bestpractice.bmj.com),其给出的结论是硫酸氨基葡萄糖的效果目前尚有争议,其依据是一条 2008 年美国 NIH 的临床试验证据。

因此结论基于较陈旧的证据,小明的朋友选择了继续查询非 Summaries 数据库,得到的临床指南和系统评价结果让小明大吃一惊。有的系统评价结论认为硫酸氨基葡萄糖有效,有的却认为无效,还有的认为服用半年或 3 年以上有效,短期无效。有的国家临床指南推荐使用,有的不推荐。但所有结论都一致认为这种保健品对人体无害。基于此,小明最后决定让岳父继续服用这种保健品。

(五) 证据应用和管理

不论是原始研究证据还是循证的推荐意见,最终将证据用到临床实践时还必须要结合医师的临床经验和患者的价值观。丁香园论坛的一个例子能很好说明这一点:对闭合性胫骨干骨折,有充分证据证明髓内钉内固定是业内公认的金标准治疗方法。若 A 医师既擅长髓内钉,又擅长钢板,则髓内钉应是最明智的选择。但若 A 医师所在单位很少做髓内钉,技术很不熟练,但对钢板内固定非常在行,此时虽现有最佳证据表明髓内钉更好,但 A 医师选择钢板固定显然更合理,更明智。若条件允许,转诊给擅长髓内钉的医师可能是最佳选择。

▶▶▶ 第二节 系统评价中的文献检索 ◀◀◀

系统评价强调全面收集符合纳入标准的已发表、在研甚至灰色文献证据,以尽可能减少选择偏倚,对临床专业知识和检索技能的要求非常高,一般需要临床医师和专业图书馆信息专家一起完成。临床医师掌握一定的检索技能有助于和信息专家进行更好的沟通,尽可能查得更全。本节从文献检索基本原理、常用文献数据库及数据库的选择、系统评价检索步骤及举例 3 部分做简要介绍。

一、文献检索基本原理

无论哪种检索,有效进行检索的前提都需要文献存储的有序化,即将大量无序的文献集中,经过整理、分类、标引等处理,形成有序的数据集合,这就是数据库(database)。为方便查询数据库中的内容,应按一定规则制定检索入口,称为检索工具、检索系统或检索平台(search user interface)。如同样是 MEDLINE 数据库,既可通过 PubMed 免费检索,也可通过收费的 WoS、OVID、EBSCO、Embase.com、Sciencedirect、Scopus 及光盘等平台和工具进行检索。而 Cochrane 图书馆,既可通过 www.thecochranelibrary 免费检索,也可通过 OVID 等收费平台检索。每个平台或工具都有其独有的检索规则,但其检索原理和检索技术大同小异。

检索文献就像去超市买东西,超市就是数据库,你要买的东西就是文献。有的东西几个超市都有,有的东西只有某家超市才有。每个超市东西的摆放都不相同,但不论去哪个超市,你总能顺利地找到需要的东西。因为不论每个超市的摆放规则有何不同,他们都会对商品进行分类索引(有的超市还提供索引查询终端),每个商品都会打上标签,标签上标有商品的名称、产地、价格、生产日期等,你通过这些信息就能很方便地筛选到自己需要的东西。在这里商品分类就像检索系统里面文献的主题词(subject headings),标签上商品的属性就是文献的字段(fields)。在商场寻找商品,是商品存储和个人需求的匹配,文献检索就是文献存储和个人需求的匹配,这就是文献检索的原理。所以要想高效、快捷地找到文献,就需要非常了解文献的存储,即数据库的结构。

(一) 文献数据库的结构

图 4-9 是一个简单数据库的结构,图中第 3—5 行,每一行都代表一条文献记录(record)。而每一列,则代表每条文献的一系列属性,即字段(field)。

不要将这个数据库想象成复杂的医学数据库,如果只将它当作简单的 Excel 表格,你会怎么查找需要的资料呢?你会使用 Ctrl+F 来输入关键词进行查询,如输入 random,并

记录号	状态	发表日期	标题	摘要	文献类型	主题词	地址	作者	语言
PMID	STAT	DP	TI	AB	PT	MH	AD	AU	LA
1	MEDLINE	2010 Jan	**A randomized controlled trial** of Internet-based self-help training for recurrent	Two different self-help	Randomized Controlled Trial	Adolescent Migraine Disorders/ps	Departme nt of Clinical	Trautmann E	ENG
2	In Process	2011 Dec	Stochastic resonance whole body vibration reduces musculoskeletal pain: **A randomized controlled trial.**	AIM: To examined the	JOURNAL ARTICLE		Achim Elfering, Jan	Elfering A	ENG
3	Publisher	2012 Jun	**A Systematic Review** of Complications and Failures Associated With Medial	BACKG ROUND:	JOURNAL ARTICLE		Departme nt of	Shah JN	ENG

图 4-9　简单的数据库结构

点击查找,你就能定位到包含 random 的记录,即图中的第 1、2 条记录(类似于自由词检索)。如果想查找文献类型为随机对照试验(randomized controlled trial,RCT)的文章,可以先选中文献类型那一列,然后输入 random 来查找(这就类似于限定字段检索)。但如果你想查找文献类型(PT)为 RCT,且主题词(MH)中包含 adolescent 的文献或其他更复杂的查询条件,Ctrl+F 这种简单方法就不能实现了,这就需要用到复杂的组合方式和数据查询技术,这在文献检索里称为文献检索技术。

(二) 文献检索基本技术

布尔逻辑检索技术是文献检索中最常用的检索技术。简言之就是 AND、OR、NOT 3 个逻辑运算符,详见表 4-5。

表 4-5　布尔逻辑运算

逻辑运算	说明	举例
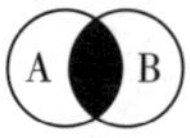 A AND B	逻辑"与"/"并且",查找既包含 A,又包含 B 的记录。其作用是缩小检索范围,提高查准率	查找"胰岛素治疗糖尿病"的文献,insulin AND diabetes
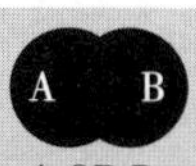 A OR B	逻辑"或"/"或者",查找包含 A 或包含 B 的记录。其作用是扩大检索范围,提高查全率	查找"肿瘤"有关的文献 cancer OR tumor OR carcinoma OR neoplasm
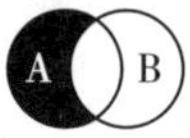 A NOT B	逻辑"非"/"不包含",查找包含 A,但不包含 B 的记录。其作用是缩小检索范围。此运算的不正确使用容易排除掉可能有用的文献,应慎用	查找"人糖尿病(不要动物)"相关的文献 diabetes NOT(animal NOT human)▲

▲使用 NOT 时应谨慎,如此例,若直接使用 diabetes NOT animal,则会排除掉既包含 human 又包含 animal 的记录。在仔细阅读文献前,我们无法确定既包含 human,又包含 animal 的文献是否我们需要的,故应持谨慎态度,保留这部分文献,进行人工筛查。故此处应首先使用 animal NOT human 得到只包含 animal 的文献,再使用 diabetes NOT(animal NOT human)排除掉只包含 animal 的文献。

当一个检索式包含多个运算符时,通常逻辑组合执行顺序是 NOT>AND>OR,但并不绝对。如在 PubMed 中就是按从左到右的顺序执行组合。但无论如何,使用( )总是能优先执行,故进行复杂逻辑组合时,一定使用括号来保证正确的逻辑顺序,如 diabetes NOT(animal NOT human)中的括号即是为达到此目的。

其他常用检索技术还包括截词检索(truncation search)、邻近检索(proximity search)、字段限定检索(limit search)、自动匹配检索(automatic term mapping)等,这些都是本科生医学文献检索的教学内容,此处点到为止。这些技术在不同数据库中可能有不同的使用规则,在实际操作中极易出错,建议在不熟悉的情况下,尽量通过阅读数据库的在线帮助(help)适当了解。

(三)文献检索途径与策略

1. 最常用文献检索途径包括主题词检索和自由词检索

由于作者及期刊编辑的文化习惯和喜好差异,文献中描述同一个东西也可能出现好几种甚至几十种词汇,这对阅读不会产生太大的问题,但对检索就是灾难。主题词的目的即是消除这种差异。医学主题词是用于描述医学概念的标准词汇,主题词表就是这些标准词汇及其同义词、近义词和相关词的集合,主题词表可用于对医学文献进行索引、分类和检索。最常见的主题词表是美国国家医学图书馆(NLM)编制的 MeSH(主要用于 MEDLINE 标引)和荷兰爱思唯尔集团制作的 EMtree(主要用于 Embase 标引)。以 MEDLINE 为例,一篇文献进入 MEDLINE 前,都有 NLM 工作人员使用 MeSH 主题词表中最能反映该文献内容的主题词对其标引。由于每篇文章都可能涉及多方面论点及主要论点,所以每篇文章都可能包含多个主题词,而其主要论点则标记为主要主题词。

如一篇关于肝移植后早期使用前列腺素的 RCT 文献就可按图 4-10 中的主题词表,被划分到"外科手术"-"移植"-"器官移植"-"肝移植"。这种树状结构的好处是,不仅能清晰、明确地表示各级主题词的关系,还能通过扩展检索上级主题词,来同时检索该主题词下级所有的主题词,如扩展检索图中的"器官移植",即可同时检索从"骨移植"到"胰腺移植"7 个主题词所标引的所有文献,即使这些文献并未提到"器官移植"这个词。这篇文献同时也属于一些其他主题,如人类 Human、成人 Adults、前列腺素 Prostaglandins、移植物失功 Primary Graft Dysfunction、血小板抑制剂 Platelet Aggregation Inhibitors。通过输入这些主题词或可匹配到这些主题词的自由词进行检索,都能检索到这篇文献。但其主要主题词可能只有 2 个:肝移植 Liver Transplantation 和前列腺素 Prostaglandins。若使用其他主题词并限定到主要主题词检索,则不能检索到这篇文献,如 Primary Graft Dysfunction[Majr]。

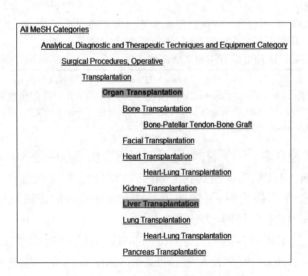

图4-10 MeSH词表的树状结构

但主题词是人工标引,故一些最新的文献还来不及标引主题词,使用主题词检索就会漏检,如 PubMed 中一些状态为 in process 的文献(图 4-5 中的第 2 条记录)。所以还应结合自由词检索(主题词与自由词检索结果用 OR 连接)。自由词是由用户自己根据需求选择的单词或词组。输入自由词检索,必须要求文献的字段内容中有与自由词匹配的词才能得到检索结果。使用自由词检索时,常需考虑与自由词相关的近义词、同义词等,以避免因不同作者用词习惯不一而导致漏检。如在 PubMed 中检索癌症相关文献,若只用 cancer 自由词检索,则对那些只使用 carcinoma、tumor、neoplasm 等词的文献,已经被标引的部分(状态为 PubMed-indexed for MEDLINE)可以通过主题词匹配检出;而对一些最新还未标引的部分(如状态为 PubMed-in process 或 PubMed-as supplied by publisher)则会漏检。

2. 制定检索策略的一般步骤

(1) 分析课题,明确检索要求 ① 最能反映课题核心内容的概念有哪些(可参考 PICO)? ② 需要什么样的文献类型(S)? ③ 需要哪个时间范围内的文献? ④ 需要查新、查全还是查准?

(2) 选择数据库,确定检索途径 ① 哪些数据库可能包含我需要的文献? ② 这些数据库提供哪些检索途径,应该怎样组合?

(3) 构建检索表达式 与你课题 / 问题直接相关的词(尤其是特征词)及其同义词、近义词、别称、简称 / 缩写有哪些? 他们的逻辑关系(AND/OR)是什么?

(4) 调整检索策略,提高检索效率 ① 扩大检索(查全)的措施包括:选择更多的数据库和时间范围、选择更多的检索方式(比如增加手检)、选择更多的检索途径(比如主题词 / 扩展主题词 / 上位主题词 + 自由词)、近义词 / 同义词、截词检索、减少 AND 组合中的非核心词、模糊检索、相关信息检索。② 缩小检索(查准)的措施包括:减少数据库数量、选择最快捷、准确的检索方式、选择最准的检索途径(如 PubMed 中的主要主题词)、增加 AND 组合、减少 OR 组合、使用精确检索(如双引号)、使用字段限定检索、使用一些检索系统提供的过滤功能(如 PubMed 提供的 filter)。

(5) 整理检索结果,获取原始文献 将结果导入文献管理工具,通过阅读标题、摘要等信息,根据文献相关性、来源、作者背景、发表日期、参考文献(证据)、被引情况(认可度)、他人评论等因素,初步判断结果是否满足需求。若对结果不满意,再次回顾检索过程,重新调整策略。若结果满足需求,则可开始获取原始文献,进入下一步分析研究。

二、常用文献数据库及数据库的选择

(一)常用数据库简介

1. 文献数据库

按收录内容及功能不同,可简单将医学文献数据库划分为书目索引数据库(bibliographic database)、全文数据库(full-text database)及事实性数据库(fact database),详见表 4-6。表 4-7 列出了一些常见书目和全文数据库及其期刊收录量,从表 4-7 可以看出,全文数据库非常多,但期刊数通常都不全,虽也有综合性的全文数据库,但多数是出版商自己的数据库,通常收录他们自家出版的期刊,期刊质量良莠不齐。索引数据库较少,都是权威机构按照严格的质量标准从各个出版商的期刊中挑选收录,其检出文献质量更有保障。如制作系统评价时为了查全,去挨个检索全文数据库将非常耗时,这就是我们需要书目索引数据库的原因。

表 4-6 文献数据库分类——按收录内容和功能分

	描述	举例
书目索引数据库	主要指提供索引和文摘的二次文献数据库,文献收录较全,无全文。	如美国医学文摘(MEDLINE),荷兰医学文摘(Embase),《中国生物医学文献数据库》(CBM)等
全文数据库	提供期刊文献全文的数据库。文献收录通常较片面。	如 EBSCO EJS/ASP,IngentaConnect,OVID Journals,ScienceDirect,CNKI,VIP,Wanfang 等中英文期刊全文库
事实性数据库	提供事实性信息和数据的数据库,比如统计信息,参考工具书等	如 CNKI 中的国家科技成果数据库、AccessMedicine 中的 Textbooks 数据库、循证医学知识库如 UpToDate 等

表 4-7 常见书目和全文数据库及其包含的医药卫生期刊数

数据库	含医药卫生期刊数
书目索引数据库	
CBM	1 800+
MEDLINE/PubMed	5 284/32 290 △
Embase/Embase.com	8 500+△
Cochrane Library–CENTRAL	1,534,937*
Cochrane Library–DARE	379,642*
WoS–SCIe(引文索引数据库)	9 205#
Scopus	14 264
全文数据库	
Cochrane Library–CDSR	10 418*
CNKI– 期刊	1 355
VIP– 期刊	2 078
Wanfang– 期刊	1 487
EBSCO–EJS	4 906
EBSCO–ASP	2 268
IngentaConnect	664
OVID Journals	1 210
EBSCO–CINAHL Complete	5 489
ProQuest–HMC	4 100
ProQuest–NAHS	1 688
Sciencedirect	1 959

续表

数据库	含医药卫生期刊数
Springerlink	803
Wiley Online	431

数据采集时间:2019 年 5 月。

△:PubMed 除包含 MEDLINE 数据库外,还包含一些尚未被 MEDLINE 索引的文献,比如 in process,publisher 具体可阅读 www.nlm.nih.gov/pubs/factsheets/dif_med_pub.html;Embase.com 则包含 MEDLINE 和 Embase 两个数据库的内容。

*:此为 Cochrane 图书馆中收录的相应记录条数,非期刊数。其中 CENTRAL 为临床试验数据库、DARE 为非 Cochrane 系统评价数据库、CDSR 为 Cochrane 系统评价数。Cochrane 图书馆从 2018 年 8 月起将不再收录 The Centre for Reviews and Dissemination (CRD) 的数据库,其中 the Database of Abstracts of Reviews of Effects (DARE) 和 the NHS Economic Evaluation Database (NHSEED) 两个数据库将维护到 2021 年。

#:Web of Science (WoS) 除包括 SCIe 外,还包括南美、中国、俄罗斯和韩国的区域性数据库,以及会议、专利、生物学等其他数据库。

(二)制作系统评价时数据库的选择

1. 中文数据库的选择

常用中文文献数据库有 4 个,CBM、CNKI、VIP、Wanfang。有学者收集 2012 年以前所有国内循证医学类期刊发表的系统评价文献进行研究,发现约 30% 的文献仅检索了上述 4 个数据库中的 1 个数据库,检索了 2 个和 3 个数据库的分别约占 25% 和 30%,4 个数据库均检索的仅占 15%。

这 4 个中文数据库究竟应如何选择呢? 表 4-8 比较了几种期刊被几大中文数据库收录的情况。其结果说明不同的数据库收录的期刊和文献交叉重合,没有任何一种数据库能完全包含另外一种数据库的内容。进行系统评价文献检索时,为保证检索全面,通常情况下 4 个数据库均需检索,使用文献管理工具对重复文献去重。但重复检索弊端明显,若有读者有兴趣,可筛选出自己所在专科领域的综合性期刊和专业期刊,再用如表 4-8 同样的方法比较分析,筛选出适合自己专科领域的数据库组合。

表 4-8 中文数据库的选择

期刊名	刊期	印刷版/期刊官网	电子数据库/含医药卫生期刊数			
			CNKI 1 334 种	VIP 2 078 种	Wanfang 1 283 种	CBM 1 800 种
中华医学教育探索杂志	月刊	2019.4	2010.12	2019.1	2019.3	2018.10
中华医学教育杂志	双月刊	2019.4	2007.6	2019.1	2019.4	2018.5
中国循证医学杂志	月刊	2019.4/网络优先	2019.4	2019.1	2018.12	2018.11
中华全科医师杂志	月刊	2019.4	2007.12	2011.12	2019.3	2018.10
中华全科医学	月刊	2019.4	2019.4	2019.2	2018.12	2017.4
中国全科医学	旬刊	2019.15	网络优先	2019.9	2019.9	2018.34
全科医学临床与教育	双月刊	2019.4	2019.4	2019.2	2019.3	2018.6

注:数据采集时间为 2019 年 4 月,表中数据代表在数据采集时,各数据库中收录该期刊的最新期次。

表中《中华全科医学》为中华预防医学会杂志,不属于中华医学会系列杂志。

CBM 是书目数据库,对文献进行了主题词标引,检索更规范,期刊数也较多,但文献收录通常滞后 6~12 月;VIP 的期刊数最多,但普遍滞后 3~6 个月;CNKI 更新相对较快,但已被停止收录中华医学会系列杂志;Wanfang 期刊数最少,但它是中华医学会系列杂志唯一官方合作数据库,故其中华医学会系列杂志在几大数据库中更新最及时(但相比印刷版,仍滞后 1~6 个月)。

关于手检:

很多关于系统评价的书籍和培训都强调要做手工检索,但不少人不理解为什么有了方便的电子检索,还需要手工检索。所以在一些已经完成的系统评价中,作者为了完成"标准流程",象征性地提到自己手检了很多杂志,如有的文章提到"我们手检了 ×× 科 × 种主要杂志从创刊以来到 2012 年的随机对照试验",从创刊到现在逐一手检,工作量之大不言而喻,这种描述很可能是因为他们并没有手检,也不了解为什么要手检。

那为什么要手检呢?表 4-8 能很好地回答这个问题,其中好几本期刊电子版更新都落后于印刷版(此情况国内多见,而发达国家的期刊通常电子版领先于印刷版)。所以这部分不能通过电子检索的期次(包括因本身没有电子版或因年限久远没有电子版的期刊期次),就需要手工检索。相应的,在系统评价报告的方法学部分,报告检索策略时,措辞就会是"我们手检了 ×× 杂志 ××× 年第 × 期到第 × 期",这样别人一看就知道你确实进行了手工检索。

即使期刊被电子数据库收录,也不代表该期刊上所有文章都被电子数据库收录,如增刊;即使被数据库收录,也可能因各种问题而不能被检索到,如无摘要、主题词标引有误等。

手工筛查可能包含有大量相关研究的本领域重点期刊或其他数据来源,手工筛查重要文献的参考文献。

---

2. 外文数据库的选择

外文文献数据库种类数量繁多,很难像中文数据库一样搜索书目数据库和全文数据库。从表 4-8 所列医药卫生期刊数看,如能同时检索 MEDLINE、Embase、CENTRAL、WoS 及 Scopus 最理想。但因 WoS 和 Scopus 是综合性数据库,还包含很多非医学类期刊文献。所以一般认为,制作系统评价需检索的最重要的 3 个外文数据库是 CENTRAL、MEDLINE 和 Embase。其中 CENTRAL 是只包含临床试验记录的数据库,数据来自 PubMed/MEDLINE、Embase、ClinicalTrials.gov、WHO ICTRP、KoreaMed 及 Cochrane 协作网各小组成员录入的来自手工检索及区域性数据库(表 4-9)、专题数据库(表 4-10)及其他来源的临床研究文献。

很多人会有疑问,既然 CENTRAL 的数据是来源于 MEDLINE、Embase 及其他数据库的临床试验记录,那在制作系统评价时,是否只需检索 CENTRAL 就可以了呢?

答案是否定的。因为:① MEDLINE 和 Embase 的数据是每日更新,而 CENTRAL 是每月更新;② CENTRAL 的数据提取策略是通过限定文献类型对 MEDLINE 和 Embase 进

行粗略机检 +Cochrane 协作网成员的手工检索进行补充,难免存在漏检。故制作系统评价时至少应检索 CENTRAL、MEDLINE 和 Embase。

若研究者时间充裕,条件允许,为了得到更全面的证据以最大可能减少选择偏倚,除可补检 WoS 和 Scopus 外,还可考虑以下几种数据库:

(1)区域性书目索引数据库(表 4-9) 限于 MEDLINE、Embase 等索引数据库严格的收录评审制度及语言因素,并非全球所有的医学期刊都能被其收录,如中国仅有 93 种医药期刊被 MEDLINE 收录,而被中国医疗工作者广泛认同的中华医学会编辑出版的期刊就有 142 种,而中国生物医药期刊索引数据库(CBM)收录的医药期刊高达 1 800 种。这些未被收录的医学期刊并非一无是处,相反,这些用当地语言发表的文献,对当地的医务工作者仍有很大帮助。所以建立一个国家或一个区域内的文献索引数据库非常必要。研究者在选择这类数据库时,限于语言因素,一般都带有地域色彩,如中国研究者可能选择 CBM,韩国研究者可能选择 KoreaMed,日本研究者则可能选择 CiNii、Ichushi 、J-STAGE 等。极端情况下,追求极致全面文献检索的研究者,可借助翻译工具(如 Google Translate)或吸收外籍研究者加入研究团队,检索所有有条件检索的区域性数据库。

表 4-9　常见区域性医学文献库

数据库名称	数据库所属国家和区域
Chinese Biomedical Literature Database(CBM)(in Chinese)	中国
Index Medicus for the Eastern Mediterranean Region	地中海东部
PASCAL	欧洲
KoreaMed	韩国
CiNii	日本
医中志(Ichushi)	日本
JST 系列数据库	日本
LILACS	拉丁美洲和加勒比地区
Panteleimon	乌克兰和俄罗斯
WPRIM	西太平洋
IBECS	西班牙
SciELO	巴西、南美 / 葡萄牙 / 西班牙语系

数据采集时间:2019 年 5 月。

数据主要来源于 Cochrane 系统评价手册,本表更新了其中过时的链接,增加了几个数据库,并删除了其中停止更新或无法访问的数据库,如澳洲的 AMI(已从 2009 年停止更新),非洲的 AIM,印度的 IndMED 及东南亚的 IMSEAR 等。

(2)专题数据库 根据具体的系统评价主题,还有一些专题数据库可供选择(表 4-10)。

(3)灰色文献库 灰色文献很难定义,此处我们定义为:未正式以全文形式发表在学术期刊上的文献;一些未正式见刊的研究报告、会议论文、硕博士论文、内刊、电子出版物、官方文档等都可归入此类。研究显示:公开发表的临床研究总体干预效果明显好于灰色文献报告的效果。提示纳入与不纳入灰色文献,完全可能改变系统评价的结论。但统计

表 4-10　专题数据库

主题	数据库
社会、社区、健康促进	● 健康促进系列数据库 ● 计划生育 POPLINE ● 老年医学 EBSCO-AgeLine ● 儿童数据 ● 全球卫生 Global Health ● 社区卫生 CommunityWISE ● 社区预防指南 Community Guide ● 社会问题类： 　● Campbell Collaboration Library 　● Social Services Abstracts 　● Social Policy and Practice 　● Sociological Abstracts
护理、补充和替代医学	● CINAHL ● AMED ● British Nursing Index ● EMCare ● MANTIS ● Otseeker ● PEDro ● Informit-Health Collection
教育、心理和精神医学	教育类 Education Resources Information Center（ERIC） 心理和精神类 PsycINFO

数据主要来源于 Cochrane 系统评价手册；更新了其中过时的链接。

显示：仅有 <10% 的 Cochrane 系统评价检索了灰色文献数据库。其原因，一是灰色文献本身较难收集，二是即使收集到了，也很难获得较翔实的数据。一篇高质量的系统评价应尽可能全的收集数据，尽最大可能避免偏倚。此处列出一些常见灰色文献数据源：

1）会议论文　研究显示，约 50% 的会议论文最终未被发表，而公开发表的那一半文献的结论，明显异于未发表的那一半。

① Scopus：www.scopus.com

② Conference Proceedings Citation Index-Science（CPCI-S）：clarivate.com/products/web-of-science/databases

2）硕博士论文　很多硕博士论文最终也未能以文章形式发表，一些已发表的，其发表在期刊上的数据与其硕博士论文中数据不符的现象也屡见不鲜。

① ProQuest Dissertation & Theses Database（PQDT）：www.proquest.com/products-services/databases/pqdtglobal.html

② German Dissertations Online：www.dissonline.de

③ 中国知网硕博论文：epub.cnki.net/kns/brief/result.aspx?dbPrefix=CDMD

3）灰色文献综合数据库

① OpenGrey：www.opengrey.eu

② PsycEXTRA：www.apa.org/pubs/databases/psycextra/index.aspx

③ NTIS：www.ntis.gov

④ HMIC：www.ovid.com/site/catalog/databases/99.jsp

4）在研临床研究　收集在研临床研究通常有 3 个好处：① 制作系统评价时间较长，跟踪在研临床试验有助于及时纳入最新的临床研究结果；② 一些已完成的临床试验，其结果可能从未或部分未发表，收集并纳入这部分临床试验结果有助于减少偏倚；③ 部分限于研究条件无法获取全文的临床试验报告，可通过临床研究注册库获取到试验数据。目前收集在研临床试验最理想的数据库是 WHO 国际临床试验注册平台（International Clinical Trials Registry Platform，ICTRP，www.who.int/ictrp），检索入口：apps.who.int/trialsearch。使用此入口可一站式检索 17 个国家和地区临床试验注册中心数据（详细列表：www.who.int/ictrp/search/data_providers/en/index.html）。但该一站式检索入口的缺点是，其数据均由各成员中心上载，存在更新滞后的问题。可适当访问各国临床试验注册中心补充最新的临床试验注册记录。

5）其他　除以上介绍的数据库外，还可通过以下途径收集资料：

① 网页搜索：Google/Google Scholar/Baidu 等

② 书籍搜索：Google Books 等

③ 重点筛查已发表系统评价、临床指南或其他相关综述类文献的参考文献

④ 由于数据库众多且层出不穷，本章难以一一列举。读者可经常浏览知名医学数据库提供商的网站、世界知名大学或医疗机构及自己所在机构图书馆的网站，发现更多更新的适合自己专业领域的数据库。

三、系统评价检索步骤及举例

以"尼可地尔对行经皮冠状动脉介入治疗术患者各种原因死亡率和心血管事件疗效的系统评价"为例（此处仅以此为例讨论检索问题，不关注选题是否恰当）。

1. 前期调研，确定问题存在，且有临床意义

可通过检索系统（如 Cochrane Library 或 PubMed 等）确定是否已有相关系统评价发表。

2. 分析课题，明确检索需求

（1）根据 PICO，假设本课题的核心概念如下

P：患者人群——各种原因的经皮冠状动脉介入治疗术（PCI）后患者。

I：干预措施——尼可地尔（口服、静脉注射或冠状动脉内给药）。

C：比较措施——安慰剂、其他对照（不含尼可地尔）。

O：结局指标——心血管不良事件。

（2）研究类型（S）　随机对照试验。

（3）研究地点和时间　不限。

（4）课题为系统评价　尽量查全。

3. 选择数据库，明确检索途径

根据前述原则，中文数据库选择 CBM/CNKI/VIP/Wanfang，英文数据库使用 OVID 可

同时检索 CENTRAL、MEDLINE 和 Embase,也可分别通过 thecochranelibrary.com 检索 CENTRAL;通过 pubmed.gov 检索 MEDLINE;通过 OVID 检索 Embase。关于多数据库检索结果的结果去重,OVID 可在检索完成后直接对结果进行去重,但因其可靠性并不明确,更推荐使用文献管理软件如 EndNote 进行去重。John Rathbone 等 2015 年报道了其自主研制的去重软件(crebp-sra.com)效果优于 EndNote。

检索途径,在 CBM、CENTRAL、MEDLINE 和 Embase 中采用主题词 + 自由词的方式,在 CNKI/VIP/Wanfang 三个全文数据库及其他选中数据库中,根据数据库特点制定检索方式。

4. 收集关键词,制定检索式

不同检索入口、不同数据库有不同检索方式。故关键词的选择和检索式的制定一定要符合相应数据库的规则。因为随着技术升级和用户反馈,多数数据库会不断更新和完善自己的检索系统。所以,掌握一个数据库使用最好的办法,是浏览数据库自己提供的帮助(help)、搜索技巧(search tips)或教学资料(tutorial/demonstration)。某个数据库的检索技术和方式不要轻易套用到其他数据库,否则容易犯错误。

(1) 首先考虑选择 PICO 中的 P 与 I/C 或两者之一作关键词,通常初次检索不考虑使用 O 和 S 做关键词。通过团队成员的专业知识或查阅汉英词典,初步得到各概念的中英文(表 4–11)。

表 4–11 使用 PICOS 理清概念

P	I	C	O	S
经皮冠状动脉介入治疗术	尼可地尔	安慰剂、其他对照	死亡率和心血管不良事件	随机对照试验
Percutaneous Coronary Intervention, PCI	Nicorandil	—	此处暂不考虑,若检索结果特别多,可谨慎考虑是否使用前述副作用相关过滤器或自制检索式	Randomized controlled trial

注:此处仅为举例。制作系统评价的专家团队对专业词汇应很了解,他们初次能够想到的关键词会比表中列出的多。

(2) 通过 MeSH 确定这些关键词的主题词,并通过 Entry Terms、Previous Indexing、上下位主题词等可发现更多同义 / 近义词(图 4–11)。通过 OVID 的 Basic Search,选择 Include Related Terms,在 Search Information 中的 Search Terms Used 也可得到一些同义 / 近义词。

(3) 使用药典(如 Martindale)、药物数据库(如 MicroMedex)、百科(如百度百科、Wikipedia)可查找药物的商品名及其他近义词,以马丁代尔药典(BMJ Best Practice 内置)为例(图 4–12)。

(4) 查找核心文献,通过主要主题词 Major MeSH、双引号精确检索、SCI 引文索引、手工筛查重要期刊等方法预先查找最符合自己要求的文献及参考文献。阅读后发现更多关键词。以 Cheow Peng Ooi 等 2012 年在 Cochrane Library 发表的系统评价 "Momordica charantia for type 2 diabetes mellitus" 为例,该文仅纳入 4 篇文献,在文献偏少的情况下,应采用高敏感检索策略尽可能扩大检索范围。图 4–13 左侧为该文参考文献,右侧为

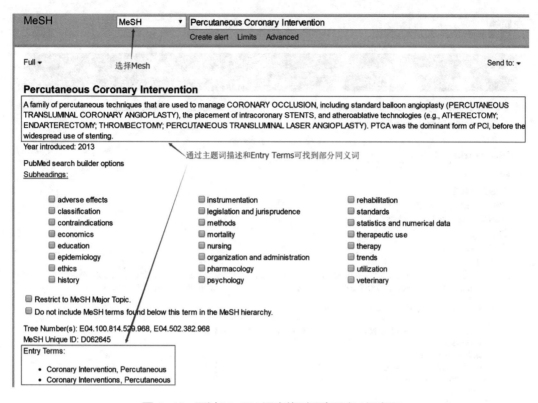

图 4-11 通过 MeSH 词表找到更多同义 / 近义词

其 MEDLINE(via OVID)检索策略,左侧已纳入文献和参考文献中出现的 ampalaya、mamordica(拼写错误)、karolla、karela 等词,均未进入作者检索词。在检索结果偏少时,应尽可能采用前述查全策略扩大检索范围,使用更多同义词和近义词是常用策略之一。

5. 正确组合关键词执行检索,并根据检索结果,调整关键词组合

研究显示,仅有 30% 的系统评价最终采用的检索策略与其研究方案时的检索策略相当,其余 70% 均经过了一定程度的调整。通常最终的检索策略都要经过反复尝试,根据检索结果来不断调整。

首先理清概念间的逻辑关系并选择合适的组合:经皮冠状动脉介入治疗术(P)AND 尼可地尔(I)AND 随机对照试验(S)。此例中,尼可地尔是一种适应证并不宽泛的药物,在制定检索策略时,可考虑单独检索尼可地尔(I),而不用再增加其他概念(如 P AND I),从而最大程度保证检索的全面性。实测结果显示,单独检索尼可地尔,MEDLINE+Embase+CENTRAL 约返回 3000+ 结果。这对理想的系统评价而言,应是可接受的手工筛选量。但在实际情况中,限于作者不同的研究条件和检索需求,P AND I 和 P AND I AND S 甚至 P AND(I AND/OR C)AND O AND S 都是可以接受的策略。至于如何取舍,最简单的办法是使用 P AND I 进行预检,如返回结果很少,则考虑使用 P 或 I 单独检索,如结果很多,则首先考虑增加 S;结果还多,最后再增加 O。本例从演示角度,首先选择 P AND I 的组合进行检索。

按照主题词 + 自由词的方式填入关键词执行检索:可分步检索,也可将检索式组合好

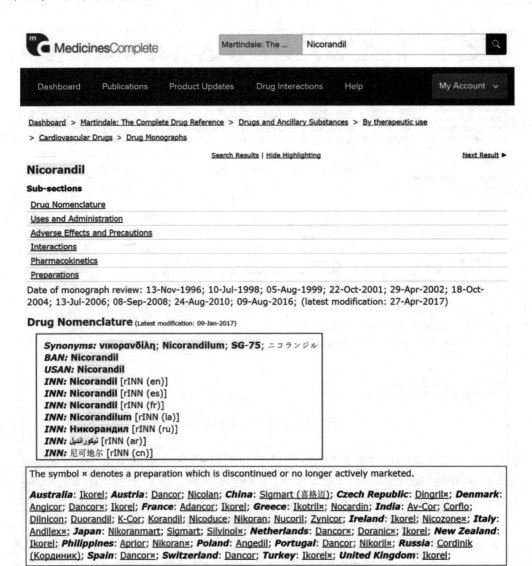

图 4-12 使用马丁代尔药典查找药物的商品名及其他表达

后一次性检索。此处关键词均使用前述 5 种收集关键词方法获得。

MEDLINE via PubMed：

一步完成检索：

("Nicorandil"［MeSH］OR SG75［tw］OR "SG-75"［tw］OR "sigma-75"［tw］OR Ikorel*［tw］OR Adancor*［tw］OR dancor*［tw］OR SIGMART*［tw］OR nicorandil*［tw］OR Aprior*［tw］OR Angedil*［tw］OR nikoran*［tw］OR nitorubin*［tw］OR siomart*［tw］OR perisalol*［tw］OR (Nicotinamidoethyl*［tw］AND ("nitrates"［MeSH Terms］OR nitrate*［tw］))) AND ("Percutaneous Coronary Intervention"［MeSH］OR (percutaneous*［tw］AND coronar*［tw］AND (intervent*［tw］OR revascular*［tw］OR angioplast*)) OR

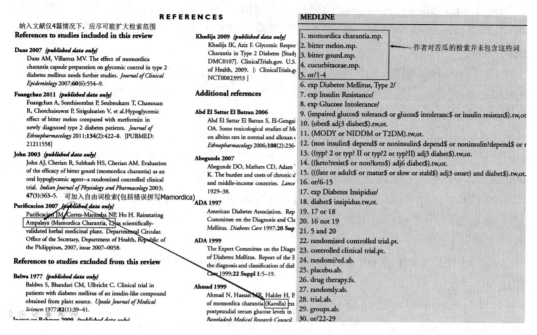

图4-13　阅读核心文献发现更多关键词

PTCA OR((Transluminal* [tw] OR Angioplast* [tw] OR Dilation* [tw]) AND Balloon* [tw] AND Coronar* [tw]) OR((rotational* [tw] OR directional* [tw] OR coronar* [tw]) AND atherectom* [tw])) AND(randomized controlled trial [Publication Type] OR random* [Title/Abstract] OR placebo [Title/Abstract]))

分步检索(// 后为说明):

#1 "Nicorandil" [MeSH]　　//尼可地尔的主题词

#2 nicorandil*[tw] OR SG75[tw] OR "SG-75" [tw] OR "sigma-75" [tw] OR Ikorel*[tw] OR Adancor* [tw] OR dancor* [tw] OR SIGMART* [tw] OR Aprior* [tw] OR Angedil* [tw] OR nikoran* [tw] OR nitorubin* [tw] OR siomart* [tw] OR perisalol* [tw]　　//尼可地尔的单个自由词,包括学名、商品名等。来源于前述 MeSH entry terms、药典、百科等。此处仅举例,未列出前述所有关键词,实际情况可将收集到的所有名称全部检索

#3((Nicotinamidoethyl* [tw] OR Nicotinamidethyl* [tw]) AND("nitrates" [MeSH Terms] OR nitrate* [tw]))　　//尼可地尔的组合自由词 2 Nicotinamidethyl Nitrate 及 2 Nicotinamidoethyl Nitrate,此处拆分为两个词分别检索后再 AND

#4 #1 OR #2 OR #3　　// 所有检索尼可地尔的检索式进行组合,同一概念使用 OR

#5 "Percutaneous Coronary Intervention" [MeSH]　　//PCI 主题词

#6(percutaneous* [tw] AND coronar* [tw] AND(intervent* [tw] OR revascular* [tw] OR angioplast*))　　//PCI自由词组合 1,来源于 entry term 里面的词 Percutaneous Coronary Interventions、Percutaneous Coronary Revascularization、Percutaneous Transluminal Coronary Angioplasty,抽取没有共性的词使用 OR 连接,然后与共性的词进行 AND,此处还可以考

虑的词有 intracoronary、stent 等。所有自由词使用了［tw］（text words）字段限定检索，若结果少，可将［tw］改为全字段［all fields］，若结果多，改为［tiab］（标题摘要）缩小范围。自由词使用了 * 号截词

#7（（Transluminal* ［tw］OR Angioplast* ［tw］OR Dilation* ［tw］）AND Balloon* ［tw］AND Coronar* ［tw］）　　//PCI 自由词组合 2，来自其下位主题词 Angioplasty，Balloon，Coronary 中的 entry terms

#8（（rotational* ［tw］OR directional* ［tw］OR coronar* ［tw］）AND atherectom* ［tw］））　　// PCI 自由词组合 3，来自其下位主题词 Atherectomy，Coronary 中的 entry terms。这两个下位主题词，可结合专业判断决定是否检索

#9 PTCA　　//缩写，此处没有使用 PCI 缩写进行检索是因为 PCI 太泛，可能带来大量不相关结果，但若预检结果太少，可考虑增加 PCI［ti］，将缩写词限定在标题中检索，可减少不相关干扰

#10 #5 OR #6 OR #7 OR #8 OR #9　　// 所有检索 PCI 的检索式进行组合，同一概念使用 OR

#11（randomized controlled trial［Publication Type］OR random* ［Title/Abstract］OR placebo［Title/Abstract］）　　// 检索 S，随机对照试验，使用了 Hedges 提供的过滤器

#12 #4 AND #10　　// 尼可地尔和 PCI 两个不同概念使用 AND 连接

#13 #4 AND #10 AND #11　　// 此处根据 #12 的结果多少，决定是否跟 S 合并

Embase via OVID：Advanced Search（图 4-14）

1　exp nicorandil/　　//尼可地尔主题词，扩展

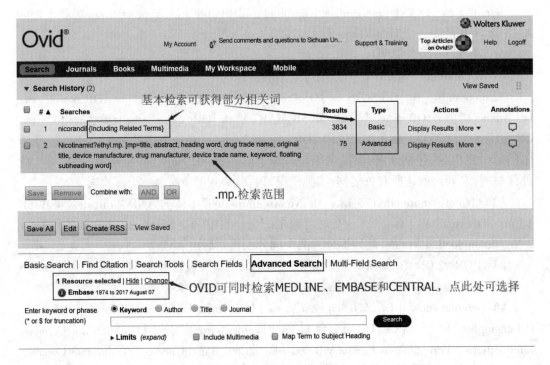

图 4-14　OVID 检索界面

2　(nicorandil* or sg75 or sg−75 or sigma−75 or Ikorel* or Adancor* or dancor* or SIGMART* or Aprior* or Angedil* or nikoran* or nitorubin* or siomart* or perisalol*).mp.　　//尼可地尔自由词,使用了字段限定 .mp.(multi-purpose),类似 PubMed 中的[tw],结果少时可扩展为 .af.(全字段),结果多时可缩小为 .ti, ab.(标题摘要)

3　Nicotinamid？ ethyl*.mp. and (exp nitrates/ or nitrate*.mp.)　　//尼可地尔的组合自由词,使用？通配符(代表0或1个字母),等同于检索(Nicotinamidethyl or Nicotinamidoethyl).mp.

4　exp percutaneous coronary intervention/　　// PCI 主题词,扩展

5　(coronar* and percutaneous* and (intervent* or revascular* or angioplast*)).mp. //OVID 中的字段限定不用像 PubMed 一样每个词后面都加字段限定符,可直接用括号将自由词组合括上后统一加字段限定,此处检索式等同于:coronar*.mp. and percutaneous*. mp. and (intervent*.mp. or revascular*.mp. or angioplast*.mp.)

6　((Transluminal* or Angioplast* or Dilation*) and Balloon* and Coronar*).mp.

7　((rotational* or directional* or coronar*) and atherectom*).mp.

8　PTCA.mp.

9　randomized controlled trial.pt. or random*.mp. or placebo.mp.　　//hedges 提供的过滤器

10　1 or 2 or 3　　//尼可地尔

11　4 or 5 or 6 or 7 or 8 //PCI

12　10 and 11 and 9

CENTRAL via the cochranelibrary.com(图 4-15)

#1　"SG75" or "SG−75" or "sigma−75" or (Nicotinamid？ ethyl* and nitrate*) or Ikorel* or Adancor* or dancor* or SIGMART* or nicorandil* or Aprior* or Angedil* or nikoran* or

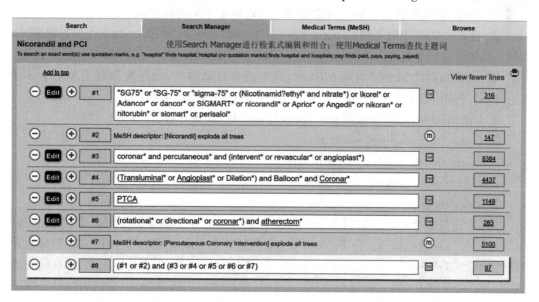

图4-15　the Cochrane Library检索界面

nitorubin* or siomart* or perisalol*　　　//尼可地尔自由词

　　#2　MeSH descriptor:[Nicorandil]explode all trees　　　//尼可地尔主题词

　　#3　coronar* and percutaneous* and（intervent* or revascular* or angioplast*）　　//PCI 自由词 1

　　#4　（Transluminal* or Angioplast* or Dilation*）and Balloon* and Coronar*　　//PCI 自由词 2

　　#5　（rotational* or directional* or coronar*）and atherectom*　　//PCI 自由词 3

　　#6　PTCA //缩写

　　#7　MeSH descriptor:[Percutaneous Coronary Intervention]explode all trees　　//PCI 主题词

　　#8　（#1 or #2）and（#3 or #4 or #5 or #6 or #7）

　　检索其他数据库，导入文献管理软件去重后，通过阅读标题摘要初筛文献，对初筛符合纳入标准的文献，获取全文后。检索部分即告结束，进入系统评价的下一阶段。

四、检索过程中的常见问题

　　通过几个问题来回答一些文献检索中常见的容易犯错的地方：

　　1. 在 PubMed 中分别输入 common cold 和 cold common 进行检索，结果不一致，但在 Embase.com 中分别输入 common cold 和 cold common 检索，结果却一致，为什么？

　　答：因为 PubMed 能自动进行"短语匹配"，即将 common cold 识别为一个短语，并进行正确的匹配，而 cold common 不是词组，只能对两个单词分别进行匹配检索，再用 AND 连接。故检索 PubMed 时尽量通过 "Search Details" 关注真实的检索执行情况，发现不符合预期的情况可手动修改。Embase.com 没有这种短语匹配机制，故两者结果一致。这个例子提示不同的检索平台要分别针对检索系统特点制定不同的检索式。

　　2. 在 PubMed 中分别输入 common AND cold 和 cold AND common 进行检索，结果一致，为什么？

　　答：因为在两个词中间加入 AND 后，就不再有自动的"短语匹配"，而是对单个单词进行检索，再用 AND 连接，故两个单词顺序的调换对结果无影响。

　　3. PubMed 中，以下检索组合 A、B、C 结果一致，D 不一致，为什么？

　　A. （cigarette or smoking）and asthma

　　B. （cigarette OR smoking）AND asthma

　　C. cigarette OR smoking AND asthma

　　D. cigarette or smoking and asthma

　　答：此题是关于逻辑运算符执行顺序的问题。本例 4 个选项的不同之处在于 and/or 的大小写及是否使用括号。在 PubMed 中，本例括号具有最高优先级，使用大写逻辑运算符时，检索式的执行顺序是从左到右；使用小写逻辑运算符时，顺序是传统的 AND 优先级大于 OR。此例提示我们，构建检索式时应尽量使用大写的运算符，尽量使用括号来保证检索顺序的正确执行。

4. 在 PubMed 中检索：

A. Pressure　　//1 054 521 条

B. Pressure*　　//1 082 258 条

C. high blood pressure　　//545 389 条

D. high blood pressure*　　//12 950 条

截词检索是为了扩大检索范围,保证查全率,故 B 结果比 A 更多(但不一定是包含关系)。但同样使用截词检索,D 结果却比 C 少很多,为什么?

答:因为截词会打断自动匹配。C 会自动匹配到高血压 hypertension,进行自动的主题词 + 自由词组合检索,而 D 则是单纯的自由词检索。另外,PubMed 只能对前 600 个单词变形进行 OR 运算。比如,在 PubMed 中检索 cell 或 cells 或 celluar……,有人理所当然地认为使用 cell* 即可代表以上所有,甚至更全。但实际结果却并非如此,单独搜索 cells 的结果(4 142 056 条)远多于 cell*(3 260 914 条)。为什么会出现这种结果? 原因如下:① PubMed 有主题词自动匹配功能,单独搜索 cells,实际的执行情况是 "cells" [MeSH Terms] OR "cells" [All Fields],即主题为 cells(即使除 MeSH 主题词之外任何字段都不包含 cells)或任意字段有 cells 的文献记录均符合要求;② cell*,由于使用了截词符,就打断了主题词匹配,只根据词尾变化自动将 cell 开头的单词的进行自由词 OR 运算,这个步骤本身没有问题。但此例中 cell* 的词尾变化太多,PubMed 只能对前 600 个单词变形进行 OR 运算,从而导致漏检。本来目的是用于避免漏检,提高查全率的截词检索,在这里尽然起到了反作用,而且这种错误在医学科研文献检索中还屡见不鲜。在其他数据库如 Embase.com 中无此问题。

(姚　巡)

思 考 题

1. 循证医学文献检索与普通文献检索有何不同?

2. 临床医生用于解决临床问题的证据检索与用于生产高质量证据(如系统评价) 的文献检索有何不同?

网上更多……

📝 学习目的　　✒ 教学 PPT　　📖 拓展阅读　　👓 人文视角　　📋 自测题

第五章

临床研究证据评价概述

本章导读

患者男性,75岁,既往有高血压病史,无2型糖尿病、高脂血症史。最近有一次短暂性脑缺血发作(transient ischemic attack,TIA),诊断为严重颈动脉狭窄,行颈动脉内膜剥脱术(carotid endarterectomy,CEA)。就诊时他带来了一份从网上下载的文章,描述了应用他汀类药物对预防脑卒中的好处,他想知道:他能否用这种药物? 获益有多大?

随着医疗技术的发展,每3年,70%的医学知识可能已过时。临床医生每天面临许多不同的患者,常常会碰到现有知识无法回答的问题。如何更新知识,紧跟医学发展前沿? 如何为患者提供最佳信息,帮助他们进行医疗决策? 这是每一位临床工作者面临的巨大挑战。

▶▶▶ 第一节　评价临床研究证据的原因 ◀◀◀

不同来源、不同类型的研究在设计、实施、统计分析和论文报告方面质量不一致。应用研究证据进行决策前需要严格评价(critical appraisal)研究证据的真实性、结果的重要性和适用性。因为:

一、证据来源复杂

随着计算机信息技术和医学信息的迅猛发展,患者越来越容易获得各种医学知识并寻求医务人员的解释。各种媒体如报纸、收音机、电视、流行的非专业杂志和互联网等提供的医学信息和对疾病的建议有时相互矛盾或缺乏严格的科学依据。患者受医学知识限制,缺乏鉴别真伪的能力。如果临床医生掌握评价研究证据的技能,就可以更好更准确地解答患者的问题。

二、证据质量良莠不齐

全球医药类期刊近3万种,每年发表论文200多万篇,但针对某一专题的医学文献中真正有用的可能不足 15%。即使是发表在最著名医学杂志上的文章也不一定完美无瑕。分析许多发表在医学杂志上的临床研究发现,从设计、实施、结果分析和文章撰写等方面,这些研究均存在不同程度的缺陷。结果是许多诊断性试验和治疗方法未经严格评估就进入临床常规应用,给患者造成严重危害。

临床医务人员面临的挑战是如何应用真实、可靠的医学证据为患者治病,尽可能保存功能、减少痛苦和症状以延长患者生命,提高患者满意度。这不仅要求医务人员有高度的热情,还要掌握基本技能,包括掌握严格评价医学文献的技巧,在海量信息中系统、全面而又快速、有效地获取所需要的临床医学研究文献,掌握快速阅读和正确评价临床医学文献的基本原则和方法,筛选出真实、有临床意义的研究证据应用于临床实践,为患者做出最佳的医疗决策。

三、证据必须结合患者具体情况

临床工作中的患者与研究证据中的研究对象存在性别、年龄、合并症、疾病严重程度、依从性、社会因素、文化背景及临床特征等的差别,即使是真实、可靠且具有临床价值的研究证据也不一定能直接套用于每一位患者。医务人员必须分析评价相关临床研究证据,综合患者的具体情况和选择,做相应调整。切忌生搬硬套,以防误导。

▶▶▶　第二节　高效率阅读医学文献的基本步骤　◀◀◀

阅读文献是评价临床研究证据的前提,面对海量的医学文献,工作繁忙的临床医生懂得如何利用有限时间高效获取医学知识至关重要。

一、明确阅读目的

提高阅读效率必须首先明确阅读目的,明确希望从文献中获得什么样的信息,以指导选择目标数据库、杂志和文献的类型。如要了解二甲双胍在 2 型糖尿病患者中的应用价值,应先查寻有无相关的系统评价或高质量文献综述,因为这类文献浓缩了大量原始文献的信息,特别是系统评价,其严格的方法学使文献结论具有较高的真实性和可信度,可节省逐篇阅读和评价原始文献的时间和精力,快速有效地获取有价值的信息资源。如在该领域有多篇系统评价,先阅读最新的 Cochrane 系统评价,若无相关系统评价或综述再查寻和阅读原始文献。

二、熟悉文献的基本结构

快速阅读文献必须先了解文献的基本结构和组成及每一部分重点阐述的问题,根据自己的目的,有针对性地查阅文献相关部分,做到事半功倍。如大多数原始论著均包括摘要、前言、材料和方法(或对象和方法)、结果、讨论(包括结论)和参考文献,想了解某篇文献的结论是否适合自己的患者,可直接阅读方法学部分了解其设计方案、病例选择标准等以判断其结论的应用范围,无须从头读到尾。

三、选择性阅读文献

工作繁忙的医务人员不可能博览所有相关文献,掌握选择性阅读目标杂志中的医学文献以获得信息资源的技巧十分重要。

(一)阅读感兴趣和有临床应用价值的文献

根据文献题目和摘要选择自己感兴趣或对临床实践有价值的文献精读。如不感兴趣,则无须浪费宝贵的时间。

(二)快速浏览文献

快速了解文章的基本结构和内容,放弃一些貌似有临床价值,其实是有关高度专业化的实验室工作或复杂数字合成的文献,节省阅读时间。

(三)注重阅读文献的方法学部分

通过前面两个步骤,可以决定是否有必要精读这篇文献。正确的精读方法应首先阅读方法学部分。若一篇文献的设计、实施和统计分析都错误或不当,无论其结果多么诱人或讨论多么深刻,其结论均不真实、不可靠。方法学有严重缺陷的文献不值得花时间精读全文。

(四)严格评价,去粗取精

各级临床医生常结合临床问题阅读文献,但多数临床医生在应用文献结果处理患者时并未严格评价研究的真实性、可靠性和临床价值,有可能被低质量文献误导。阅读文献时应采用临床流行病学/循证医学评价文献的原则和方法严格评价文献,并综合考虑患者的具体情况,不能盲目遵从文献作者的结果和结论。

阅读文献的基本步骤见图5-1。

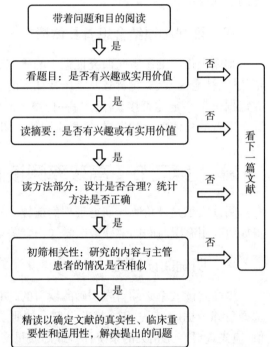

图 5-1 选择性阅读文献的基本步骤

设计参照:Trisha Greenhalgh. How to read a paper:the basics of evidence based medicine.

▶▶▶ 第三节 评价临床研究证据的基本原则 ◀◀◀

为帮助临床医生快速、有效地判断研究证据的真实性和临床实用价值,加拿大McMaster大学临床流行病学和统计学教研室的专家们从1981年开始系列发表了有关疾病病因、诊断、治疗和预后的评价标准。美国医学会杂志(*Journal of the American Medical Association*,*JAMA*)从1992年至2002年已发表了26种研究证据的评价原则,美国医学会(American Medical Association,AMA)已将其以手册和专著(Users Guides to the Medical Literature)形式于2002年发表,2008年出版第2版,2015年出版第3版。Cochrane图书馆制定了相应的评价指南(评价方法发展,拓展内容)。不论评价哪一种类型的临床医学文献(包括病因、诊断、治疗、预后等)都应综合考虑文献的真实性、临床重要性和适用性。

一、文献的内在真实性

内在真实性是评价研究证据的核心,是指研究结果能否或在多大程度上反映真实情况。文献的内在真实性(internal validity)指该文章的研究方法是否合理、统计分析是否正确、结论是否可靠、研究结果是否支持作者的结论等。如果一篇文献内在真实性有缺陷,则无须谈论其他方面的价值。

二、文献的临床重要性

临床重要性是指研究结果是否具有临床应用价值。评价研究结果的临床价值主要采用一些客观指标,不同研究类型其指标不同(参照第7章)。

三、文献的适用性

文献的适用性(generalizability)是指文章结果和结论在不同人群、不同地点和针对具体病例的推广应用价值,这是临床医务工作者十分关心的问题。在推广应用临床研究证据时,需要综合考虑自己医院的硬件设施与医疗环境及主管患者的具体病情及其自愿性,乃至经济承受能力等。如多中心RCT和系统评价均证实使用β受体阻断药对心力衰竭患者有益,但若心力衰竭患者合并有支气管哮喘,且近期频繁严重气喘发作,是否立即使用β受体阻断药就需要仔细权衡其利弊,而不能盲目套用文章的结论。

医学文献的评价标准见表5-1:

表 5-1　医学文献的评价标准

	病因学研究	诊断性试验	治疗性研究	预后研究
真实性	● 除暴露的危险因素/干预措施外,其他重要特征在组间是否具有可比性 ● 结果测量是否客观或采用盲法 ● 是否随访了所有纳入的研究对象,随访时间是否足够长 ● 研究结果是否符合病因的条件	● 诊断性试验是否与金标准进行独立、盲法比较 ● 研究对象是否包括了各型病例 ● 新诊断性试验的结果是否影响金标准的使用	● 研究对象是否随机分配 ● 分配方案是否隐藏 ● 基线是否具有可比性 ● 随访时间是否够长 ● 纳入的所有研究对象是否均进行了随访并纳入结果分析 ● 是否采用盲法 ● 患者接受的其他治疗方法是否相同	● 研究对象的代表性如何 ● 是否为疾病的同一时期 ● 随访时间是否足够长 ● 是否采用客观标准判断结果 ● 是否校正了重要的预后因素
临床重要性	● 暴露因素与结果的关联强度如何 ● 关联强度的精确度如何	● 是否报告了诊断性试验的似然比或提供了相关数据资料	● 治疗措施的效应大小如何 ● 治疗措施效应值的精确性如何	● 研究结果是否随时间改变 ● 对预后估计的精确性如何

续表

	病因学研究	诊断性试验	治疗性研究	预后研究
适用性	● 研究结果是否可应用于你的患者 ● 患者发生疾病/不良反应的危险性如何 ● 患者对治疗措施的期望、选择和价值观如何 ● 是否有备选的治疗措施	● 诊断性试验的重复性如何 ● 能否满意用于你的患者 ● 诊断性试验结果能否改变治疗决策 ● 诊断性试验能否改变患者结局	● 研究结果是否可用于你的患者 ● 治疗措施在你医院能否实施 ● 患者从治疗中获得的利弊如何 ● 患者对治疗结果和治疗方案的价值观和期望是什么	● 研究证据中的研究对象是否与你的患者相似 ● 研究结果是否能改变对患者的治疗决策和能否向家属解释

摘自：Straus SE, Glasziou P, Richardson WS, et al. Evidence-based Medicine. How to practice and teach EBM. 5th ed.

▶▶▶ 第四节 评价临床研究证据的基本内容和方法 ◀◀◀

评价临床医学文献的目的是避免盲目接受文献作者的观点和结论，公正、科学评定文献价值，将科学、可靠、有临床价值的文献结论用于临床、教学、科研和卫生政策制定中，提高有限卫生资源的利用率，改善人民健康。

一、评价临床研究证据的基本内容

评价临床研究证据主要包括以下几项基本内容：① 研究目的：是否明确、重要？ ② 研究设计：是否科学、可行？ ③ 研究对象：定义是否明确？ 代表性如何？ 有无入选和排除标准？ ④ 观察测量：变量的定义是否明确？ 指标选择是否合理？ 测量是否可靠？ ⑤ 结果分析：统计方法是否恰当？ 偏倚的处理是否考虑？ ⑥ 质量控制：针对可能的偏倚采取了哪些预防措施？ ⑦ 结果表达：效果如何？ 不良反应多大？ 不足之处？ ⑧ 卫生经济：是否进行成本-效果、效益、效用分析？ ⑨ 研究结论：是否回答了假说？ 结论是否可以外推？ 与他人的结果是否一致？

二、评价临床研究证据的步骤

（一）初筛临床研究证据的真实性和相关性

阅读和评价临床研究证据的第一步，可参考表 5-2 中的 6 个简单问题进行初步评定。

1. 文章是否来自经同行评审（peer-reviewed）的杂志？

多数国内外医学杂志的文章均经过同行评审后才发表，也有少数杂志未经同行评审或其目的是通过广告获得经济收益。有同行评审的杂志上发表的文章均经过了严格的评审过程，尽可能剔除有严重缺陷的文章，提高了发表文章的质量。一般来说，杂志收到作者投稿后，先由编辑部确定该文章是否适合在本杂志上发表。若认为可以接收再送给至少两名评审人员。同行评审人员都不是编辑部成员，常常为某一领域和研究方法学上的专家。同行评审的目的是剔除设计不合理、不重要或难以解释、有缺陷的文章，以提高文

表 5-2　初筛临床研究证据的真实性和相关性

评价内容	是	否
1. 文章是否来自经同行评审（peer-reviewed）的杂志	继续	停止
2. 文章的研究场所是否与你的医院相似，以便结果真实时可应用于你的患者	继续	停止
3. 研究是否由某个组织所倡议，其研究设计或结果是否可能因此受影响	暂停	继续
4. 如果文章提供的信息是真实的，对你的患者健康有无直接影响，是否为患者所关心的问题	继续	停止
5. 是否为临床实践中常见的问题，文章中涉及的干预措施或试验方法在你的医院是否可行	继续	停止
6. 如果文章提供的信息是真实的，是否会改变现有的医疗实践	继续	停止

设计参考：Jefferson T，Rudin M，Brodney S，et al. Editiorial peer review for improving the quality of reports of biomedical studies.

章设计和统计分析方法的质量。如 *Annals of Internal Medicine*（内科学年鉴）每年可收到约 1 200 篇论著，编辑部会筛除一半，剩下的一半每篇论著均由至少两名评审员评审，最终只发表 15%。因此，尽管称不上完美，同行评审仍被公认为提高医学文献报告质量的重要方法。不可否认，即使经过很好的同行评审，发表偏倚（publication bias）也不可能避免，阳性结果和大样本研究常常比阴性结果的研究容易被发表。

2. 文章的研究场所是否与你的医院相似，以便结果真实时可应用于你的患者？

这个问题可通过阅读作者单位或研究场所确定。如果你在乡村医院工作，阅读的文章是在某大学的专科病房做的研究，你就要考虑其结果用到你的患者时可能存在的偏倚和差异，这当然不是拒绝这篇文章的重要理由，但如果差异太大时应谨慎考虑。

3. 研究是否由某个组织所倡议，导致其研究设计或结果可能受到影响？

这个问题主要考虑研究资金的来源可能导致的偏倚。大多数杂志要求研究人员说明研究资金的来源。临床医师应注意：药厂在同行评审杂志上主办的栏目或专辑往往带有促销性质，其题目容易误导医师和患者，且多采用商品名，或不像正刊一样经过同行评审。发表在增刊上的 RCT 的质量往往不如正刊。这并不是说有商业目的的研究都存在偏倚。相反，许多设计完善的大型研究均有药厂资助。但若一个研究有药厂或其他商业组织资助，应要求研究者保证其研究的设计和结果并未因此受到影响。

下面 3 个问题涉及临床相关性，可通过阅读摘要的结论和相关部分获得。临床相关性对医师和患者均很重要。① 若一篇文章涉及的问题临床很少见，或涉及的治疗或诊断方法在你的医院根本未开展，则不值得你阅读。即使阅读也只是满足了你的学术好奇心，不会影响你的临床实践。② 以患者为中心的临床研究证据远比以疾病为中心的研究证据实用。若一篇文章描述了某种方法用于筛选某种癌症的敏感度和特异度（以疾病为中心的证据），而另一篇文章描述经过这种筛选试验可以提高患者的生存质量或寿命（以患者为中心的证据），你应该首先阅读后一篇文章。

4. 若文章提供的信息是真实的，那对你的患者的健康有无直接影响？是否为患者所关心的问题？

可通过阅读文章摘要的结论部分初步解决这个问题。如某篇文章的结论为通过某种治疗方法,脑卒中患者偏瘫肢体的肌电图有明显改善,并未涉及肌力和活动能力。但患者和医生可能更关心经过治疗后偏瘫肢体的肌力是否改善、能否活动,则这篇文章提供的信息就不是你的患者所关心的问题。

5. 是否为常见临床问题,文章中涉及的干预措施或试验方法在你的医院是否可行?

若文章涉及的问题在临床实践中经常遇到,且研究的干预措施或试验方法在你的医院也有条件实行,这样的文章值得你深入阅读。

6. 若文章提供的信息是真实的,是否会改变现有的医疗实践?

若文章涉及的治疗或诊断方法你过去未在类似患者中使用过,也许新的尝试会获得意外收获,则有必要继续阅读这篇文章。

以上 6 条着重于"带着患者的临床问题"去阅读和评价文献,主要在于帮助临床医师做出诊疗决策;至于为专题科研而收集相关文献或为更新知识去阅读文献则可不受这些条款的"制约"。

(二) 确定临床研究证据的类型

初筛研究证据的真实性和相关性后,下一步就要明确该研究的目的和解决的临床问题是什么。这可通过阅读文章的摘要,必要时文章正文的前言部分以确定研究目的。一般来说,原始研究主要解决 4 类临床问题:病因、诊断、治疗和预后。二次研究证据尚有系统评价、临床指南、决策分析或经济学分析等。

(三) 根据研究类型评价其真实性和适用性

临床医学文献的评价应采用临床流行病学 / 循证医学的原则和方法。根据研究的侧重点如疾病病因、诊断方法、治疗措施、预防、预后、系统评价、卫生经济学和决策分析等的不同,具体评价的原则和方法也不相同,可参见第 10—15 章。

(莫曾南　李　静)

思 考 题

1. 为什么要评价临床研究证据?
2. 评价临床研究证据的基本内容是什么?
3. 评价临床研究证据的一般原则是什么?
4. 如何高效率阅读医学文献?

网上更多……

　📑 学习目的　　✒ 教学 PPT　　📖 拓展阅读　　📚 人文视角　　📋 自测题

第六章

临床实践中的患者价值观

本章导读

"安乐死"作为患者价值观和意愿的一种特殊形式出现在大众面前。什么是患者价值观？怎么理解患者和医生价值观的差异？如何在临床实践中正确引导患者价值观？这是我们每一位医学生应该学习和思考的。

循证医学作为一种医学实践方法，强调将患者价值观与偏好、临床医生的技能与经验以及临床研究证据三者结合，以便患者及医务人员做出最佳临床决策。本章将从循证医学的角度探讨临床实践中的患者价值观。

循证医学的产生基于临床问题的研究，但涉及的问题关系到医学及其他诸多学科和领域。从基础医学研究到临床实践，从疾病预防、诊治、康复到健康教育和健康促进，涉及医学甚至社会的整体进步。作为一种医学实践方法，循证医学强调将患者价值观与偏好、临床医生的技能与经验及临床研究证据三者结合，以便患者及医务人员做出最佳临床决策。如何在个体患者的临床决策中有效地融合患者的价值观和意愿，已成为循证医学未来发展面临的重要挑战之一。

▶▶▶ 第一节 患者价值观与意愿 ◀◀◀

循证医学的三要素之一是患者需要在充分知情的情况下，对自己疾病的诊断、治疗做出选择，主动参与医疗决策。其目的是从患者的利益出发，充分尊重患者的价值观和愿望。理论上，医生若严格按照循证实践步骤执行：提出临床问题，检索相关资料，评价证据，应用证据，后效评价，应能达到满意的治疗结局。但事实果真如此吗？医生认为百分之百合理的治疗方案，患者是否完全同意？患者对医生提出的方案有无自己的看法或选择？什么样的治疗方法最符合患者特定的价值观和意愿？

一、不同个体患者的价值观不尽相同

临床决策随情况不同而变化，即使情况相同也可因患者不同而异，要在纷繁复杂、能

够影响决策的诸多因素中达到令人满意的平衡并非易事。为患者提供证据指导他们知情选择极富挑战性,在许多情况下超出了我们现有医患交流的知识和能力。

例6-1:2 位患者因心房颤动导致发生脑卒中的风险增加,在预防脑卒中发生的治疗上均面临同样的临床选择。若服用华法林,患者次年发生脑卒中的可能性会从2% 降至1%。但服药、做血液检查,活动受限、容易发病、轻度出血,或大量胃肠道出血的风险可能增加1%。患者1认为:发生脑卒中是我最不愿接受的,为预防脑卒中,我不在乎服用华法林、做血液检查等,即使可能发生胃肠道出血,但很快就能恢复,所以我愿意选择服用华法林。患者2则认为:发生脑卒中虽是坏事,但不至于致命;我讨厌服药,害怕做血液检查,每次抽血都会有晕倒的感觉;我喜爱爬山,而服用华法林将限制我的活动,恐怕不能爬山;胃肠道出血的风险也使我感到恐慌,所以我愿意选择不服用华法林。两位患者的不同经历和价值观导致对同一治疗措施的选择完全不同。

例6-2:患者及其家属对某种特殊决策的选择差异。如妻子和丈夫对前列腺癌手术的价值观和对治疗方案的选择不同。丈夫害怕术后可能出现尿失禁、性欲减退等,犹豫不定或放弃手术;妻子考虑手术可让丈夫活得更长,并不在乎并发症或副作用,因此毫不迟疑,同意手术。

例6-3:某些情况下治疗措施的选择很大程度上受患者临床状况和客观医疗环境的影响。如某患者发生胸痛,若身处偏远地区,阿司匹林是唯一可得到的有效药物,他将别无选择。但若身在大型社区,则可能有更多治疗选择。某些情况下,患者的价值观和选择可能主导决策。如某患者发生危及生命的大出血,输血是唯一可选择的方法,但他信仰的宗教严禁他接受异体血液,我们不得不尊重患者的选择。

此外,时间交换法(time trade-off)也将影响患者价值观及对治疗方案的选择。如为等待参加女儿的婚礼、孙子的出生,癌症患者情愿忍受大剂量化疗的副作用来延长生命。为预防某些慢性病如糖尿病的并发症,医生发现难以说服患者终身严格控制血糖水平,以减少因小血管损害导致的肾脏衰竭、糖尿病多发性神经病变和缺血性心脏病等。因为患者担心采用严格控制饮食、加强运动,甚至一天多次定时注射胰岛素等方法严格控制血糖,若掌握不好会出现低血糖,其短期并发症造成的后果远比高血糖严重。

二、患者价值观及意愿存在的原因

医学是关于人的生命科学,而人是生物、心理、社会的综合体。随着工业化的发展,社会因素对人类健康的影响越来越大,对疾病发生及转归的影响也越来越明显。医院和医生面对的不仅是患者,还面对患者背后的社会关系和矛盾、亲人群体、经济、心理、婚姻状况、社会关系、工作、价值观、愿望、甚至争吵与纠纷,及疾病压力与长期患病带来的各种问题等。这些因素常影响到疾病治疗、康复和预后,影响到医患关系与社会和谐。在制定治疗方案时,医生需要关注患者的患病经历,理解他们的痛苦。否则治疗取得成功的可能性将微乎其微。关注患者体验的医生发现他们能更好地照顾患者,因为患者的参与在临床决策中至关重要,特别是当疾病或治疗方案影响其生活质量时,或当治疗措施包含了危险和不良反应的风险时,则更应强调患者的自主选择权。

传统医患关系以医生对患者尽义务为基础,患者只是听命于医生,如《希波克拉底誓言》中就说"不要把患者未来和现在的情况告诉患者"。这种原则基于患者对医生充分信赖,也与患者自我权利极不强烈、法制意识淡薄相关。随着患者权利意识增强,患者会希望在治疗中变被动为主动。而采用尊重患者的选择和价值取向的医疗模式,基于医患双方共同商量的原则,患者就可能在了解每个医疗活动的目的、意义、风险后做出符合自己需求的理性的自愿选择。

理解患者价值观及意愿产生的原因,理解患者在特定的生活背景中,一个症状或诊断对患者有何意义,有助于帮助患者选择最佳治疗方案、改善医患关系、提高患者的依从性。如一个曾看着自己母亲死于乳腺癌的妇女发现自己乳腺也有肿块时会惊恐不已;而患乳腺纤维病且不熟悉乳腺癌疼痛病史的患者则很少焦虑。对一些主诉胸痛的患者可能意味着心脏病的可能性,而对另一些患者则仅仅是消化不良的困扰而已。这些完全不同的解释受患者过去的经验、个人经历和文化背景等因素影响,导致患者对同一治疗方案产生不同的价值观。临床医生若能认识到这一点,就不会仅仅根据自己的科学训练和职业性质来关注患者,而会主动给患者更多的人文关爱,以增强患者的信心和对医生的信任,有助于患者尽快康复。

三、认识医生和患者价值观的差异

循证决策的方法强调确保临床决策符合患者潜在的价值观和意愿选择。其原因之一是患者与临床医生的价值观可能存在本质差异,且不同个体患者的价值观差异通常也很大。

如心房颤动是否服用华法林的问题,Devereaux 及其同事调查了 61 名医生和 61 名患者。问题是 100 名患者中出现多少例严重消化道出血事件,您仍愿意让患者服用华法林以预防 100 名患者中的 8 次脑卒中事件(4 次小的脑卒中,4 次大的脑卒中中)? 调查结果显示:使用华法林虽难免会导致患者长期定量口服维生素 K、监测血液抗凝功能并增加小出血或大出血的风险,大多数患者比医生更担心发生脑卒中,认为华法林带来的益处大于其带来的风险和不便,愿意接受 22% 的出血风险以降低 8% 的脑卒中风险,故几乎所有脑卒中高危患者都选择服用华法林;而仅少数医生同意患者服用华法林。尽管该研究存在样本量小和选择偏倚,但提示:为了确保临床决策符合患者的价值观和意愿选择,有必要让患者参与临床决策。

临床实践中有时医生认为重要的结果患者却认为无关紧要。如手术麻醉时,医生更关注麻醉时间延长和失血量多少等;患者则更在意麻醉后是否疼痛、恶心及其程度,镇静作用对大脑有无影响,麻醉的益处和危害及对未来生活质量的影响。即使最好的决策也会因患者和医生价值观的不同而异,循证临床决策需要权衡利弊。如一个 85 岁严重阿尔兹海默病患者,大小便失禁,体弱多病,少言寡语,缺亲少友,生活艰难,又患上肺炎球菌肺炎。鉴于患者的实际情况,多数医生认为不宜使用抗生素,但也有医生持相反意见。这提示疗效确切的证据并不意味着就必然会被临床采纳。

周围型深静脉血栓形成有 2 种治疗方法:链激酶联合肝素和只用肝素。据报道,链激酶联合肝素增加中枢神经系统出血从而增加死亡风险,但能减少周围型深静脉血栓后并发症。过去很多治疗方案不考虑患者意愿,倾向于采取链激酶联合肝素疗法。调查 36 位患者对治疗方案的选择时,所有患者都愿意只用肝素,宁愿冒周围型深静脉血栓后并发症的风险,也不愿增加中枢神经系统出血从而导致死亡的风险。Cochrane 系统评价分析了1968—1993 年期间周围型深静脉血栓形成的治疗发现,单用肝素的患者比用链激酶联合肝素的患者寿命更长。这提示患者意愿对治疗方案的选择有重要参考价值。

四、正确引导患者价值观

患者最清楚自身对疾病的体验、所处社会环境、行为习惯、价值取向、选择偏好和对风险的态度。医生在引导患者选择时应知晓,其实患者早已有多种不同选择,关键在于医生如何引导。应尽可能为患者提供有关治疗费用、利弊、并发症等方面的信息。许多患者使用网上医学信息帮助自己选择治疗方案、用药程序、外科手术等。相关研究发现:患者越是参与循证决策,理解所获得的证据,做出的选择就越能代表自己的愿望和价值。如 Pierce 研究了 48 例乳腺癌患者对选择单纯乳腺切除,还是肿瘤切除加放疗的看法,发现这些患者有 5 个共同的考虑:① 期望:手术是否快和容易? ② 安全:放射治疗癌症彻底吗? ③ 存活:手术可延长生存期多长? ④ 康复:术后恢复正常的程度如何? ⑤ 完整:术后乳房或身体完整性的保持程度如何? 若医生能从上述 5 个方面去引导患者,帮助患者选择治疗方案,其效果必然会更好。

患者个体间价值观及意愿不同,依据总体平均价值观的决策分析不一定适用于每个具体患者。循证医学专家 Gordon Guyatt 教授等提出,临床决策包括 3 个要素:掌握信息(有关治疗选择的利弊);了解患者对治疗方案和潜在后果的价值观;实际决策。每位患者在决策的每个步骤中的需求和选择不尽相同,临床医生不可能精确测定出每位患者参与的程度。一些患者需要相关信息自己决策,医生仅需提供信息;一些患者虽需要相关可获得的信息,仍希望医生做最后决策;还有一些患者则希望医患双方共同决策。这些差异提示:医生需要准确地评估患者对获得的信息、相互间交流及决策程度的选择,并结合个体患者的具体情况调整治疗方案。无论是否医生、患者或医患双方共同决策,医生都必须探索和了解患者对治疗和潜在后果的价值观。通过交流去正确认识和引导患者的选择。

五、家庭与患者自主价值观

我国传统儒家文化思想以家庭为核心,重视家庭的利益,个人自主的知情同意原则引入我国诊疗模式时,可能会产生矛盾和差异。虽然我们也制定了尊重个人自主的系列规范,但由于我国传统家庭本位的伦理亲情及我国个人经济情况不足以支持个人的自主行为,我国患者的自主选择往往受制于家庭或家庭的共同决策。因此,构建家庭与个人自主共同作用的临床决策模式可能更适合中国的社会情况。

自主性在医疗行业主要表现为个人有权就医生的治疗方案表达自己同意与否的意见,即行使自主的知情同意权。在实践中多数情况下个人可以自主决定。遇重大疾病时,医师不能把病情直接告知患者,而是首先告知患者家庭。家庭往往也会主动要求参与患者的决策过程。即在患者做出重大医疗决策时,家庭实际上进行了干预。此种情境体现了中国临床决策过程的特殊性——家庭在医疗决策中起重要作用。虽然这种干预在理论上是对个体自主权的侵犯,但实践中往往有利于患者利益。按照行动功利主义的原则,仅当行为后果有利于个人利益时,对个人权利的适当干预可以得到伦理支持。

当家庭与个人决策冲突时,家庭干涉权的分配有两种情况:① 一般不危及患者生命的情况下,优先考虑正常成年患者的自主选择,并允许家庭自主对患者的合理干涉;② 危及患者生命的情况,患者和家庭的医疗意见冲突时,应从有利原则出发,优先选择有利于患者生命健康的方案。

常规医疗中不同医疗方案给患者带来的身体损害不同,不同方案的区别主要体现在治疗效果上。若患者和家庭不存在意见分歧,说明患者和家庭的利益一致,医生此时应该尊重对方的选择。当患者处于危急状态,患者和家庭共同的选择不利于患者生命健康时,需要医生对患方的自主权利做出强制性干涉,以保障患者的生命健康。如近年引起社会广泛关注的家属拒绝在知情同意书上签字而导致孕妇胎儿双亡和手术延误伤及生命的案例时有发生。在医疗救护中,医生有救死扶伤的责任,患者享有知情同意权。医生履行救护义务时应尊重患者的知情同意权。即患者同意后履行医疗救护责任时两者一致,若患者的自主权与医生的决定权不完全一致甚至拒绝治疗时就可能导致不良后果。

六、患者的价值取向在临床诊疗决策中的限度

患者的自主权是有范围,受限制的。患者自主权的实施过程就是一个在多价值体系中平衡、比较、协调的过程。某些情况下,患者自主权并不占优先地位。

(一)患者自主权与社会利益冲突时,要优先考虑社会利益

医生遇到尊重患者自主性问题与对他人和社会有应尽义务的矛盾时,如当坚持患者自主权会损害他人利益时,医院必须努力说服患者改变主意。如对 HIV 阳性的患者,若患者不主动将病情告诉他的亲人或性伙伴,就应采取强制性措施,由医院直接告诉相关者真情。当患者自主权与社会整体利益冲突时,必须维护社会整体利益。如当医生要求限制一个有较强传染性的传染病患者的活动范围进行隔离治疗时,若患者拒绝,坚持在社会上活动,这位享有自主权的患者显然对他人和整个社会人群的健康构成了严重威胁,医生必须维护社会整体利益。对强制性收治烈性传染患者和严重影响社会秩序的精神病患者,不管其监护人是否同意,都不是对患者自主权的侵犯。

(二)患者在接受医疗服务过程中的自我决定权和拒绝治疗是知情同意的重要内容之一

患者有权拒绝他不能接受的治疗方式而选择他自认为较合适的诊疗方式。问题是有时受各种因素影响,患者做出的拒绝治疗决定,其实并不符合患者自己的根本利益,甚至有因拒绝治疗而丧失病情转归的机会而导致死亡的可能。故医疗过程中,一方面要尊重患者权利,在与患者沟通时尽可能全面客观地向患者描述问题,达成医患共识,获得知情同意;另一方面,作为医生也要清醒地认识到医疗的目的是救死扶伤,而非避免纠纷。医生应在合法、合情、合理的情况下坚持有利患者根本利益的主张。这种权利称为医生的特殊干涉权。法律对此也有相应的保护措施。2002 年 4 月 4 日国务院颁布的《医疗事故处理条例》中明确列出了医生免责的 6 种情况。

七、特殊形式的患者价值观及意愿

疾病过程虽可从生理学角度描述,但疾病和疾病的体验则只能被描述为社会和文化

现象。当疾病进入终末期,医疗的目的不再是治愈,甚至维持生命的治疗可能会增加患者的痛苦和创伤时,患者的价值观和意愿突出体现为其对生命权的理解和态度。关于生前预嘱和安乐死的争议全球范围内一直存在。

(一) 生前预嘱

生前预嘱(an advanced directive)指患者在健康或意识较清楚的状态下签署的,表明在临终时或不可治疗疾病的终末期时是否接受某些医疗救治或护理的指示性文件。生前预嘱在部分西方国家已较成熟。在美国,卫生专业人员需了解患者是否有事先申明,或协助所有年龄段的人了解医疗事先申明的效用和不同选择可能带来的结果。在我国,受儒家"重生轻死"传统文化影响,对生死的认识主要是从生的角度来思考死亡,生前预嘱作为一个全新概念,全民推广及立法还需要一个漫长的过程。但生前预嘱顺应我国人口老龄化的趋势,体现人道主义精神——允许处于生命终末期的患者对自己的生命权益做出预先处置,使其即使在生命的最后一刻,也保有生命的尊严。且生前预嘱更有利于优化生命质量和合理配置社会医疗资源。积极开展关于生前预嘱的调查研究,加大对人群的教育力度,进行生前预嘱的社区推广活动,有着很好的现实意义。

(二) 安乐死

安乐死源自希腊文 euthanasia,原意为"安逸的死亡""快乐死亡""无痛苦死亡"。据此界定安乐死为:"患有不治之症的患者在临终状态之下,因躯体和精神的极端痛苦,在患者自愿且反复请求下,经医方和规定机构认可及家属同意,撤除维生技术任其自然死亡,或以人道方式(如使用处方药)使患者在相对安详的状态中结束生命"。美国学者德沃金指出:为了保护生的状态,却违背患者意愿来维持生命,可以认定是对生命权的一种违背。他认为安乐死符合人道主义要求,患者忍痛活着的时光绝不会比尊严痛快的死更幸福。从功利主义思维讲,行为最终结果要求效益最大化,幸福最大化。对安乐死持反对意见的学者认为:生命神圣,实施安乐死是对患者生命权的剥夺,这是对生命的不尊重,是对人道主义的违背。当今世界只有少数国家允许安乐死,例如荷兰、瑞士、比利时、卢森堡和美国的几个州。安乐死在我国目前仍未被合法化,国家公权力对个人生命自由选择权仍有较大干预。

▶▶▶ 第二节　调整治疗方案顺应个体患者的价值观与意愿 ◀◀◀

循证决策的本质就是在当前可得的最佳同类证据指导下的高度个体化科学决策。即循证医学比传统的医疗决策更有效地对个体患者实行个性化治疗,尤其注重个体患者的价值观和意愿。实践循证医学的临床医生必须考虑:① 当前有效的最好证据是否适用于我的个体患者? ② 将可能相关的研究结果用于我的患者时如何把握好尺度? ③ 若有某项亚组分析表面上非常适用于我的患者,我应该相信吗? ④ 在基本了解患者病情后,如何制定一个科学的治疗方案? ⑤ 如何降低治疗中的各种损伤和副作用? ⑥ 若患者不接受当前治疗方案,有无更好的替代方案? ⑦ 什么样的治疗方法最符合我的个体患者特定的价值观和意愿? ⑧如何帮助患者参与治疗决策?

例 6-4:一位 51 岁的男性因胸痛找医生看病。他过去一向身体健康,但两周前步行上山时自觉胸骨下有紧压感,休息 2~3 分钟后症状即消失。此后运动或休息时又发生过几次类似情况。他每天吸烟一包。血压有点高,未服药。他担心自己的健康,特别怕得心脏病。该患者可能会问:我有没有病? 你有多大把握? 如果有病,是怎样引起的? 对我有什么影响? 要做什么治疗? 有何副作用? 花多少钱? 面对这位患者,你该如何回答他的问题呢?

患者有效参与决策要求其理解其他可选治疗方法的利与弊,包括这些方法对生存质量的影响。如何将这些通常很复杂的信息有效地传达给患者,对临床医生是一个巨大挑战。近年相关研究人员制作了决策辅助工具为临床决策提供辅助支持,包括决策版报(decision boards)、决策手册(decision booklets)、挂图表(flip charts)、录音和录像(videos and audiotapes)及计算机化的决策工具(computerized decision instruments),以通俗易懂的方式向患者传达各种可选择的治疗方法及其相关结局,但选择依然复杂,且决策工具绝不能替代医患之间交流和相互作用。

国际患者决策辅助工具标准协作网(The International Patient Decision Aids Standards,IPDAS)提出:应根据患者意愿循证制订患者参与决策的"决策辅助工具",旨在提供与治疗方案相关的利弊、可能性、不确定性等循证信息;帮助患者了解治疗方案的敏感决策选择;明确患者价值观选择的利弊。决策辅助工具应详细描述可能经历的过程包括身体、情感、社会影响,指导患者考虑何种利弊对患者最重要;提供结构式的决策指南。IPDAS 决策关注:决策辅助工具选择的治疗方案是否更好地体现了患者的意愿、是否有助于患者参与决策、了解所选择方案的特点、知道其价值观对决策的影响。

决策辅助工具有别于常用的健康教育资料,能更详细、具体、个性化地为患者知情选择提供帮助。健康教育资料则信息更宽泛,帮助患者认识和了解他们的诊断治疗和措施,而非帮助患者参与治疗决策。Cochrane 系统评价结果发现:与常规治疗相比,决策工具增强患者的参与性,促进患者价值观的知情决策,减少医患决策冲突矛盾。但决策工具也有其局限性,如目前尚无证据支持决策工具有助于精神疾病的患者。

决策工具需满足下列相关条件才能确保实施:① 满足群体需求的高质量决策工具;② 临床医生愿意在临床实践中使用决策工具;③ 有提供决策支持的有效系统;④ 临床医生和卫生保健用户均熟知共享决策(shared decision making)模式。

一、循证决策概要

患者需要相关和准确的信息帮助他们选择治疗方案。国外有专门机构研究并为医生和患者提供共同使用的循证资料概要(evidence-based summary)或清单。如 2000 年国外筛查结肠癌各种方法的选择清单(表 6-1)。首先选出 5 项筛查方法,即:① 不做筛查;② 大便隐血检查;③ 乙状结肠镜检查;④ 钡盐灌肠;⑤ 结肠镜检查。每一项都有许多不同情况的说明和比较。如试验介绍、准备条件、静脉镇静、执行时间、误工时间,需要复查的频率,试验可能造成的不适,结肠穿孔的风险性(需住院或需手术或造成死亡),最终发展成结肠癌的概率,结肠癌预防(%),每项检查的价格等。如果患者和医生根据上述清单做出选择对患者肯定有利。

表 6-1　结肠癌筛查方法的选择清单

情况	不做筛选	隐血检查	乙状结肠镜检查	钡盐灌肠	结肠镜检查
误工	0	0	2~3 h	2~3 h	一天
不适	0	需取大便	有便意,可能腹痛	轻度腹痛	有便意
穿孔概率	0	0	(0~4)/10 000	(0~4)/10 000	(10~20)/10 000
结肠癌检出率(%)	0	10~38	40~70	40~70	58~87
价格(美元)	0	5~10	131~200	131~200	285~500

摘自:Geyman J P,Deyo R A. Ramsey S D. Evidence-Based Clinical Practice:Concepts & Approaches:understanding the choices that patients make.

二、决策板

淋巴结阴性乳腺癌女性患者是否接受化疗的决策辅助工具提供的"决策示意图"见图 6-1,该图列举了化疗降低复发率的效益及其毒性。加拿大安大略省 Hamilton 市癌症支持性治疗研究中心收治乳腺癌患者的临床医生均常规采用这种高度个性化的循证决策方法。如一名 55 岁、1.5 cm、2 级、淋巴结阴性、雌激素受体阳性的乳腺癌妇女,确定是否接受他莫昔芬与环磷酰胺、氨甲蝶呤和氟尿嘧啶(CMF),或多柔比星与环磷酰胺(AC)化疗。该患者可依据上述决策示意图权衡是否接受化疗。

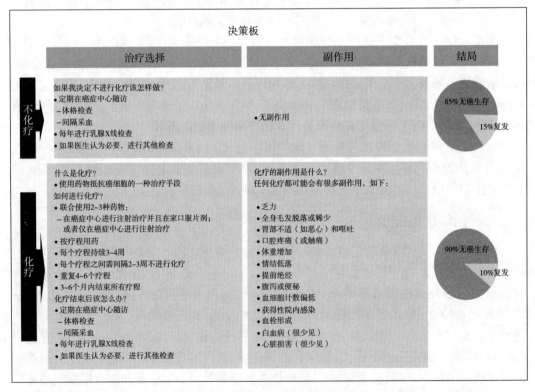

图 6-1　淋巴结阴性乳腺癌女性患者是否接受化疗的决策辅助工具提供的"决策示意图"

摘自:Gordon Guyatt. 循证决策就是个体化的临床决策. 中国循证医学杂志,2007,7(2):95-98.

▶▶▶ 第三节　患者参与决策的模式　◀◀◀

医生和患者在重大临床决策中的控制程度存在差异。医生对患者的决策长期采取医生说了算的传统医生主导模式,患者只能顺从医生的选择。即使患者有选择权,选择的大多也是医生的决定。一些患者习惯于这种选择,另一些患者则不然。理想的患者参与方式是双方合作,医生为患者提供多种选择,帮助患者寻找足够相关信息,共同分析,帮助选择。理解患者对重要决策的选择和观点不仅是良好的临床服务,还将提高疗效和患者满意度。

患者参与临床决策主要有4种模式,分别适合不同情况:① 医生主导模式:完全由医生单方面判断患者病情并决定治疗方案;② 消费者模式:医生提供诊断信息和各种治疗方案,由患者决定最终治疗方案,医生只是执行患者决定的治疗方案;③ 解释模式:医生主要提供咨询和建议,帮助患者自己决定治疗方案;④ 共享模式:医生以老师和朋友的身份与患者共同制定最终治疗方案。共享模式是最理想的医患参与的临床决策模式。

当健康权被定义为基本人权,要求人人公平享有时,医学发展日益趋于患者关注自身的健康利益;尤其当医疗费用由患者自己承担,或医疗费用过高时,他们更强烈要求参与自己的治疗决策。了解患者的选择如何产生,医生应怎样引导患者的选择,怎样帮助患者防病治病至关重要。合格的现代临床医生除应具备相应的临床技能外,还应富有同情心、敏锐的倾听技能、人文和社会科学的洞察力。因为现代临床医学实践的模式要求我们不是只治疗人患的病,而是关注患病的人,促使患者达到生理、心理和社会功能的完好状态,健康地回归社会,实现人与社会与自然和谐相处持续发展。

(林秀芳　张鸣明)

思　考　题

1. 什么样的治疗方法最符合患者的价值观?
2. 实施循证决策过程中,最可能遇到的困难有哪些? 应如何解决?
3. 结合具体病例,选择适合的循证决策工具,设计合适的循证决策方案,实践如何正确引导患者参与临床决策。

网上更多……

　　📝 学习目的　　✒ 教学 PPT　　📖 拓展阅读　　📖 人文视角　　📋 自测题

第七章

循证医学中常用的统计指标及其选择

本章导读

小明博士正在学习 Meta 分析,等到数据合成的时候,小明博士突然变得非常困惑,他发现文献中,对计数资料有人采用 *OR*,有人采用 *RR*,还有人采用 *RD*;对计量资料有人采用 *MD*,有人采用 *SMD*。为什么会采用不同的统计指标? 这一系列的困惑让一贯非常严谨的小明博士夜不能寐,辗转反侧。为解答小明博士的困惑,本章对上述相关指标的内涵及合理选择进行了详细的解释。

用当前最佳的临床证据指导临床决策与实践是循证医学的核心内容,而许多最佳临床医学证据中包含了大量科研设计思维和医学统计学知识,需要选择和使用恰当的统计指标。因此,正确理解和应用与循证医学相关的统计学知识,对循证医学的研究者和应用者都十分重要。医学统计学内容主要包括统计描述和统计推断两大类。统计描述(statistical description)是利用统计指标、统计图和统计表,反映数据资料基本特征的统计分析方法,方便读者准确、全面地了解数据资料包含的信息,有利于在此基础上完成进一步的统计分析。统计描述指标,计数资料主要有相对危险度(relative risk,*RR*)、比值比(odds ratio,*OR*)和率差(rate difference,*RD*)等;计量资料除均数和标准差外,还有均数差(mean difference,*MD*)和标准化均数差(standardised mean difference,*SMD*)。统计推断(statistical inference)是利用样本提供的信息对总体进行估计或推断,主要包括参数估计和假设检验两大内容。参数估计是利用样本指标估计总体参数,常用置信区间(confidence interval,*CI*)的方法来估计,如均数的 *CI*、率的 *CI*;假设检验(hypothesis test)是利用两个或多个样本提供的信息比较两个或多个总体之间有无差别,如 t 检验、χ^2 检验等。统计推断内容主要有 *RR*、*OR*、*MD* 等的 *CI* 和 Meta 分析(Meta-analysis)。

第一节 循证医学中常用的统计指标 ◀◀◀

一、分类资料的指标

在循证医学的研究与实践中除死亡率、患病率、发病率等常用率的指标外,相对危险度(RR)、比值比(OR)及由此导出的其他指标也是循证医学中富有特色的描述性指标,如相对危险度降低率(relative risk reduction,RRR)、绝对危险度降低率(absolute risk reduction,ARR)、多得到一例有利结果需要治疗的人数(number needed to treat,NNT)和多出现一例不利结果需要观察的人数(number needed to harm,NNH)等。

总体指标的 CI 是指按预先给定的概率($1-\alpha$,常取 95% 或 99%)去估计未知总体参数(如总体均数、总体率、总体 RR 或总体 OR 等)的可能范围,这个范围被称为所估计参数值的 CI。如 95% CI,是指该区间有 95% 的可能性(概率)包含了被估计的参数,有 5% 的可能性(概率)不包含被估计的参数。CI 是以上、下置信限为界的一个开区间(不包含界值在内)。置信限(confidence limit,CL)只是 CI 的上、下界值。CI 的计算主要与标准误有关,标准误愈小,抽样误差愈小,CI 的范围就愈窄,用样本指标估计总体参数的可靠性就愈好;反之,用样本指标估计总体参数的可靠性就愈差。

CI 有两个主要用途:① 用于估计总体参数,从获取的样本数据资料估计某个指标的总体值(参数),如均数的 CI 可用来估计总体均数,率的 CI 可用来估计总体率;② 用于假设检验,95% 的 CI 与 α 为 0.05 的假设检验等价,99% 的 CI 与 α 为 0.01 的假设检验等价。

(一)基本指标

1. EER、CER 及其 CI

率(rate)在循证医学的预防和治疗性试验中可细分为 EER 和 CER 两类,EER 即试验组事件发生率(experimental event rate,EER),如对某病采用某些防治措施后该疾病的发生率。CER 即对照组事件发生率(control event rate,CER),如对某病不采取防治措施的发生率。

率的 CI 可用于估计总体率,计算总体率的 CI 时要考虑样本率(p)的大小。当 n 足够大,如 $n>100$,样本率 p 与 $1-p$ 均不太小,且 np 与 $n(1-p)$ 均大于 5 时,可用下式(正态近似法)求总体率的 CI。

率的 CI：$$p \pm u_{\alpha}SE(p)=(p-u_{\alpha}SE(p),p+u_{\alpha}SE(p)) \tag{式 7-1}$$
率的标准误：$$SE(p)=\sqrt{p(1-p)/n} \tag{式 7-2}$$

式中 u_{α} 以 α 查 u 界值表,常用 95% 的 CI,这时 $\alpha=0.05$,其 $u_{0.05}=1.96$。

例 7-1:某医师研究阿司匹林治疗心肌梗死的效果,其资料见表 7-1。

表 7-1 阿司匹林治疗心肌梗死的效果

	病死	未病死	例数
阿司匹林治疗组	15(a)	110(b)	125(n_1)
对照组	30(c)	90(d)	120(n_2)
合计	45	200	245(N)

该阿司匹林治疗心肌梗死临床试验的试验组病死率（*EER*）为：

$$EER=a/n_1=15/125=0.12$$

该阿司匹林治疗心肌梗死临床试验的对照组病死率（*CER*）为：

$$CER=c/n_2=30/120=0.25$$

该试验 *EER* 的 95% *CI* 为：

$$SE(p)=\sqrt{p(1-p)/n}=\sqrt{0.12(1-0.12)/125}=0.029$$

$$p\pm1.96SE(p)=[p-1.96SE(p),p+1.96SE(p)]$$

$$=(0.12-1.96\times0.029,0.12+1.96\times0.029)=(0.063,0.177)$$

该试验组病死率（*EER*）的 95% 的 *CI* 为 0.063~0.177（6.3%~17.7%）。

同理，该对照组病死率（*CER*）的 95% 的 *CI* 为 0.173~0.327（17.3%~32.7%）。

当样本率 p 较小（如 $p<0.30$）或较大（如 $p>0.70$）时，使用上述正态近似法计算率的 *CI* 误差较大。此时可使用平方根反正弦变换或精确概率法计算，其计算方法可参阅医学统计相关书籍，此处从略。

2. 率差及其 CI

在疾病的病因、治疗及预后试验中，常用发生率来表示某事件的发生强度，两个发生率的差即为率差，也称危险差（rate difference，risk difference，*RD*），其大小可反映试验效应的大小，其 *CI* 可用于推断两个率有无差别。两率差为 0 时，两组某事件发生率无差别；而两率差的 *CI* 不包含 0（上、下限均大于 0 或上、下限均小于 0），则两个率有差别；反之，两率差的 *CI* 包含 0，则无统计学意义。

两率差的 *CI* 由下式计算：

两率差的 *CI*：

$$(p_1-p_2)\pm u_\alpha SE(p_1-p_2)=[p-u_\alpha SE(p_1-p_2),p+u_\alpha SE(p_1-p_2)]\qquad（式7-3）$$

两率差的标准误：

$$SE(p_1-p_2)=\sqrt{\frac{p_1(1-p_1)}{n_1}+\frac{p_2(1-p_2)}{n_2}}\qquad（式7-4）$$

如前述，阿司匹林治疗心肌梗死的效果 *EER*=12%，*CER*=25%

两率差的标准误：

$$SE(p_1-p_2)=\sqrt{\frac{p_1(1-p_1)}{n_1}+\frac{p_2(1-p_2)}{n_2}}$$

$$=\sqrt{\frac{0.12(1-0.12)}{125}+\frac{0.25(1-0.25)}{120}}=0.049$$

两率差的 *CI*：

$$(p_1-p_2)\pm u_\alpha SE(p_1-p_2)=(0.12-0.25)\pm1.96\times0.049=-0.23\sim-0.03$$

阿司匹林治疗心肌梗死的病死率 *EER*=12%，对照组的病死率 *CER*=25%，该例两率差为 -0.13，其 95% *CI* 为 -0.23~-0.03，上、下限均小于 0（不包含 0），两率差别有统计学意义，阿司匹林可降低心肌梗死的病死率。

3. *RR* 及其 *CI*

相对危险度 *RR*（relative risk，*RR*）是前瞻性研究（如 RCT，队列研究等）中较常用的指标,是试验组(暴露组)某事件的发生率 p_1 与对照组(非暴露组)某事件的发生率 p_0 之比,用于说明试验组某事件的发生率是对照组的多少倍,也常用来表示暴露与疾病联系的强度及其在病因学上的意义大小。RR 计算的数据表格如表 7-2 所示。

表 7-2　RR 计算的四格表

组别	发生	未发生	例数
试验组	a	b	$n_1(a+b)$
对照组	c	d	$n_2(c+d)$

试验组的发生率为:$p_1=a/(a+b)$;对照组的发生率为:$p_0=c/(c+d)$,相对危险度 RR 按式计算为:

$$RR=\frac{p_1}{p_0}=\frac{a/(a+b)}{c/(c+d)}=\frac{EER}{CER} \qquad (式 7-5)$$

当 $RR=1$ 时,表示试验因素与疾病无关,$RR\neq1$ 表示试验因素对疾病有影响。

若 p_1 和 p_0 是病死率、患病率等有害结局指标,当 $RR<1$ 时,EER 小于 CER,表示试验组所使用的试验因素与对照组相比可以降低其病死率、患病率等,该试验因素是疾病的有益因素,且 RR 越小,试验因素对疾病的有益作用就越大。当 $RR>1$ 时,EER 大于 CER,表示试验组所使用的试验因素与对照组相比可以增加其病死率、患病率等,该试验因素是疾病的有害因素,且 RR 越大,试验因素对疾病的不利影响就越大。

若 p_1 和 p_0 是有效率、治愈率等有益结局指标,当 $RR<1$ 时,EER 小于 CER,表示试验组所使用的试验因素与对照组相比可以降低其有效率、治愈率等,该试验因素是疾病的有害因素,且 RR 越小,试验因素对疾病的有害作用就越大。当 $RR>1$ 时,EER 大于 CER,表示试验组所使用的试验因素与对照组相比可以增加其有效率、治愈率等,该试验因素是疾病的有益因素,且 RR 越大,试验因素对疾病的有益影响就越大。

RR 的 CI 应采用自然对数计算,即应求 RR 的自然对数值 $\ln RR$ 和 $\ln RR$ 的标准误 $SE(\ln RR)$,其计算公式如下:

$$SE(\ln RR)=\sqrt{\frac{1}{a}+\frac{1}{c}-\frac{1}{a+b}-\frac{1}{c+d}} \qquad (式 7-6)$$

$\ln RR$ 的 95% CI 为:$\ln RR \pm 1.96SE(\ln RR)$

RR 的 95% CI 为:$\exp\left[\ln RR \pm 1.96SE(\ln RR)\right]$

由于 $RR=1$ 时为试验因素与疾病无关,故其 CI 不包含 1 时为有统计学意义;反之,其 CI 包含 1 时为无统计学意义。

如前述阿司匹林治疗心肌梗死的效果,试估计其 RR 的 95% CI(参见表 7-1)。

阿司匹林治疗组的病死率 $p_1=15/125$;对照组的病死率 $p_0=30/120$,其 RR 和其 95% CI 为:

$$RR=\frac{p_1}{p_0}=\frac{15/125}{30/120}=0.48, \ln RR=\ln0.48=-0.734$$

$$SE(\ln RR)=\sqrt{\frac{1}{a}+\frac{1}{c}-\frac{1}{a+b}-\frac{1}{c+d}}=\sqrt{\frac{1}{15}+\frac{1}{30}-\frac{1}{125}-\frac{1}{120}}=0.289$$

$\ln RR$ 的 95% CI:

$$\ln RR \pm 1.96 SE(\ln RR) = -0.734 \pm 1.96 \times 0.289 = (-1.300, -0.168)$$

RR 的 95% CI:

$$\exp\left[\ln RR \pm 1.96 SE(\ln RR)\right] = \exp(-1.300, -0.168) = (0.273, 0.845)$$

该例 RR 的 95% CI 为 0.273~0.845,该区间小于 1,可以认为阿司匹林有助于降低心肌梗死病死率。

4. OR 及其 CI

回顾性研究(如病例对照研究)往往无法得到某事件的发生率 CER 或 EER(如死亡率、病死率、发病率),也就无法计算出 RR。但当该发生率很低时(如发生率小于或等于 5%),可以计算出一个 RR 的近似值,该近似值称为 OR,即比值比(odds ratio)。OR 计算的数据表格如表 7-3 所示。

表 7-3　OR 计算的四格表

组别	暴露	非暴露	例数
病例组	a	b	n_1
非病例组	c	d	n_2

odds_1 是病例组暴露率 π_1 和非暴露率 $1-\pi_1$ 的比值,即

$$\text{odds}_1 = \pi_1/(1-\pi_1) = \frac{a/(a+b)}{b/(a+b)}$$

odds_0 是对照组暴露率 π_0 和非暴露率 $1-\pi_0$ 的比值,即

$$\text{odds}_0 = \pi_0/(1-\pi_0) = \frac{c/(c+d)}{d/(c+d)}$$

以上这两个比值之比即为比值比,又称机会比、优势比等。

$$OR = \frac{\text{odds}_1}{\text{odds}_0} = \frac{\pi_1/(1-\pi_1)}{\pi_0/(1-\pi_0)} = \frac{ad}{bc} \qquad (式\ 7\text{-}7)$$

OR 的 CI 同样需要采用自然对数计算,其 $\ln OR$ 的标准误 $SE(\ln OR)$ 按下式计算:

$$SE(\ln OR) = \sqrt{\frac{1}{a} + \frac{1}{b} + \frac{1}{c} + \frac{1}{d}}$$

$\ln OR$ 的 CI 为:$\ln OR \pm u_\alpha SE(\ln OR)$

$$OR\ 的\ CI\ 为:\exp\left[\ln OR \pm u_\alpha SE(\ln OR)\right] \qquad (式\ 7\text{-}8)$$

例 7-2:某研究者为研究心肌梗死与近期使用某口服避孕药间的关系,调查了 234 例心肌梗死患者和 1 742 例未发生心肌梗死的对照者,回顾性调查了所有研究对象近期是否使用某口服避孕药,其调查结果见表 7-4。

表 7-4　心肌梗死与近期使用某口服避孕药关系的回顾性调查数据

组别	用药	未用药	合计
病例组	29	205	234
对照组	135	1 607	1 742
合计	164	1 812	1 975

摘自:方积乾. 医学统计学与电脑实践. 2 版. 上海:上海科技出版社,2001:313-314.

该实例的 OR 计算：

$$OR = \frac{odds_1}{odds_0} = \frac{ad}{bc} = \frac{29 \times 1\,607}{205 \times 135} = 1.684, \ln OR = \ln 1.684 = 0.521\,2$$

$$SE(\ln OR) = \sqrt{(1/29 + 1/205 + 1/135 + 1/1\,607)} = 0.217\,7$$

OR 的 95% CI 为：

$$\exp\left[\ln OR \pm 1.96 SE(\ln OR)\right] = \exp(0.521\,2 \pm 1.96 \times 0.217\,7)$$

$$= \exp(0.094\,5, 0.947\,9) = (1.099\,1, 2.580\,3)$$

该回顾性研究结果的 $OR=1.684$，即病例组近期使用口服避孕药的比值是对照组比值的 1.684 倍，其 95% 的 CI 为 1.099 1~2.580 3，据此研究结果可认为心肌梗死患者与近期使用某口服避孕药有一定关系。

（二）防治效果指标

使用这类指标时通常应注意以下要求：① 试验组采用某治疗（干预）措施，对照组使用安慰剂。② 主要疗效指标：使用如病死率、复发率等客观准确的不利结局指标。③ 目的：试验组使用某治疗措施后，这些客观的不利结局发生率是否低于对照组。

1. ARR 及其 CI

当率差（RD）是某疗效事件发生率的差值（如病死率的差值），且 $EER < CER$ 时，即为绝对危险度减少（absolute risk reduction，ARR），用以度量试验组使用某干预措施后，某疗效事件发生率比对照组减少的绝对量，具有临床意义简单和明确的优点，其计算公式为：$ARR = |EER - CER|$。但当其值很小时会出现难以判定其临床意义的问题。如试验组人群中某病的发生率为 0.000 39%，而对照组人群的发生率为 0.000 50%，其 $ARR = CER - EER = 0.000\,50\% - 0.000\,39\% = 0.000\,11\%$ 的意义很难解释。若用 ARR 的倒数（$1/ARR$）则在临床上更容易解释，见后所述 NNT。

ARR 标准误和 CI 计算与 RD 相同。

ARR 的标准误：

$$SE(ARR) = \sqrt{\frac{p_1(1-p_1)}{n_1} + \frac{p_2(1-p_2)}{n_2}} \tag{式 7-9}$$

ARR 的 CI：

$$ARR \pm u_\alpha SE(ARR) = \left[ARR - u_\alpha SE(ARR), ARR + u_\alpha SE(ARR)\right] \tag{式 7-10}$$

如表 7-1 数据：试验组心肌梗死的病死率为 15/125=12%，而对照组心肌梗死的病死率为 30/120=25%，其 $ARR = 25\% - 12\% = 13\%$，标准误为：

$$SE(ARR) = \sqrt{\frac{p_1(1-p_1)}{n_1} + \frac{p_2(1-p_2)}{n_2}}$$

$$= \sqrt{\frac{0.12(1-0.12)}{125} + \frac{0.25(1-0.25)}{120}} = 0.049$$

其 95% 的 CI 为：

$$ARR \pm 1.96 SE(ARR) = \left[ARR - 1.96 SE(ARR), ARR + 1.96 SE(ARR)\right]$$

$$= (0.13 - 1.96 \times 0.049, 0.13 + 1.96 \times 0.049) = (0.034, 0.226)$$

该阿司匹林预防心肌梗死的 ARR 为 13%，即试验组的病死率比对照组降低 13%，其

95% 的 CI 为 0.034~0.226(3.4%~22.6%),上、下限均大于 0(不包含 0),可认为阿司匹林可降低心肌梗死的病死率。

2. NNT 及其 CI

NNT(number needed to treat)的临床含义为:对患者采用某种防治措施,比对照组多得到一例有利结局需要防治的病例数(number of patients who need to be treated to achieve one additional favorable outcome, NNT)其计算公式如下:

$$NNT = \frac{1}{|EER-CER|} = \frac{1}{ARR} \qquad (式 7\text{--}11)$$

从公式可见, NNT 的值越小,该防治效果就越好,其临床意义也就越大。

如现有一种防治措施的 ARR=11%,那么 NNT=1/11%=9,即只需防治 9 个病例,就可以得到一例额外的有利结果。另有一种防治措施的 NNT=1/0.000 11%=909 090,即需要防治近百万个病例,才能得到一例额外的有利结果。以上就能充分显示不同防治措施的效果大小差异及显然不同的临床意义。

注意: NNT 中的对照组通常是安慰剂对照,如果对照组是非安慰剂对照,则同一干预措施的 EER 与不同阳性对照的 CER 所得到的 NNT 间不能比较(表 7-5)。

表 7–5　不同 CER 的 NNT

EER	CER	ARR	NNT
0.4	0.7	0.3	3.3
0.4	0.6	0.2	5.0
0.4	0.3	0.1	10.0

由于无法计算 NNT 的标准误,但 NNT=1/ARR,故 NNT 的 95% CI 计算可利用 ARR 95% 的 CI 来计算。

NNT 95% CI 的下限:1/ARR 的上限值。

NNT 95% CI 的上限:1/ARR 的下限值。

例如前述表 8-1 数据的 NNT 为:

$$NNT=1/ARR=1/0.13=7.69$$

ARR 的 95% CI 为 0.13 ± 1.96 × 0.049=0.034~0.226,该例 NNT 的 95% CI 下限为:1/0.226= 4.42;上限为:1/0.034=29.41,即 4.42~29.41。

3. RRR 及其 CI

相对危险度降低率(relative risk reduction, RRR),其计算公式为:

$$RRR = \frac{|CER-EER|}{CER} = 1-RR \qquad (式 7\text{--}12)$$

RRR 可反映试验组与对照组某病发生率降低的相对量,无法衡量降低的绝对量,如:试验人群中某病的发生率为 39%(EER=39%),而对照组人群的发生率为 50%(CER=50%),其 RRR=($CER-EER$)/CER=(50%-39%)/50%=22%。但若另一研究中对照组疾病发生率为 0.000 50%,试验组疾病发生率为 0.000 39%,其 RRR 仍为 22%。后述的 RBI 和 RRI 也有同样问题。

由于 $RRR=1-RR$，故 RRR 的 CI 可由 $1-(RR$ 的 $CI)$ 得到，如前例（表 7-1）阿司匹林预防心肌梗死的 $RR=0.48$，其 95% CI 为：$0.273\sim0.845$，故 $RRR=1-RR=1-0.48=0.52$ 或 $RRR=|CER-EER|/CER=0.13/0.25=0.52$

RRR 的 CI 可由 $1-RR$ 计算得到，即：

RRR 的 95% CI 上限为：$1-0.273=0.727$

RRR 的 95% CI 下限为：$1-0.845=0.155$

该例 RRR 的 95% CI 为：$0.155\sim0.727$

4. ABI

绝对获益增加（absolute benefit increase, ABI），即试验组中某有益结果发生率 EER 与对照组某有益结果发生率 CER 的差值，有益结果（good outcomes）如：治愈、显效、有效等，其计算公式为：

$$ABI=|EER-CER| \tag{式 7-13}$$

该指标可反映采用试验因素处理后，患者有益结果增加的绝对值。

5. RBI

相对获益增加（relative benefit increase, RBI），试验组中某有益结果的发生率为 EER，对照组某有益结果的发生率为 CER，RBI 可按下式计算：

$$RBI=\frac{|EER-CER|}{CER} \tag{式 7-14}$$

该指标可反映采用试验因素处理后，患者有益结果增加的百分比。

（三）不利结果指标

使用这类指标时通常应注意以下要求：① 试验组：某治疗措施；对照组：安慰剂。② 不利结果或不良事件指标：如肝功能异常率、肾功能异常率等指标。③ 目的：试验组使用某治疗措施后，某不利结果（不良事件）的发生率是否大于对照组。

1. ARI 及其 CI

当率差（RD）是某不良事件发生率的差值（如肝功能异常率），且 $EER>CER$ 时，即为绝对危险度增加（absolute risk increase, ARI）。

ARI 可用于度量试验组使用某试验因素后其不利结果的发生率（如：死亡、复发、无效等）比对照组增加的绝对量：

$$ARI=|EER-CER| \tag{式 7-15}$$

ARI 的 CI 计算与 RD 相同。

2. NNH 及其 CI

NNH 是指对患者采用某种防治措施时，比对照组多出现一例不利结果需要治疗的病例数（the number needed to harm one more patients from the therapy, NNH）。其计算式为：

$$NNH=1/|EER-CER|=1/ARI \tag{式 7-16}$$

该公式中的 EER 和 CER 定义为采用某干预措施后某不利结局的发生率。因此，NNH 值越小，表示某治疗措施引起的不利结果（不良事件或不良反应）就越大。NNH 的 CI 由 ARI 的上、下限倒数计算得到。

注意：NNH 中的对照组通常是安慰剂对照。如果对照组是非安慰剂对照，则同一干

预措施的 *EER* 与不同阳性对照组的多个 *NNH* 间不能比较,这与 *NNT* 类似。

如某治疗措施引起的不良反应发生率为 64%,而对照组出现类似不良反应率为 37%,*ARI*=|37%−64%|=27%,*NNH*=1/27%=4,即该治疗措施每处理 4 个病例,就会比对照组多出现 1 例不良反应。

3. *RRI* 及其 *CI*

RRI 为相对危险度增加(relative risk increase,*RRI*),其计算公式为:

$$RRI=|EER−CER|/CER \qquad (式 7–17)$$

当 *EER*>*CER* 时,*RRI* 反映了试验组某事件的发生率比对照组增加的相对量。但该指标无法衡量发生率增加的绝对量。其 *CI* 的计算与 *RRR* 相同。

分类资料常用指标见表 7–6。该类指标应用时最好同时呈现绝对和相对效应指标,便于结合临床意义,客观、全面地反映相关情况。

表 7–6　分类资料的常用描述指标

指标名称 (英文缩写)	中文名称及意义	临床科研用途
EER	试验组事件发生率,衡量试验组某事件发生的强度与频率	病因、防治、预后研究
CER	对照组事件发生率,衡量对照组某事件发生的强度与频率	病因、防治、预后研究
RD	率差、危险差,即两个率之差值,可反映试验与对照组发生率的绝对差值	病因、防治、预后研究
RR	相对危险度,是试验组与对照组发生率之比,可反映试验因素有无作用及作用大小	病因、防治、预后研究
OR	比值比、比数比、优势比,是 *RR* 的估计值,某事件发生率越小,其估计效果越好	病因、防治、预后研究
ARR	绝对危险度降低率,试验组与对照组某病发生率增减绝对量	病因、防治、预后研究
RRR	相对危险度降低率,试验组与对照组某病发生率增减相对量	病因、防治、预后研究
RBI	相对获益增加率,试验组与对照组相比某有利结果发生率增加的百分比	病因、防治、预后研究
ARI	绝对危险度增加率,试验组与对照组相比某不利结果发生率增加的绝对值	病因、防治、预后研究
ABI	绝对获益增加率,试验组与对照组相比某有利结果发生率增加的绝对值	病因、防治、预后研究
RRI	相对危险度增加率,试验组与对照组相比某不利结果发生率增加的百分比	病因、防治、预后研究
NNT	多得到一例有利结果需要防治的病例数	主要用于防治性研究中
NNH	多引起一例不利结果需要处理的病例数	主要用于防治性研究中

二、数值资料的指标

描述数值变量资料的基本特征有两类指标:① 集中趋势的指标,反映一组数据的平均水平;② 离散程度的指标,反映一组数据的变异大小。两类指标联合应用才能全面描述一组数值变量资料的基本特征,是目前统计中应用最多、最广泛和最重要的指标体系。描述数值变量资料平均水平的常用指标有均数(mean)或称算术平均数(arithmetic mean)、中位数(median)和几何均数(geometic mean)等;而描述数值变量资料离散程度的常用指标有标准差(standerd deviation)、四分位数间距(quartile)和变异系数(coefficient of variation)等,各指标的名称及适用范围等见表 7-7。

表 7-7　数值变量的常用描述指标

指标名称	作用	适用的资料
均数($\overline{X}$)	描述一组数据的平均水平、集中位置	正态分布或近似正态分布
中位数(M)	与均数相同	偏态分布,分布未知,两端无界
几何均数(G)	与均数相同	对数正态分布,等比资料
标准差(S)	描述一组数据的变异大小、离散程度	正态分布或近似正态分布
四分位数间距	与标准差相同	偏态分布,分布未知,两端无界
极差(R)	与标准差相同	观察例数相近的数值变量
变异系数(CV)	与标准差相同	比较几组资料间的变异大小

如表 7-7 所示,均数与标准差联合使用描述正态分布或近似正态分布资料的基本特征;中位数与四分位数间距联合使用描述偏态分布或未知分布资料的基本特征。使用这些指标时应注意一个主要问题,即各个指标有其适用范围,应根据实际资料的情况选择使用。如:资料若服从正态分布或近似正态分布,可选用均数和标准差进行描述;资料若不服从正态分布,可选用中位数和四分位数间距进行描述,不能使用均数和标准差进行描述。此外,对于系统评价或 Meta 分析,经常采用的定量统计指标是加权均数差或标准化均数差。目前循证医学中的数值资料统计分析方法主要是建立在正态分布的基础之上,对非正态分布资料的统计分析方法尚在发展和完善中。

(一) 均数的 CI

总体均数的 CI 主要用于估计总体均数、样本均数与总体均数比较,计算时可按正态分布原理计算。当样本含量足够大时,其 95% 的 CI 可按下式近似计算,n 越大近似程度越好。

$$\overline{X} \pm 1.96S/\sqrt{n} \qquad\qquad (式 7-18)$$

95% CI 的下限为:$\overline{X}-1.96S/\sqrt{n}$,上限为:$\overline{X}+1.96S/\sqrt{n}$

若样本含量较小,其 95% CI 可使用以下公式计算:

$$\overline{X} \pm t_{0.05,\nu}S/\sqrt{n} \qquad\qquad (式 7-19)$$

95% CI 的下限为:$\overline{X}-t_{0.05,\nu}S/\sqrt{n}$,上限为:$\overline{X}+t_{0.05,\nu}S/\sqrt{n}$

式中的 $t_{0.05,\nu}$ 可根据具体资料的自由度,查 t 界值表而获得。

如:某研究 $n=144, \overline{X}=1.3207, S=0.3565, \nu=144-1$,可用大样本公式 $\overline{X} \pm 1.96 S/\sqrt{n}$ 计算。

下限为:$\overline{X}-1.96 S/\sqrt{n}=1.3207-1.96 \times 0.3565/\sqrt{144}=1.2625$

上限为:$\overline{X}+1.96 S/\sqrt{n}=1.3207+1.96 \times 0.3565/\sqrt{144}=1.3789$

故该例总体均数 95% CI 为 $(1.2625,1.3789)$。

(二) 两均数差及其 CI

两个均数差的 CI 可用于两个均数的比较。由于两个均数差等于 0 时为无统计学意义,如果两个均数差的 CI 不包含 0(上、下限均大于 0 或上、下限均小于 0),则两个均数之差有统计学意义;反之,两个均数差的 CI 包含 0,则无统计学意义。两个均数差的 CI 由下式计算:

两均数差 95% CI 为: $\qquad d \pm t_{0.05,\nu} SE(d)$ $\qquad$ (式 7-20)

即 95% CI 的下限为:$d-t_{0.05,\nu} SE(d)$,上限为:$d+t_{0.05,\nu} SE(d)$

式中 d 为两均数之差,即 $d=|\overline{X}_1-\overline{X}_2|$;$SE$ 为两均数差值的标准误,其计算公式为:

$$SE(d)=\sqrt{\frac{(n_1-1)S_1^2+(n_2-1)S_2^2}{n_1+n_2-2} \times \left(\frac{1}{n_1}+\frac{1}{n_2}\right)}$$ (式 7-21)

如:某研究的 $\overline{X}_1=17.2, S_1=6.4, n_1=38, \overline{X}_2=15.9, S_2=5.6, n_2=45$,其均数差值为:

$$d=|\overline{X}_1-\overline{X}_2|=17.2-15.9=1.3$$

其差值的标准误为:

$$SE(d)=\sqrt{\frac{(38-1) \times 6.4^2+(45-1) \times 5.6^2}{38+45-2} \times \left(\frac{1}{38}+\frac{1}{45}\right)}=1.317$$

该例自由度 $\nu=38+45-2=81 \approx 80$,故以自由度为 $80,\alpha=0.05$,查表得 $t_{0.05,80}=1.99$,将其代入 95% CI 的计算公式,得:

$$d \pm t_{0.05,\nu} SE(d)=1.3 \pm 1.99 \times 1.317=(-1.32,3.92)$$

该例两均数差为 1.3,其 95% CI 为 $-1.32 \sim 3.92$,该区间包含了 0,两均数差别无统计学意义。

(三) MD

MD(mean difference)即均数差,用于 Meta 分析中所有研究具有相同连续性结局变量(如体重)和测量单位时。计算 MD 时,需要知道每个原始研究的均数、标准差和样本量。每个原始研究均数差的权重(例如每个研究对 Meta 分析合并统计量的影响大小)由其效应估计的精确性决定。Cochrane 协作网的 RevMan 统计软件设定计算 MD 的权重为方差的倒数。

(四) SMD

SMD(standardized mean difference)即标准化均数差,为两组估计均数差值除以平均标准差而得。由于消除了量纲的影响,因而结果可以被合并。

▶▶▶ 第二节 Meta 分析中效应量指标的选择 ◀◀◀

证据是循证医学的核心,系统评价(或 Meta 分析)是公认的高级别的证据。来自 Meta 分析的证据总是通过一定的效应量(effect size,ES;或 effect magnitude,EM)指标来表示。理解 Meta 分析中各种常用效应量指标的意义,对正确选择效应指标、理解和应用统计结果至关重要。这里提到的 Meta 分析中效应量指标,也被称为合并统计量(summery statistic),主要包括前面所提及的 *RR*、*OR*、*RD*、*MD* 和 *SMD* 等。

一、Meta 分析中效应量指标选择需要考虑的因素

(一) 研究设计类型

前瞻性研究(队列研究和随机对照试验)可以计算相对危险度和发病比值比;病例对照研究不能直接获取相对危险度,只能计算暴露比值比;横断面研究可以计算患病比值比。

(二) 数据类型与效应量指标

Meta 分析中的数据类型有以下几类:

① 二分类变量:可计算相对危险度、风险差或比值比。

② 连续性变量:可以计算加权均数差或标准化均数差。

③ 等级变量:由于方法学上某些局限性,该类资料在等级较少时一般转化为二分类变量,在等级较多时可以视为连续性变量处理。

④ 计算个体事件(重复)发生的次数而获得的频数和率:当获得的频数为小概率事件时,类似 Poisson 数据,此时如果有详细的人时记录,可以获得发病密度(率),可计算 RR 或 RD;当频数为非小概率事件时,可将频数当作连续性变量处理。

⑤ 时间事件(生存)数据(time-to-event/survival data):某些时候(如某个时点上所有患者的情况都清楚)当作二分类变量处理,此时可以采用 *RR*、*RD* 或 *OR* 等效应指标。但最适合时间事件数据分析的方法是通过危险比(hazard ratio, *HR*)来表示干预效应的生存分析。Hazard 和 Risk 在概念上相似,细微的差别在于 Hazard 表述的是瞬时风险而且可能随时间不断变化。对 *HR* 的解释也与 *RR* 类似。时间事件数据的 Meta 分析通常需要有单个患者数据(individual patient data, IPD)才可以进行。

总之,多数情况下,不同类型的数据最终都转化为二分类或连续性变量进行 Meta 分析。

(三) 效应量指标的特性

1. 一致性

一致性(consistency)主要是指合并统计量值与所有纳入原始研究或亚组人群效应值的相似性。关注一致性主要是因为各个原始研究纳入人群的基线风险常常存在差异,选择一致性较好的合并统计量有利于 Meta 分析结果的推广性。

通常相对效应指标比绝对效应指标的一致性好。因此,可以认为 *SMD* 的一致性比 *WMD* 好,*OR* 和 *RR* 的一致性比 *RD* 好。而且,*OR* 和 *RR* 在一致性方面差别不大。一般我们不推荐使用基于特定情况下才最具一致性的效应量指标。

例如,某研究试验组和对照组的 A 事件率分别是 20% 和 10%,另一相同研究试验组和对照组 A 事件率分别是 10% 和 5%。选择相对效应指标 *RR*,则两个原始研究的 *RR* 值均为 2;若选择绝对效应指标 *RD*,则一个研究 *RD* 为 10%,另一个为 5%。如此,当进行 Meta 分析时候,选择合并统计量为 *RR* 时可能异质性检验提示同质性好,而选择合并统计

量为 RD 时则很可能提示原始研究间统计异质性较大。

2. 数学特性

最重要的数学特性(mathematical properties)就是可靠方差估计值的可得性。研究表明,常用的分类变量效应量指标中,OR 的数学特性最好。连续性变量一般都能对方差进行较好的估计,故 MD 与 SMD 的数学特性相近。

数学特性是进行 Meta 分析时需要考虑的因素之一。例如需治疗人数(NNT)虽然非常容易被理解,受到临床医生的欢迎,但由于其没有一个简单的方差估计值,故难以在 Meta 分析中被作为合并统计量而直接使用。

3. 可解释性

合并统计量应该容易被阅读 Meta 分析者所理解、交流和使用。对连续性变量而言,MD 的可解释性(ease of interpretation)比 SMD 好。由于 SMD 被标准化而无量纲,因而常常难于从专业上对其结果进行解释。对二分类变量而言,OR 是最不容易被理解和使用的合并统计量。许多 Meta 分析采用 OR 为合并统计量,但被错误解释为 RR。因此从可解释性出发,RR 和 RD 比 OR 好。

表 7-8 列出了二分类变量效应量指标的重要特性。

表 7-8 OR、RR 和 RD 三者特征的比较

	OR	RR	RD
1. 无效值	1	1	0
2. 可解释性	差	好	好
3. 适合的研究类型	所有有对照的设计	前瞻性研究	前瞻性研究
4. 控制协变量时的应用性	好	较差	差
5. 一致性	好	好	差
6. 以事件或非事件计算结果时	不变	可能差异较大	不变

(四)专业相关因素

专业相关因素主要是从专业角度分析临床异质性大小、基线风险差异大小和数据表述在不同研究间有无差异等,这些因素也可能影响合并统计量的选择。

二、Meta 分析中各种效应量指标的选择

从上述效应量指标选择时需要考虑的因素分析中可以知道,Meta 分析中没有一个可以应用于所有情形的最好的合并统计量。每个合并统计量的不同特质有时是矛盾的,例如绝对效应指标很容易被解释,但可推广性受限。我们在选择合并统计量时,常常需要综合考虑各种因素。

(一)连续性变量合并统计量的选择

当对同一干预措施效应的测量方法或单位完全相同时,宜选择 MD。

当对同一干预措施效应采用不同的测量方法或单位,如测定疼痛采用不同的量表测量,或者不同研究间均数差异过大时,宜选择 SMD 作为合并统计量。需要注意的是,关于

"研究间均数差异过大"必须结合专业知识进行判断。

(二) 二分类变量合并统计量的选择

纳入研究为病例对照研究时只能选择 OR。对同为前瞻性研究的队列研究和随机对照试验而言,指标选择具有相似性。由于观察性研究的 Meta 分析在方法学上尚不成熟,这里主要针对随机对照试验的 Meta 分析讨论合并统计量的选择。

1. 综合 OR、RR 和 RD 的各种特性,对随机对照试验的 Meta 分析,合并统计量推荐首选 RR

不同学者针对二分类变量的 Meta 分析合并统计量的选择有过激烈的争论,主要表现为对效应指标的选择往往需要考虑:① 效应的一致性;② 结果解释的难度;③ 数学特性。这些争论主要是因为具有最好数学特性的效应指标(OR)却最不直观而不容易被普通的医生和患者正确理解。因此,强调在实践中容易解释结果的人喜欢选择 RR 或 RD,而强调数学特性的人则喜欢选择 OR。

在卫生保健领域,Meta 分析的合并结果主要用于下面两个目的:① 描述干预措施的平均效应和检验统计显著性;② 预测未来类似患者获益的可能性。这里第二个目的更具有应用价值,即可推广性。

Meta 分析结果的临床可推广性主要在于特定治疗措施的效果在不同患者中使用具有一致性,即不论患者的基线风险怎样变化,其治疗措施的效果相似。这就涉及效应量指标的选择问题。研究发现,OR 和 RR 比 RD 具有更好的一致性,而且前两者在一致性方面没有差异。

虽然 OR 和 RR 在定性方向上总是一致的,但在定量数值上可能差异巨大。对普通医生和患者而言,他们希望获得定量而非仅仅是定性的结果,OR 难于理解且经常被解释为 RR。如果 OR 被解释为 RR,其总会高估干预效应:当小于 1 时,OR 值总比 RR 值小;当大于 1 时,OR 值总比 RR 值大。因此把 OR 值解释为 RR 值常常会产生误导,让人相信干预的效应量大于实际的情况。

例如,某试验某事件的发生率对照组为 29/31(94%),试验组为 10/75(13%)。这时的 RR 值为 7,提示干预和事件间具有很强的联系。然而当计算 OR 值时,会得到 OR 值为 88。这里计算发病 OR 值本身没有错,但如果此时的 OR 值被解释为 RR,则会是极大的误导,而事实上这种情况非常常见。

2. 只有当所关注的研究事件率在干预组和对照组均非常低时,用 OR 估计 RR 才是恰当的

在发病率低的情况下,发病比值比 OR 与相对危险度 RR 近似相等。设 p_1 和 p_2 分别为干预组和对照组的事件发生率,则:

$$\because \quad 1-p_1 \doteq 1, 1-p_2 \doteq 1$$

$$\therefore \quad OR = \frac{p_1}{1-p_1} \Big/ \frac{p_2}{1-p_2} = \frac{p_1}{p_2} = RR$$

研究表明,当干预组和对照组事件率均低于 10% 时,OR 与 RR 有很好的相似度。但当研究事件很常见(尤其仅仅某一组观察人群中的事件率非常高)时,OR 值与 RR 值差异很大。

3. *RD* 的选择

当纳入研究的各随机对照试验人群的基线风险具有较好的一致性时,可以选择 *RD* 为合并统计量。当所关注结局事件在试验组或对照组人群中全部发生或为 0 的时候,*OR*(或 *RR*)或者不能计算,或者为 0。此时也可以考虑采用 *RD* 为合并统计量。

采用 *RD* 的优点在于其结果非常容易解释,便于理解,而且可以计算更为直观的 *NNT*。缺点是其临床可适用性往往较低。

(三)相对与绝对效应量指标

为了更全面了解纳入研究的信息,可以同时报告合并的 *RR/OR* 值和 *RD* 值。这在进行敏感性分析时常见。对随机对照试验而言,在判断某干预措施时,常常需要将相对效应和绝对效应指标同时报告进行综合分析。但在 Meta 分析中,绝对指标的使用需要谨慎。各个原始研究人群的基线风险常常存在差异,限制了绝对效应指标的临床推广性。

根据不同的流行病学研究设计类型和资料类型,结合各种效应量指标的特性,表 7-9 列出了 Meta 分析时选择合并统计量的推荐意见。

表 7-9　Meta 分析合并统计量的选择

		OR	*RR*	*RD*	*MD*	*SMD*
流行病学	随机对照试验	+	++	+	++	++
设计类型	队列研究	+	++	+	++	++
	病例对照研究	++	−	−	+	+
	横断面研究	+	−	−	−	+
资料类型	二分类变量	+	+	+	−	−
	连续性变量	−	−	−	+	+

* 注:++ 最适合;+ 适合;− 不恰当。

三、Meta 分析效应量指标选择的注意事项

医生、患者和决策者不仅可以被研究的结果所影响,而且可以被结果的表述方式左右。

(一)相对效应量指标的误导

相对指标(*RR*,*OR*,*SMD*)不受基线风险的影响,具有较好的一致性。但某些情况下相对指标并不能反映关注事件的真实风险情况,容易夸大效应。例如某研究试验组某不良事件的发生率为 0.05%,对照组为 0.005%,此时 *RR*=10,但绝对风险差 *RD* 仅为 0.045%。若专业上对 *RD* 为 0.045% 可以接受,则此时单独报告 *RR*=10 会让人不能接受干预措施的风险,因为 *RR*=10 意味着非常强的联系。

(二)绝对效应量指标的缺陷

绝对效应量指标(*RD*,*WMD*)结果很容易被医生和患者理解。但其临床重要性取决于观察事件发生风险的高低。例如,*RD* 为 0.02(或 2%)可能代表一个非常细微的、无临床意义的从 60% 到 58% 的风险差异,也可能代表一个潜在具有重要临床意义的从 3% 到 1% 的风险差异(后者风险改变比例更大)。

絶对效应量指标的临床适用性也常常因为患者基线风险的差异而受限,即也很难将结果应用于其他患者和医疗环境。例如,一个 Meta 分析合并的 *RD* 为 –0.1(或 –10%),当面对一组基线风险仅为 7% 的患者时,理论上干预后该组人群的事件风险为 –3%,而这明显是不可能发生的事情。因此,只有当患者基线风险与研究人群的基线风险相近时,绝对效应量的应用才有意义。

(三) 合并统计量的正确解释

Meta 分析中选择正确的合并统计量固然重要,对统计结果的正确解释和应用却更为关键。这其中最常见的就是对 *OR* 和 *RR* 的解释了。对 *OR* 和 *RR* 而言,关键的问题不在于选择何种指标,而是对指标进行正确的解释。

例如现有某 Meta 分析,合并统计量分别采用 *RR* 和 *OR*,Meta 分析的结果 *RR*=0.92,*OR*=0.69。已知干预组事件发生率低于对照组,关于结果的正确解释为:

(1) *RR*=0.92 的解释　① 干预组发生该事件的风险约为对照组的 92%;② 与对照组比较,干预组降低了 8% 的某事件发生风险;③ 与对照组比较,干预组将某事件的发生风险降低到 92%。

(2) *OR*=0.69 的解释　① 与对照组比较,干预组降低了某事件发生比值约 30%;② 干预组患者发生某事件的比值约为对照组的三分之二。

可见,*OR* 远不如 *RR* 容易解释和理解,这就是普通的医生和患者更容易接受 *RR* 的原因。对实施 Meta 分析的研究者而言,应该站在用户的立场,尽可能选取便于理解的效应量指标。

四、Meta 分析效应量指标选择实例剖析

例 7-3:两种不同隆胸埋植剂预防纤维包膜痉挛的 Meta 分析。图 7-1 显示的森林图是作者的 Meta 分析主要结果。

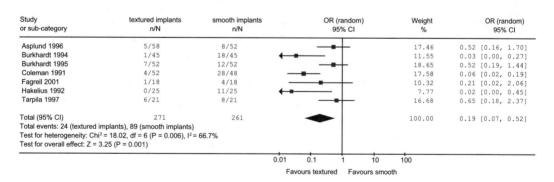

图 7-1　两种隆胸埋植剂隆胸后纤维包膜痉挛发生情况的 Meta 分析

作者在原文中对 Meta 分析结果进行解释时阐述:采用随机效应模型合并的 *OR* 值为 0.19(95% *CI*:0.07~0.52),提示采用 smooth 埋植剂隆胸后发生纤维包膜痉挛的可能性是 textured 埋植剂的 5 倍。

【剖析】 显然,这里作者把 *OR* 值当作 *RR* 进行了解释。细心的读者会发现,smooth

埋植剂组纤维包膜痉挛发生率为 34.1%(89/261),不属于罕见事件,因此该文将 *OR* 错误解释为 *RR*,肯定夸大了研究效应。

我们对上述数据采用 *RR* 为合并统计量进行 Meta 分析,结果发现合并 *RR* 值为 0.29 (95% *CI*:0.13~0.64),证实了原文作者错误解释 *OR* 含义而夸大了研究效应。

例 7-3 说明,选择 *OR* 作为 Meta 分析的合并统计量本身并没有错,但如果不仔细对结果进行解释,则容易使人误导。*RR* 便于解释,对随机对照试验的 Meta 分析在选择合并统计量时推荐首选 *RR*。

例 7-4:心肌梗死后抑郁与死亡和心血管事件预后联系的 Meta 分析。图 7-2 是该文在分析抑郁与心脏死亡关系时给出的 Meta 分析结果。文章结论是抑郁增加了心脏死亡风险 2.5 倍左右(*OR*=2.59)。

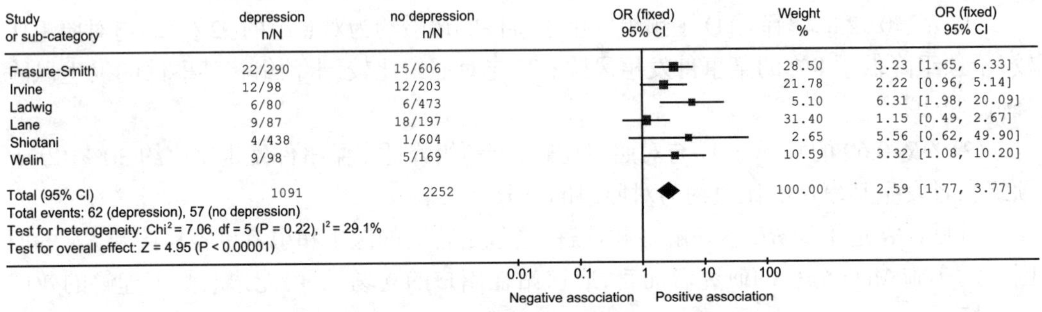

Study or sub-category	depression n/N	no depression n/N	OR (fixed) 95% CI	Weight %	OR (fixed) 95% CI
Frasure-Smith	22/290	15/606		28.50	3.23 [1.65, 6.33]
Irvine	12/98	12/203		21.78	2.22 [0.96, 5.14]
Ladwig	6/80	6/473		5.10	6.31 [1.98, 20.09]
Lane	9/87	18/197		31.40	1.15 [0.49, 2.67]
Shiotani	4/438	1/604		2.65	5.56 [0.62, 49.90]
Welin	9/98	5/169		10.59	3.32 [1.08, 10.20]
Total (95% CI)	1091	2252		100.00	2.59 [1.77, 3.77]

Total events: 62 (depression), 57 (no depression)
Test for heterogeneity: Chi² = 7.06, df = 5 (P = 0.22), I² = 29.1%
Test for overall effect: Z = 4.95 (P < 0.00001)

0.01　0.1　1　10　100
Negative association　Positive association

图 7-2　抑郁和心脏死亡的联系(相对风险)

【**剖析**】　这里的事件率(心脏死亡发生率)在抑郁组和非抑郁组均非常低,因此使用 *OR* 作为合并统计量是可以的。但作者还是错误地解释了 *OR* 的含义。正确的解释为:抑郁组发生心脏死亡的可能性是非抑郁组的 2.5 倍,或者抑郁组增加的死亡风险是非抑郁组的 1.5 倍左右。

对研究的两组事件率均非常低或者非常接近的情况下,某些时候需要看看绝对效应大小及其在临床上对患者有无重要影响。图 7-3 是采用 *RD* 对图 7-2 数据进行的重新合并分析。由于研究间存在较大统计异质性,采用随机效应模型对数据进行了合并。Meta 分析结果显示 *RD* 为 4%,最引人注意的是按照 0.05 检验水准,此时抑郁组和非抑郁组心

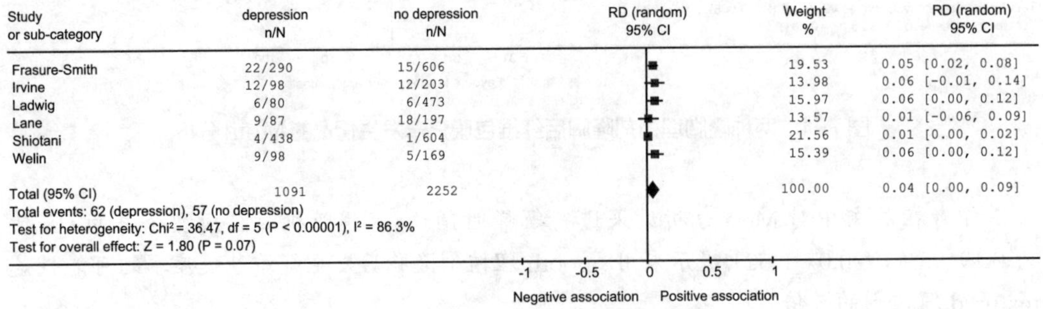

Study or sub-category	depression n/N	no depression n/N	RD (random) 95% CI	Weight %	RD (random) 95% CI
Frasure-Smith	22/290	15/606		19.53	0.05 [0.02, 0.08]
Irvine	12/98	12/203		13.98	0.06 [-0.01, 0.14]
Ladwig	6/80	6/473		15.97	0.06 [0.00, 0.12]
Lane	9/87	18/197		13.57	0.01 [-0.06, 0.09]
Shiotani	4/438	1/604		21.56	0.01 [0.00, 0.02]
Welin	9/98	5/169		15.39	0.06 [0.00, 0.12]
Total (95% CI)	1091	2252		100.00	0.04 [0.00, 0.09]

Total events: 62 (depression), 57 (no depression)
Test for heterogeneity: Chi² = 36.47, df = 5 (P < 0.00001), I² = 86.3%
Test for overall effect: Z = 1.80 (P = 0.07)

-1　-0.5　0　0.5　1
Negative association　Positive association

图 7-3　抑郁和心脏死亡的联系(绝对风险)

脏死亡发生率差异无统计学意义。

某些情况下，采用相对效应指标（*OR*，*RR*，*SMD*）和绝对效应指标（*RD*，*WMD*）同时进行 Meta 分析时，定性结果会发生改变（即有无统计学意义会发生改变）。在排除了临床异质性和方法学异质性基础上，当相对和绝对效应指标得到相同的定性结果时，可以认为该 Meta 分析的结论较为可靠。

就 Meta 分析中的异质性而言，最重要的不是看统计异质性的大小，而是在实施统计合并过程前，认真仔细分析专业异质性的大小并选择恰当的合并统计量。在重视相对效应指标同时，应考虑绝对效应大小及其临床意义，但应小心解释。

例 7–5：原发性雷诺现象钙拮抗药治疗效果的 Meta 分析。图 7–4 是原文给出的 Meta 分析结果。

Study or Subgroup	Treatment Mean	Treatment SD	Treatment Total	Control Mean	Control SD	Control Total	Weight	Mean Difference IV, Random, 95% CI
1983-rodeheffer	1.3	1.4	5	5	2.62	5	11.8%	-3.70 [-6.30, -1.10]
1984-ettinger	15	9.54	3	15.83	7.1	3	1.1%	-0.83 [-14.29, 12.63]
1985-kahan	4.2	5.67	5	18.6	9.61	5	2.0%	-14.40 [-24.18, -4.62]
1985-kahan-DILT	4.25	3.9	6	8.15	1.1	6	9.8%	-3.90 [-7.14, -0.66]
1986-aldoori	5	9.3	9	11.3	9.9	9	2.4%	-6.30 [-15.17, 2.57]
1986-corbin	4.49	5.51	22	8.67	8.83	22	7.0%	-4.18 [-8.53, 0.17]
1986-gjorup	6.97	7.38	21	14.56	8.51	21	6.2%	-7.59 [-12.41, -2.77]
1986-gjorup2	7.77	7.7	19	10.57	7.91	19	5.9%	-2.80 [-7.76, 2.16]
1986-redondo	2.2	1.58	4	1.7	1.03	4	14.5%	0.50 [-1.35, 2.35]
1986-sarkozi	7.82	17.82	15	10.63	12.37	17	1.7%	-2.81 [-13.58, 7.96]
1986-waller	7.5	8.31	29	10	9.35	29	6.6%	-2.50 [-7.05, 2.05]
1987-challenor	10.29	11.27	36	10.5	9.17	36	6.3%	-0.21 [-4.96, 4.54]
1987-kahan	9.17	9.93	3	15.17	8.61	3	0.9%	-6.00 [-20.87, 8.87]
1989-challenor	4	8.91	22	6.4	7.97	22	5.9%	-2.40 [-7.40, 2.60]
1991-french gp	4.93	6.2	69	5.8	5.7	69	14.0%	-0.87 [-2.86, 1.12]
2000-RTSI	0.84	19.04	68	1.47	19.04	62	3.9%	-0.63 [-7.18, 5.92]
Total (95% CI)			**336**			**332**	**100.0%**	**-2.69 [-4.14, -1.23]**

Heterogeneity: $Tau^2 = 2.91$; $Chi^2 = 25.64$, df = 15 (P = 0.04); $I^2 = 41\%$

Test for overall effect: Z = 3.61 (P = 0.0003)

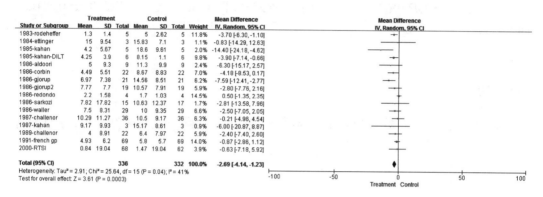

图 7–4　钙拮抗药与安慰剂比较：1 周内发生雷诺现象的频数（绝对效应指标）

【剖析】 由图 7–4 可知，各个原始研究治疗组和对照组均数差异均较大，最大的均数差异在 10 倍以上。显然，此时使用 *WMD* 作为合并统计量不是十分合适，而且使用的是随机效应模型得到的合并结果，结果虽可解释但恰当性和适用性受限。

我们改用 *SMD* 作为合并统计量对上述数据进行了重新分析（图 7–5）。结果发现统计异质性大大减小，采用固定效应模型对结果进行了合并。

Study or sub-category	Treatment N	Treatment Mean (SD)	Control N	Control Mean (SD)	Weight %	SMD (fixed) 95% CI
1983-rodeheffer	5	1.30 (1.40)	5	5.00 (2.62)	1.01	-1.59 [-3.12, -0.06]
1984-ettinger	3	15.00 (9.54)	3	15.83 (7.10)	0.92	-0.08 [-1.68, 1.52]
1985-kahan	5	4.20 (5.67)	5	18.60 (9.61)	0.99	-1.65 [-3.20, -0.10]
1985-kahan-DILT	6	4.25 (3.90)	6	8.15 (1.10)	1.43	-1.26 [-2.54, 0.03]
1986-aldoori	9	5.00 (9.30)	9	11.30 (9.90)	2.62	-0.62 [-1.58, 0.33]
1986-corbin	22	4.49 (5.51)	22	8.67 (8.83)	6.52	-0.56 [-1.16, 0.05]
1986-gjorup	21	6.97 (7.38)	21	14.56 (8.51)	5.79	-0.93 [-1.58, -0.29]
1986-gjorup2	19	7.77 (7.70)	19	10.57 (7.91)	5.77	-0.35 [-0.99, 0.29]
1986-redondo	4	2.20 (1.58)	4	1.70 (1.03)	1.20	0.33 [-1.08, 1.73]
1986-sarkozi	15	7.82 (17.82)	17	10.63 (12.37)	4.90	-0.18 [-0.88, 0.52]
1986-waller	29	7.50 (8.31)	29	10.00 (9.35)	8.87	-0.28 [-0.80, 0.24]
1987-challenor	36	10.29 (11.27)	36	10.50 (9.17)	11.12	-0.02 [-0.48, 0.44]
1987-kahan	3	9.17 (9.93)	3	15.17 (8.61)	0.84	-0.52 [-2.19, 1.16]
1989-challenor	22	4.00 (8.91)	22	6.40 (7.97)	6.72	-0.28 [-0.87, 0.32]
1991-french gp	69	4.93 (6.20)	69	5.80 (5.70)	21.26	-0.15 [-0.48, 0.19]
2000-RTSI	68	0.84 (19.04)	62	1.47 (19.04)	20.03	-0.03 [-0.38, 0.31]
Total (95% CI)	336		332		100.00	-0.27 [-0.42, -0.12]

Test for heterogeneity: Chi?= 18.15, df = 15 (P = 0.25), I?= 17.4%

Test for overall effect: Z = 3.44 (P = 0.0006)

图 7–5　钙拮抗药与安慰剂比较：1 周内发生雷诺现象的频数（相对效应指标）

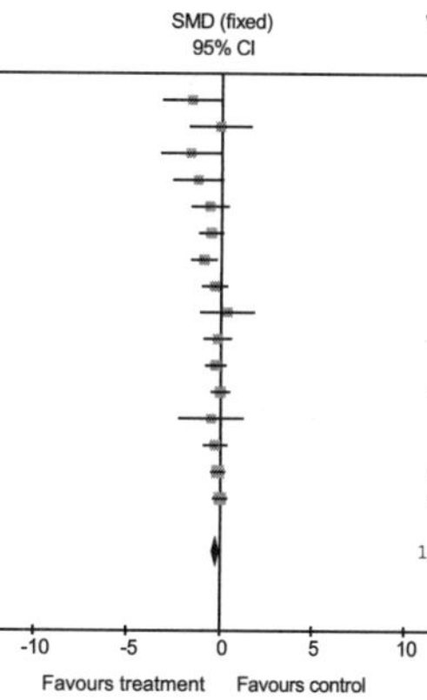

对连续性变量,当各个原始研究间均数差异较大(某些时候难于判断,需结合专业讨论)时,采用 *WMD* 实际意义不大,因其恰当性和适用性受限。此时,最好采用 *SMD* 获取定性结论。

当 Meta 分析结果显示存在较大的统计异质性时,首先是仔细研究出现异质性的原因,而非采用随机效应模型进行数据合并。一般而言,专业或临床异质性过大会导致较大的统计异质性。

(文　进　刘关键)

思　考　题

1. *RR*,*OR*,*RRR*,*ARR*,*NNT* 的意义及用途是什么?

2. 为什么当 *OR*、*RR* 等于 1 时试验因素无效,而当 *RD*、*MD* 和 *SMD* 等于 0 时试验因素无效?

网上更多……

☐ 学习目的　　✎ 教学 PPT　　📖 拓展阅读　　👓 人文视角　　🗃 自测题

第八章

系 统 评 价

本章导读

2019 年 3 月 20 日,小明博士因为他们刚出生不久的宝宝睡觉的姿势问题与夫人产生了激烈的争吵。原因是小明两天前与同学聚会的时候,学医的同学告诉他婴儿要仰睡,与仰睡相比,趴睡会导致 1.7~12.9 倍的婴儿猝死综合征的风险,而且危险一旦发生,家长很难察觉。然而,小明的夫人根据她看到的育儿类书籍,认为趴睡对于宝宝的大运动发育有帮助。小明认为应该改过来,让宝宝仰睡! 那么,到底该怎么睡呢? 同为高学历的夫妻俩觉得应该去查阅一些资料,于是找到了很多探讨婴儿睡眠姿势的文章,却陷于了仰睡、趴睡、侧睡都有文献支持的苦恼中。于是,小明给他的医生同学打电话,进行了求助,最终使用了一种研究方法的结果,解答了这个疑惑。那么,这种方法是什么呢? 为什么能够解答疑惑呢? 让我们一起进入本章学习!

▶▶▶ 第一节　系统评价的基本概念 ◀◀◀

一、系统评价

(一) 系统评价的起源

系统评价(systematic reviews)亦被译为系统综述,起源于研究合成(research synthesis),1979 年英国著名的流行病学家及内科医生 Cochrane 提出之后,与为降低偏倚而提出的科学综述与为减少机遇而逐渐成熟的 Meta 分析(Meta-analysis)在医学领域最终融合,产生了一种全新的生产证据的方法——systematic reviews。这一术语于 1993 年 7 月由 BMJ 的编辑与英国 Cochrane 中心的方法学家在伦敦召开的会议上正式提出,并大力推广,现在其理念和方法已被广泛接受。系统评价是一种全新的文献综合方法,可以是定性的(qualitative systematic review),即未采用 Meta 分析;也可以是定量的(quantitative systematic review),即包含了 Meta 分析。

（二）系统评价的定义

由西班牙内科医师及流行病学家 Porta 主编于 2008 年出版的 *A Dictionary of Epidemiology* 第 5 版定义系统评价的要点为：① 系统评价是针对某一具体问题的所有相关研究，运用限制偏倚的策略进行严格评价和综合；② Meta 分析可能是，但不一定是这个过程的必需部分；③ 系统评价与 Meta 分析的不同之处在于其不包括对结果的定量总结。可见系统评价是针对某一具体临床问题，系统、全面地收集全球此前所有已发表或未发表的相关临床研究，采用临床流行病学的原则和方法严格评价研究，检获出符合纳入标准的研究，进行定性或定量（Meta 分析）合成，从而得出可靠结论。

Cochrane 协作网定义系统评价的要点为：① 系统评价是识别、评估和综合所有符合预先设定合格标准的实验性证据，以回答一个特定的研究问题；② 进行系统评价的研究者使用明确、系统的方法，以减少偏倚，产生更可靠的结果为决策提供信息；③ Cochrane 系统评价（Cochrane systematic review，CSR）是发表在 Cochrane 系统评价数据库（Cochrane Databases of Systematic Review，CDSR）上有关卫生保健和卫生政策研究的系统评价。

二、Meta 分析

（一）Meta 分析的起源

Meta 分析亦被译为荟萃分析、元分析、统分析等，源于数学家合并效应量的方法，最早的应用不在医学领域。在医学领域的应用被认为应源于 1904 年著名统计学家 Pearson 的首次使用。1930 年起，Meta 分析开始广泛应用于社会科学领域。Meta 分析这一术语 1976 年由美国教学心理、社会学家 Glass 命名并定义。Meta 分析在诸多学科、领域广泛应用，在医学中的应用仅仅是其一个方面。

（二）Meta 分析的定义

A Dictionary of Epidemiology 第 5 版定义 Meta 分析的要点为：① 是一种对独立研究的结果进行统计分析的方法；② 它对研究结果间差异的来源进行检查，若结果具有足够的相似性，便可利用这种方法对结果进行定量合成；③ Meta 分析具有定性成分和定量成分。即 Meta 分析是将多个具有相同研究主题的研究进行定量综合分析的一个过程，应包括提出问题、检索相关研究文献、制定纳入和排除标准、描述基本信息、定量统计分析等内容和程序。

Cochrane 协作网定义 Meta 分析的要点为：① 若将单个研究的结果组合起来产生一个总体的统计数据，通常被称为 Meta 分析；② 许多 CSR 通过从多个试验中收集数据来衡量获益和危害，并将它们组合起来产生一个平均结果，旨在提供更精确的干预效果评估和减少不确定性；③ 并非 CDSR 中的所有系统评价均包括 Meta 分析。

三、四大系统评价

（一）Cochrane 系统评价

CSR 由 Cochrane 协作网组织制作，由系统评价小组（Cochrane Review Group，CRG）负责实施，并定期发表于 Cochrane 图书馆。制作完成的系统评价优先发表于 CDSR、亦可在得到相关 CRG 批准后发表于其他刊物。2007 年 CDSR 被 SCI 收录（IF=7.755，截至 2018 年）。

（二）JBI 系统评价

JBI 系统评价（JBI reviews）由 Joanna Briggs 循证卫生保健中心（Joanna Briggs Institute，JBI）发起并管理制作，制作时需要遵循相关的规定、JBI 系统评价手册及软件。制作完成的系统评价优先发表于 JBI 图书馆，亦可发表在同行评议期刊 International Journal of Evidence-Based Health Care。该期刊被威利在线图书馆收录，截至 2018 年 IF=1.158。

（三）Campbell 系统评价

2002 年 Cochrane 协作网的姊妹组织 Campbell 协作网（C2）成立，其宗旨是和 Cochrane 协作网建立合作，为社会、心理、教育、司法犯罪及国际发展政策等非医学领域提供科学严谨的系统评价和决策依据。Campbell 系统评价（Campbell systematic reviews）是在该组织管理指导下生产的系统评价，优先发表于 Campbell 图书馆。

（四）CEE 系统评价

环境证据协作网（The Collaboration for Environmental Evidence，CEE）是全球可持续环境和保护生物多样性领域中的科学家和管理者工作的开放性社区组织，致力于合成与环境政策和实施最相关的证据。CEE 系统评价是在该组织管理指导下生产的系统评价，优先发表于 CEE 图书馆及其官方刊物 Environmental Evidence 杂志。

四、系统评价的优点

（一）传统文献综述

传统文献综述，即叙述性文献综述（narrative review），由作者根据特定目的和需要或兴趣，围绕某一题目收集相关医学文献，采用定性分析方法，结合自己的观点和临床经验进行阐述和评论，分析和评价论文的研究目的、方法、结果、结论和观点等，总结成文，可为某一领域或专业提供大量新知识和新信息，以便读者在较短时间内了解某一专题的研究概况和发展方向，解决实践中遇到的问题。

传统文献综述常常涉及某一问题的多个方面（如糖尿病的病理、病理生理、流行病学、诊断方法及预防、治疗、康复的措施），也可仅涉及某一方面的问题（如诊断、治疗等）。这种综述，往往局限于专家个人的兴趣知识和信念，缺乏客观的标准和方法，存在一定的局限性。

（二）系统评价、Meta 分析与传统综述的关系

1. 系统评价与 Meta 分析既同而不和、又和而不同

今天 Meta 分析仍可独立使用，但必须遵循一定的报告格式。两者的关系如下：① 系统评价并非必须要对纳入的研究进行统计学合并（即 Meta 分析）；② 是否行 Meta 分析主要根据纳入的研究是否具有足够的相似性；③ Meta 分析既可作为系统评价的一部分，也可单用；④ 包含有对多个同质性研究进行的 Meta 分析的系统评价称为定量系统评价；⑤ 若纳入研究因同质性不足而无法进行 Meta 分析，仅行描述性分析的系统评价称为定性系统评价；⑥ Meta 分析可用于诸多领域；医学领域中，广义的系统评价包括 Meta 分析；⑦ Meta 分析不等于系统评价。

2. 系统评价与 Meta 分析不同于传统文献综述

传统文献综述往往聚焦于某一问题的多个方面，而系统评价则局限于一个点；前者有

助于广泛了解一个问题的全貌,而系统评价则有助于深入了解该问题的某个点。1995 年 Chalmers 等指出相比传统综述而言,系统评价(广义)具有以下优势:① 有明确的方法学以防止在纳入和排除研究过程中出现偏倚;② 结论更加可信和精确;③ 大部分信息能迅速被卫生服务者、研究者和政策制定者采用;④ 缩短了从研究发现到有效诊断和治疗策略实施之间的时间;⑤ 不同研究的结果能得到正式比较以建立概括性与一致性的结果;⑥ 明确异质性的原因,对特定亚组产生新的假设;⑦ Meta 分析增加了全部结果的精确性。2001 年,英国学者 Petticrew 对两者做了清晰的比较(表 8-1)。

表 8-1 传统文献综述与系统评价的区别

特征	高质量的系统评价(广义)	传统文献综述
研究问题的提出	开始于某一可被清楚回答的临床问题或检验假设	也许开始于一个明确的问题,但更常见的是对某个没有假设的主题的讨论
检索文献的方法	尽力搜寻所有发表的与未发表的研究,以避免发表偏倚和其他偏倚	并未试图寻找所有相关的文献
原始文献的选择	有明确的纳入排除标准,以减少评价者的选择偏倚	常未说明纳入排除标准
文献质量的评价	系统检查原始研究中应用的方法,并探讨潜在的偏倚及研究结果间异质性的来源	通常不考虑原始研究的方法和质量
研究结果的合成	结论基于那些方法学最好的研究结果	通常并未区别纳入研究的方法学的差异

▶▶▶ 第二节 系统评价的价值 ◀◀◀

一、应对信息时代的挑战

在信息时代,需要大量信息进行科学决策的临床医生、研究人员和卫生决策者往往陷入难以驾驭的信息海洋中。系统评价采用系统检索,严格选择评价的方法,去粗取精,去伪存真,合成真实、可靠而又有临床应用价值的信息,可直接为各层次的决策者提供科学依据。再者,面对浩瀚的医学文献信息,研究者必须认真、规范地查询、阅读和评价相关领域的文献资料,才能掌握研究课题的历史、现状、发展趋势、存在问题、当前研究的热点与矛盾,提出选题、立题的依据,避免重复前人的工作,为研究工作提供信息资料和研究方向。目前,许多国家都非常重视高质量系统评价在临床科研中的价值。如英国国家医学研究会资助的临床试验,要求申请者回答是否已有相关的系统评价及其结论如何,若尚无相关系统评价或现有系统评价没有明确结论而需要进一步研究,就会邀请系统评价的作者参与临床试验申请书的评审。2018 年 3 月,美国石溪大学生态与进化学系 Gurevitch 等在《自然》杂志撰文介绍了 Meta 分析,认为"Meta 分析作为一种重要的工具,可通过量化已知的数据和结论帮助识别未知的东西来促进科学的快速发展"。

二、增加客观性、解决分歧及引出新见解

这样的情况很常见:针对某一个临床具体问题,如 A 药与 B 药的效果孰优孰劣或等效,常常会有多篇相关的研究结果发表。这些研究结果至少存在以下两种情况:① 结果间相互矛盾,即有的结果有统计学意义、有的无统计学意义,就需要量化其变异程度并考虑结果的意义;② 结果一致,但仍需尽可能准确无误地估算效应量,及研究一致性的稳健性。显然,系统评价与 Meta 分析能够处理这些情况而普通综述不行。

当前普遍认为,系统评价与 Meta 分析的主要功用如下:① 评价同一主题的多项研究结果的一致性;② 定量合成针对同一主题的多项研究结果;③ 提出新的研究问题,为临床实践及进一步研究提供参考,特别适合于研究选题;④ 当受制于某些条件(如时间或研究对象的限制)时,系统评价与 Meta 分析是一种较佳的方法;⑤ 从方法学角度,评价现阶段某个主题的研究设计;⑥ 发现某些单个研究未阐明的问题,特别是可得出对该问题的全面认识,解决专家间意见不一致的问题;⑦ 对小样本临床研究,Meta 分析可以增加统计效能和效应值估计的精确度,增加可靠性与客观性;⑧ Meta 分析有时会出现一些研究者事先未想到的结果,从而引出新假设;⑨ 使证据使用更加方便。故与传统的描述性综述相比,设计合理、制作严谨的系统评价与 Meta 分析对证据评价更客观,对效应指标的评估更准确,并能解释不同研究结果之间的异质性。

三、提升研究价值、降低浪费

重复研究导致的资源浪费是一个较普遍的严重的问题。2016 年,BMJ 发表文章指出"所有新的研究都应以现有证据的系统评价 /Meta 分析为前提",目的是"提升研究价值、降低浪费";同时用图展示了如何使用系统评价与 Meta 分析。开展临床研究的选题思路来源之一就是前期的系统评价与 Meta 分析结果,近年国内许多临床研究团队发表的高水平学术论文的研究选题及设计优化即是如此。故使用系统评价 /Meta 分析有助:① 优化确定最终的研究问题;② 整合新研究与之前研究的结果;③ 帮助设计新的研究;④ 准备用于发表的研究报告;⑤ 为新研究的伦理审查和资助申请提供论据;⑥ 对未来的研究提出建议。

四、为指南提供证据、及时转化和应用研究成果

临床实践指南(clinical practice guideline,CPG)是开展实践的重要参考,其概念详见本书第十四章。从其定义及制定流程上来看,制定 / 修订指南的重要步骤就是规划系统评价 /Meta 分析,并基于此使用证据分级标准进行分级。系统评价是制定指南的重要环节。通过制定指南可将系统评价的研究成果及时转化并推广应用。

五、医学教育的需要

医学教育除了向医学生传授各种疾病的共同规律和特性方面的知识外,还应及时传授某一疾病的最新进展及新药物、新技术的研发与使用情况。教材因出版周期长,常常难以反映最新动态。医学教育者因此需要不断阅读医学文献以更新知识。系统评价是快速

获取相关知识的途径之一。撰写医学教材也应借鉴系统评价方法吸纳系统评价证据。广大基层医务工作者因工作繁忙、文献资源有限,可通过阅读有实用价值、结论真实可靠的系统评价,作为学习新知识的继续教育资源。

六、卫生决策的需要

随着人口增长、年龄老化、新技术和新药物的应用、人类健康需求层次的提高,有限的卫生资源与无限增长的卫生需求之间的矛盾日益加剧。各级卫生管理者制定卫生政策时,应以科学、可靠的研究结果为依据,合理分配卫生资源,提高有限卫生资源的利用率。目前许多国家在制定卫生政策时,均要求以医学文献资料特别是系统评价结论为依据。

例如:早期研究证据发现:乳腺癌筛查可降低患者病死率、延长寿命。2002 年,美国预防服务工作组(US Preventive Services Task Force,USPSTF)因此推荐 40 岁以上女性每 1~2 年进行一次乳腺 X 线摄片筛查,以早期发现乳腺癌,增加保乳手术的机会,减少化疗的需要。但实施这一筛查政策,需耗费大量卫生资源,阳性结果会引起本人和家属的焦虑和不安,同时需要系列检查,如乳腺 X 线摄影、超声和(或)组织活检以进一步确诊。且因筛查均是敏感度较高的诊断技术,有一定的假阳性率,假阳性结果同样会导致精神负担和不必要的检查甚至创伤。2011 年,加拿大预防保健工作组(Canadian Task Force on Preventive Health Care,CTFPHC)发表了 1 篇针对不同年龄组女性人群(40~49 岁、50~69 岁和 70~74 岁)乳腺 X 线摄片筛查降低乳腺癌病死率的 Meta 分析,结果显示,50~69 岁和 70~74 岁两组病死率降低明显高于 40~49 岁组;过度诊断和不必要活检对年轻女性的伤害远远大于年龄大的女性。据此评估结果,美国、加拿大、英国和澳大利亚均及时更新了乳腺癌筛查政策:40~49 岁一般风险妇女不用接受例行乳房 X 线照相检查;50~74 岁妇女,可由每隔 1 年接受一次检查,延长至每隔 2~3 年;≥75 岁者,缺乏证据。此循证政策调整改善了卫生设施的覆盖率,节约了不必要的投资,优化了卫生保健制度。

总之,采用科学、严谨的方法生产的系统评价能为临床医疗实践、医学教育、医学科研和卫生决策提供真实、可靠的信息,但在应用系统评价的结论时还应该进行严格的评价。

▶▶▶ 第三节　系统评价的分类 ◀◀◀

经典的系统评价与 Meta 分析基于原始研究进行,故其类型可根据所纳入原始研究的设计分为不同类型。不同类型的系统评价与 Meta 分析的制作步骤相似,仅在于由原始研究特点及研究目的带来的资料提取、方法学质量评价工具、报告内容、结果解读上不同。故对系统评价类型的划分并非严格独立,在不同的划分规则中存在交叉的关系。

一、基于研究设计类型

一般可分为随机试验、非随机试验性研究、诊断准确性试验、队列研究、病例对照研究、横断面研究、质性/定性研究、病例报道/系列、生态学研究、动物实验、遗传关联性研究、真实世界研究及其他特殊类型的设计(如 N-of-1 试验、巢式病例对照研究、病例-队列研究等)的系统评价与 Meta 分析。

二、基于数据类型

按照开展分析基于数据类型的不同,可分为二分类数据、有序数据、连续型数据、效应量(或其对数)及其可信区间/标准误/方差、p 值、相关系数、Cohen's d 值、Hedges's g 值、率值(如生存率、死亡率、发病率、成活率、依从率)、均数值等的系统评价与 Meta 分析。

三、基于证据获取方式

按照证据的获取方式,可以分为传统的直接比较(亦称为头对头比较,head to head comparison)、间接比较(indirect comparison)、网状比较(network comparison)、累积(cumulative)、序贯 Meta 分析(trial sequential analysis,TSA)、个体患者数据(individual patient data,IPD)、剂量 – 反应数据(dose-response)及前瞻性数据(prospective)等的系统评价与 Meta 分析,及以系统评价 /Meta 分析为基础的系统评价再评价或汇总评价(overview)。

四、基于研究领域

按照研究领域的不同,可以分为临床医学、护理学、检验医学、基础医学(动物实验、基因遗传研究、细胞研究等)、卫生经济学、流行病学、生态学、教育学、心理学、经济学、司法犯罪、社会科学等的系统评价与 Meta 分析。

五、基于研究目的

在医学领域,按照研究目的的不同,又可分为预防、诊断、筛查、治疗、病因、预后、不良反应、经济性等系统评价与 Meta 分析。

▶▶▶ 第四节 怎样生产系统评价 ◀◀◀

有较多文献介绍了系统评价与 Meta 分析的制作步骤,Egger 等 2001 年出版的第 2 版 *Systematic Reviews in Health Care*:*Meta-analysis in Context* 中提出"8 个步骤";后来 *Cochrane Handbook for Systematic Reviews of Interventions* 中提出的制作步骤为 10 个,是当前最为常用的:① 提出要评价的问题;② 制定研究的纳入及排除标准;③ 制定检索策略并检索研究;④ 筛选研究和收集资料;⑤ 评估纳入研究的偏倚风险;⑥ 分析数据并在适合的情况下进行 Meta 分析;⑦ 解决报告偏倚;⑧ 陈述结果和制作结果摘要表格;⑨ 解释结果与得出结论;⑩ 完善和更新。

一、第一阶段:确定系统评价题目

完成一个系统评价的动机很多,如制作系统评价解决证据不一致的问题、解决临床实践中尚不确定的问题、探索临床实践中的差异、明确目前临床实践的合适性、强调哪些需要进一步开展研究等。

(一)确定主题和范围

确定关注的主题和范围应紧扣下述 8 个原则:① 应针对人们在医疗决策中面临的实

际问题;② 应采用对卫生决策有意义的结局指标;③ 系统评价作者应同样关注不良反应和疗效;④ 选择的方法应最大限度地为决策提供当前最佳证据,并在计划书中详细描述以帮助读者充分理解计划步骤;⑤ 让读者知道对决策者可能非常重要的某个结局指标尚无可靠证据或缺乏证据,应区分尚无有效证据和证据显示无效;⑥ 纳入有高度偏倚风险的文献无益,即使目前尚无更佳证据;⑦ 关注一些不重要的结局指标也无益,仅因为这些就是研究者在单个研究中选择测量的结局指标;⑧ 尽可能保持国际视角也很重要。若无充分理由,收集的证据不应限制在某个国家或某种语言。背景中的信息如患病率和发病率应有全球观念,尽量使系统评价的结果适合更宽泛的情景中。

(二) 确定题目

陈述系统评价的目的应从明确陈述主要目的开始,最好用一句话完成。详尽描述系统评价问题需要考虑几个关键要素:"临床问题"应具体说明人群类型(研究对象)、干预措施类型(及对照措施类型)、感兴趣的结局类型[即 PICO(participants、interventions、comparisons 和 outcomes)]。陈述时不需要强调每个 PICO 部分,例如某系统评价关注治疗某期乳腺癌干预措施的比较,则会明确定义疾病的分期和严重程度;若关注点是某特定药物治疗任何期乳腺癌的效果,则需明确定义该治疗方案。

(三) 系统评价作者

一篇系统评价至少由两名作者完成,以保证在文献筛选、质量评价和资料提取过程中由两人独立完成,有不同意见时经讨论达成一致,增加发现问题的机会。一篇系统评价的作者中应包括题目所涉及的临床专业人员、熟悉临床研究方法和统计学的方法学人员;鼓励初学者与有经验的系统评价作者合作,以保证研究顺利进行。

二、第二阶段:制定系统评价方案

详细陈述生产系统评价的全过程,即撰写系统评价研究方案(protocol)。系统评价的研究方案推荐注册,主要内容包括背景、目的和方法。

(一) 研究方案及注册

Cochrane 系统评价、JBI 系统评价、Campbell 系统评价和 CEE 系统评价从标题开始就强制性要求进行注册,再撰写研究方案并发表在图书馆,且只有完成研究方案发表后才能开始撰写全文。系统评价研究方案还可以发表在公开出版的刊物上,如 Systematic Reviews、BMJ Open 等。

早在 1993 年 Cochrane 协作网成立之初,就要求研究者对系统评价的题目进行注册,并提交计划方案,且这种模式一直沿用至今。系统评价与 Meta 分析注册平台与临床试验注册平台的目的一致,其作用为:① 避免系统评价在实施和报告中出现偏倚,保证质量;② 避免预期外的重复研究,减少浪费;③ 保证系统评价制作的透明化;④ 便于检索使用,特别是制定临床实践指南时;⑤ 加强国际间的合作。

相比 WHO 的国际临床试验注册平台,系统评价与 Meta 分析的注册平台数量虽尚有差距,但已有一些优秀的平台。目前可进行系统评价与 Meta 分析注册的机构有:Cochrane 协作网、PROSPERO 国际化注册平台、JBI 循证卫生保健中心、Campbell 协作网和 CEE 协作网。Cochrane 协作网和 PROSPERO 国际化注册平台是当前医学领域应用较广泛的机构。

(二) 背景及目的

研究背景主要是回答为什么要制作此系统评价,即提出制作系统评价的立题依据。研究目的主要回答制作系统评价要达到的主要目的,即明确阐明系统评价的主要目的。

(三) 研究方法

研究方法主要回答如何制作系统评价,即制定系统评价的具体方法和过程,包括文献的纳入和排除标准、文献的检索和筛选、评估文献偏倚风险、提取和分析数据等。制定文献的纳入和排除标准应基于 PICOS 原则对系统评价问题的构建,每个方面均应明确定义,这也将有助于文献的检索和筛选。

主要分为 4 步:① 确定研究对象;② 明确感兴趣的干预措施及用于与之比较的干预措施(对照组),特别是与干预措施比较的是无效对照措施(如安慰剂、不处理、标准治疗或等候名单中的对照)或有效干预措施(如相同干预措施的不同变化、不同药物、不同种类的治疗);③ 明确结局指标类型,结局指标可分为重要、主要和次要结局,还应考虑不良反应指标和经济学数据;④ 明确研究设计类型。

三、第三阶段:完成系统评价全文

(一) 制定检索策略并检索文献

系统评价应全面、客观及可重复地检索系列资源以找到尽可能多的相关研究(有限资源内)。制定检索策略时需要考虑以下 6 个问题:① 系统评价是否仅限于最合适的研究设计类型还是纳入其他研究设计;② 要求确定不良反应数据;③ 待评估干预措施的性质;④ 任何需考虑的地理因素,如中医药研究需检索中文文献;⑤ 评价这些干预措施已发生的时期;⑥ 是否纳入未发表研究的数据。

(二) 筛选研究和收集资料

需要用两种不同的方法确定哪些研究能纳入系统评价:将所有相同研究的不同报告连接在一起;用各种报告中可得的信息确定哪些研究适合纳入。下述标准可用于识别是否是同一研究的多个研究报告:① 作者姓名(大多数重复报告作者相同,但亦非总是这样);② 地点和环境(尤其是被命名的机构,如医院);③ 具体的干预措施(如剂量,频率);④ 参与者数量和基线数据;⑤ 研究日期和持续时间(这也可说明不同的样本大小,是否由不同时期新的研究对象的纳入所致)。若考虑这些和其他因素后仍然不确定,则有必要联系该报告的作者。

筛选纳入系统评价研究的典型过程如下:① 使用参考文献管理软件合并检索结果,并删除相同报告的重复记录;② 检查标题和摘要,删除明显不相关的报告;③ 获取潜在相关报告的全文;④ 将同一研究的多个报告连接在一起;⑤ 查阅报告全文,判断研究是否符合纳入标准;⑥ 适当时,联系研究者以证明研究合格性(可同时要求更多的信息,如结果遗漏);⑦ 最后决定研究的纳入和着手数据收集。

资料提取应设计资料提取表,建议使用电子版的,如 Excel 表格。提取的资料应包括来源、具体的方法、受试者、实施场地、背景、干预措施、结局、结果、出版物和研究者等。从同一研究的多个报告中提取数据时,选择使用哪个取决于报告属性,不同研究及不同报告间不同。

（三）评估纳入研究的偏倚风险

研究的真实性可从两个方面考虑：是否提出了正确的研究问题，常称为"外部真实性"，对它的评价是基于研究目的；是否正确地回答了所提出的问题，即是否通过各种方法减少了偏倚，常称作"内部真实性"，现推荐称为"偏倚风险"。根据偏倚风险分层的干预效果估计值的图表（如森林图）可能是开始衡量潜在偏倚对 Meta 分析结果影响的一个有效途径。根据偏倚风险进行干预效果间的正式比较可以通过 Meta 回归实现。

评价研究的偏倚风险工具很多，主要有评价条目（components/items）、清单（checklist/list）和量表（scale）三种类型，但缺乏共识。不同类型的研究设计可能存在多种评价工具：对随机对照试验，Cochrane 协作网研发的偏倚风险评估工具是当前最为推荐的方法学质量评价工具；对非随机对照试验，可采用非随机研究的偏倚风险——干预性（risk of bias in non-randomized studies-of interventions，ROBINS-I）和非随机对照试验的方法学评价指标（methodological index for non-randomized studies，MINORS）；对动物实验，建议采用荷兰动物实验系统评价研究中心（the Systematic Review Centre for Laboratory animal Experimentation，SYRCLE）偏倚风险评估工具；对队列研究和病例对照研究，推荐使用纽卡斯尔 - 渥太华量表（the Newcastle-Ottawa scale，NOS）；对横断面研究，推荐使用 JBI 清单；对病例系列，推荐使用加拿大卫生经济研究所（IHE）的病例系列质量评价工具；对诊断准确性试验，建议采用 QUADAS-2（quality assessment of diagnostic accuracy studies-2）工具；对卫生经济学评价研究和临床预测研究，可使用 CASP 清单、NICE 清单等。

（四）分析数据并在适合的情况下进行 Meta 分析

系统评价是对原始研究的分析，分析可能是描述性的（如对研究特征和结果的结构式小结和讨论），也可能是定量的（包含统计分析）。对纳入研究的分析是定性的还是定量的，综合研究的一般性框架可考虑以下四个问题：① 效应的方向是什么；② 效应的大小是什么；③ 研究间效应是否一致；④ 效应证据强度是什么。Meta 分析及其具体方法详见本书第九章。

（五）解决报告偏倚

报告偏倚一般包括发表偏倚、时滞偏倚、重复发表（二次发表）偏倚、检索偏倚、引用偏倚、语言偏倚、结局报告偏倚等。系统评价作者应确保采取多渠道检索以尽可能避免报告偏倚。但全面检索不可能消除偏倚，如会受到时滞偏倚的影响。两种可进一步减少，或有可能避免报告偏倚的方法是纳入未发表研究和利用试验注册库。

检测报告偏倚最常用的方法是绘制漏斗图。漏斗图最初用于教育研究和心理学领域，绘制对应于不同总样本量的效应估计值。但需要注意：发表偏倚不一定引起漏斗图不对称。还可通过比较固定效应估计值和随机效应估计值、剪补法、失安全系数法等检测。

（六）陈述结果和制作结果摘要表格

系统评价的结果部分应以清晰、合理的顺序总结结果，且应明确针对该系统评价的目的。

可通过使用多种图表以更方便地呈现信息，包括：① 纳入研究特征表（包括"偏倚风险"表）；② 所有数据分析表和森林图；③ 图形（文献筛选流程图、森林图、漏斗图、偏倚风险图和其他图形）；④ 结果总表；⑤ 附加表格，如 Meta 回归分析结果、敏感性分析结果等。

纳入研究特征表展示了单个研究的信息。研究流程图用于说明系统评价纳入研究的筛选过程。数据分析表和森林图展示了从单个研究中得出的结果且有可能还包括 Meta 分析。结果汇总表提供最重要结果的合成信息、数据及证据质量。此外，还应将系统评价的结果总结成一个摘要和一个简明概要。结果汇总表是以上所有图表中最关键的。

（七）解释结果与得出结论

系统评价的目的是呈现信息和帮助解释，而不是提供推荐意见。讨论和结论应帮助读者理解与实践决策相关的证据的意义，及将结果用于特定的环境。故清晰地陈述结果、有深度的讨论和清晰地陈述作者的结论是系统评价的重要部分。

以下一些方面尤其有助于读者更好地进行知证决策和增加系统评价的使用价值：① 包括不良结局在内的所有重要结局的信息；② 每个结局的证据质量，当其用于特定人群和特定的干预措施时；③ 阐明特定的价值观和偏好以何种方式影响干预措施的获益、危害、负担和费用。

作者应使用以下 5 个副标题以确保讨论部分涵盖了适当的内容，且保证将系统评价置于恰当的背景下：主要结果小结（利弊）、证据的完整性和适用性、证据质量、系统评价过程中潜在偏倚和与其他研究或系统评价相比的异同点。作者的结论分为对实践的意义和对研究的意义。要决定这些意义是什么，应考虑四个因素：证据质量、利弊平衡、价值观和偏好及资源利用。对实践的意义常由特定环境因素和价值决定，必须对此加以考虑。故当做出有关实践意义的结论时，作者应保持谨慎，且不应给出推荐意见。

四、系统评价的报告规范

Cochrane 系统评价、JBI 系统评价、Campbell 系统评价和 CEE 系统评价均有自己的报告格式。对一般的系统评价，当前最常用的是 PRISMA 声明，即"系统评价与 Meta 分析优先报告条目（Preferred Reporting Items for Systematic Reviews and Meta-Analyses，PRISMA）"。PRISMA 制定委员会建有专用官网，更多相关的信息均可从该网站获取。

PRISMA 声明虽主要针对随机对照试验系统评价/Meta 分析，但也适合作为其他类型研究系统评价报告的基础规范，尤其评价干预措施的研究。PRISMA 制定委员会还结合各种类型系统评价与 Meta 分析的特征，在 PRISMA 声明的基础上，陆续推出了扩展版。已经推出的有摘要的报告（PRISMA for abstracts）、公平性（PRISMA equity）、危害（PRISMA harms）、单个患者数据（PRISMA individual patient data）、网状 Meta 分析（PRISMA for network Meta-analyses）、研究方案（PRISMA for protocols）、诊断性试验准确性（PRISMA for diagnostic test accuracy）、概况性评价（PRISMA for scoping reviews）；正在研发中的有儿童的系统评价与 Meta 分析（PRISMA-C）及其研究方案（PRISMA-PC）。

▶▶▶　第五节　　如何在临床实践中应用系统评价　◀◀◀

一、如何阅读 Meta 分析结果

临床医务工作者应既是系统评价的生产者，也是系统评价的应用者，但临床医务工作

者更多的是针对临床问题查询和阅读系统评价。系统评价采用森林图(forest plot)展示从纳入研究提取的数据,正确理解森林图的组成和含义,有助于临床医生更好地应用系统评价结果解决临床问题。用不同软件做的森林图,在组成上有一定差别。下面以从 RevMan 5.0 输出的 Cochrane 系统评价的 Meta 分析结果解释森林图各部分内容(图 8-1—图 8-5)。

二、如何评价系统评价质量

系统评价与 Meta 分析数量近年来显著增多,方法日趋复杂,对临床医生和卫生决策者也产生了重要影响。但并不表示只要是系统评价就是高质量证据。读者在阅读或应用系统评价或 Meta 分析开展实践前,必须严格评价其方法学和每一个步骤,以确定系统评价的结论是否真实、可靠,否则有可能被误导。

选择偏倚
研究对象选择与分配
干预组
对照组
实施偏倚
接受干预措施
接受对照措施
随访偏倚
随访研究对象
测量偏倚
测量研究结果
报告偏倚
报告研究结果

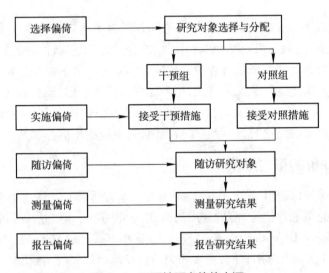

图 8-1 干预性研究偏倚来源

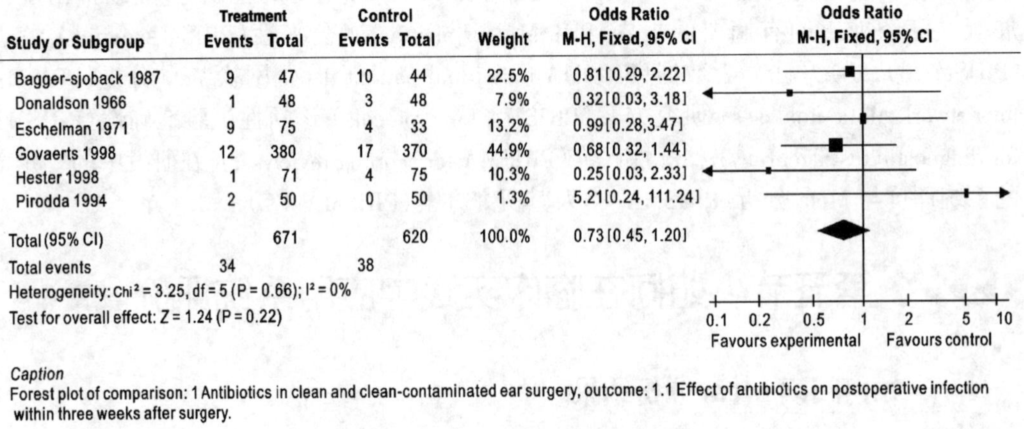

Study or Subgroup
Treatment Events Total
Control Events Total
Weight
Odds Ratio M-H, Fixed, 95% CI
Odds Ratio M-H, Fixed, 95% CI
Bagger-sjoback 1987 9 47 10 44 22.5% 0.81[0.29, 2.22]
Donaldson 1966 1 48 3 48 7.9% 0.32[0.03, 3.18]
Eschelman 1971 9 75 4 33 13.2% 0.99[0.28,3.47]
Govaerts 1998 12 380 17 370 44.9% 0.68[0.32, 1.44]
Hester 1998 1 71 4 75 10.3% 0.25[0.03, 2.33]
Pirodda 1994 2 50 0 50 1.3% 5.21[0.24, 111.24]
Total (95% CI) 671 620 100.0% 0.73[0.45, 1.20]
Total events 34 38
Heterogeneity: Chi² = 3.25, df = 5 (P = 0.66); I² = 0%
Test for overall effect: Z = 1.24 (P = 0.22)
0.1 0.2 0.5 1 2 5 10
Favours experimental
Favours control
Caption
Forest plot of comparison: 1 Antibiotics in clean and clean-contaminated ear surgery, outcome: 1.1 Effect of antibiotics on postoperative infection within three weeks after surgery.

图 8-2 Cochrane 系统评价森林图

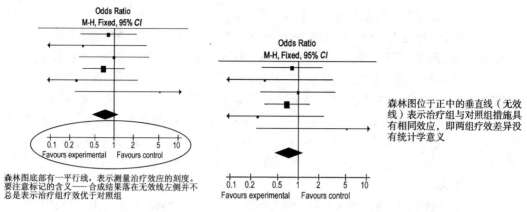

图 8-3　森林图刻度解释

图 8-4　森林图垂直线解释

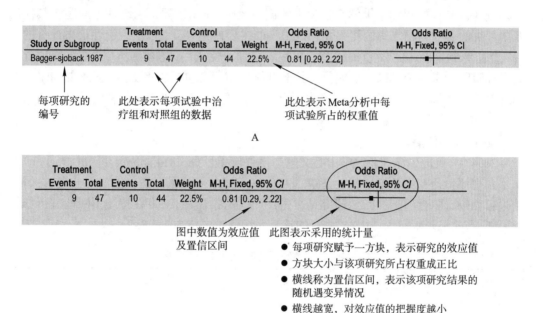

图 8-5　森林图中各项研究结果解释

（一）系统评价质量评估工具

制作系统评价与 Meta 分析的最终目的是使用,故使用前必须评价其质量;汇总评价针对某一疾病相关的系统评价与 Meta 分析结果;且制作时也亦需要进行质量评价。同原始研究一样,一些用于评价系统评价与 Meta 分析的方法学质量评价工具已被研制出来。在评价时,建议使用 CASP 清单、SIGN 方法学清单、NICE 方法学清单、评价系统评价方法学质量量表(a measurement tool for the "assessment of multiple systematic reviews",AMSTAR)及其 2.0 版本(AMSTAR 2),或系统评价偏倚风险(risk of bias in systematic review,ROBIS)工具。

（二）AMSTAR 2 工具

2007 年,针对随机对照试验的系统评价方法学质量评价工具 AMSTAR,推出后成为国际认可,应用最广泛的评价工具。2017 年,在综合相关评论性文章、网站反馈意见和研发小组自身实践经验的基础上,对 AMSTAR 进行了修订和更新,在当年 9 月推出 AMSTAR 2。AMSTAR 2 的适用范围包括基于随机对照试验(RCT)、非随机干预性研究(non-randomized studies of healthcare interventions,NRSI)或两者都有的系统评价,但不包括诊断性试验的系统评价、网状 Meta 分析、IPD 的 Meta 分析、概况性评价和现实主义评价(realist reviews)。有关 AMSTAR 2 的资料及其使用指导见其官网。

（三）ROBIS 工具

2014 年,英国布里斯托尔大学社会医学部制定了一种全新的评价工具——ROBIS 工具,其针对系统评价的偏倚风险,不仅用于评估包括干预性、诊断性、病因性、预后性等多种系统评价制作过程和结果解释过程中的偏倚风险,还用于评价系统评价问题与其使用者要解决的实践问题之间的相关性。该工具的主要使用人群为:① 系统评价再评价的作者;② 指南制定者;③ 系统评价作者,可在系统评价完成后评价其质量,或在系统评价研究设计阶段参考该工具以减少偏倚。其他可能的使用者包括决策支持机构(如 NICE)、对循证医学感兴趣的临床医生、杂志编辑和评审人员等。有关 ROBIS 的资料及其使用指导见其官网。

（四）CASP 清单

2004 年,英国牛津循证医学中心文献严格评价项目(critical appraisal skill program)推出了系列评价研究方法学质量的清单,即"CASP"清单。该系列清单由三部分组成:研究结果可靠吗、研究结果是什么、研究结果适用吗。从推出后,一直在持续不断地进行修订及更新,当前最新版本为 2018 年修订的针对系统评价的清单(表 8-2)。

表 8-2　评估系统评价质量的 CASP 清单

条目	判断	提示
用于评估的文献:		
第一部分:系统评价的结果可靠吗		
1. 系统评价是否定义了一个清晰明确的问题	是 □ 未报告 □ 否 □	有一个关注以下问题的内容:① 研究的人群;② 给予的干预措施或暴露因素;③ 考虑的结局
评论:		
2. 系统评价纳入的研究设计类型合适吗	是 □ 未报告 □ 否 □	最佳排序的研究应:① 涉及了研究问题;② 采用了合适的研究设计(通常采用随机对照试验评价干预措施)
评论:		
3. 是否纳入了所有重要的相关文献	是 □ 未报告 □ 否 □	主要看:① 使用了哪些文献数据库;② 对纳入研究的参考文献进行了检索;③ 联系了本领域的专家;④ 检索了已发表及未发表的文献;⑤ 检索了非英语文献

续表

条目	判断	提示
评论：		
4. 系统评价制作者是否对纳入研究的质量进行了充分的评价	是 □ 未报告□ 否 □	系统评价制作者需对纳入研究进行严格的评价。缺乏严格的评价可能会影响研究的结果(不是所有发光的都是金子)
评论：		
5. 如果对纳入研究的结果进行了Meta 分析，这样做是否合适	是 □ 未报告□ 否 □	考虑：① 研究间的结果是否相似；② 是否所有纳入的研究均给出了清晰的结果；③ 不同研究的结果是否相似；④ 是否讨论了任何变化结果的原因
评论：		
第二部分：系统评价的结果是什么		
6. 系统评价的整体结果是什么	/	如果你清楚地知道作者的最终结果，考虑：① 结果是(数值，如果有的话)；② 结果是如何表示的(*NNT*、*OR* 等)
评论：		
7. 结果的精确度如何	/	查看置信区间，如果提供了的话
评论：		
第三部分：系统评价的结果适用吗		
8. 研究结果是否适用于当地人群	是 □ 未报告□ 否 □	考虑是否：① 系统评价中的人群和当地人群可能完全不同，需要引起足够的关注；② 当地人群有可能与系统评价中的人群相似
评论：		
9. 考虑所有的重要结局了吗	是 □ 未报告□ 否 □	考虑是否：还有其他你想看的信息
评论：		
10. 获益是否大于危害和成本	是 □ 未报告□ 否 □	如果系统评价中没有涉及此内容，你是如何看待的
评论：		

注：*NNT*，number need to treat，需治疗人数；*OR*，odds ratio，优势比 / 比值比。

三、系统评价的局限性

系统评价虽为最高级别的证据，但并非所有临床问题都能从目前的系统评价中找到答案；系统评价的方法学质量再高，也是基于原始研究的二次研究，其结果必然会受到原始研究的影响。系统评价的局限性主要有：

(1) 某些问题目前虽有系统评价，但因纳入的研究质量不高或相关研究缺乏，尚无确切的结论。

（2）新干预措施面世时间尚短，缺乏足够的研究用于进行系统评价。

（3）罕见疾病研究多以个案报告为唯一证据，缺乏进行系统评价的数据。

（4）评价不良反应时，因系统评价纳入的临床试验样本量和研究时限往往有限，难以发现潜伏期长、罕见、对患者有重要意义的不良反应。此时相关的不良反应监察数据库可能更能提供较全面的信息。

（5）因系统评价者自身的检索水平有限，或因商业因素干扰，发生有意识或无意识的检索不全，从而导致系统评价的结果并非当前最客观的结果。

（6）受限于纳入原始研究报道的信息，如执行系统评价时原始研究并未全部报告其所有相关的结果，导致系统评价更新后结果变化很大。尤其是近年系统评价或 Meta 分析的结果带来对现有证据的颠覆性观点，每每引起轩然大波。如 2017 年 12 月，JAMA 刊出的 Meta 分析表明补钙和维生素 D 不能降低 50 岁以上社区人群骨折风险；2018 年 3 月，JAMA Cardiol 刊出的 Meta 分析表明服用 ω−3 脂肪酸与致死性或非致死性冠心病或任何重要的心血管事件无显著关系。

（曾宪涛 任学群）

思 考 题

1. 系统评价的概念是什么？
2. 系统评价与 Meta 分析有何异同？
3. 系统评价的价值是什么？
4. 试述系统评价的基本方法和步骤。
5. 系统评价制作及使用时为何要进行质量的评价？
6. 请简述 "PICO" 的含义？

网上更多……

📝 学习目的   ✒ 教学 PPT   📖 拓展阅读   📖 人文视角   📋 自测题

第九章

Meta 分析

本章导读

哮喘是儿童最常见的慢性呼吸道疾病,严重影响着儿童的身心健康。在美国,大约有630万儿童患有哮喘。我国也是儿童哮喘人数最多且患病率最高的国家之一。近年来,维生素 D 的免疫调节功能越来越受到人们关注。美国一项研究显示,在常规治疗中添加维生素 D 补充物可能会降低严重哮喘发生的风险。国内研究也发现,维生素 D 的应用对哮喘复发有一定预防作用,可通过多种复杂的免疫调节机制影响儿童哮喘的发病及严重程度。但同时也有研究指出,维生素 D 与哮喘两者之间并无关联性,添加维生素 D 甚至具有一定危害。这些相矛盾的结果严重影响着相关卫生政策的制定,以及干预措施的实施。那么,有没有一种统计学方法能合理地将这些有相同研究目的的研究结果进行汇总,并通过定量化的效应指标来揭示维生素 D 究竟是否与哮喘存在关联性,是保护因素还是危险因素呢? 本章所将要介绍的 Meta 分析方法便可以解决这一问题。

▶▶▶ 第一节　Meta 分析方法简介 ◀◀◀

一、Meta 分析简介

(一) Meta 分析的起源

1904 年,著名统计学家 Pearson 在研究"血清接种预防肠热病的疗效"时,将接种肠热病疫苗与生存率之间的相关系数进行了合并,这被认为是 Meta 分析的起源;1920 年 Fisher 提出"合并 P 值"的思想,被认为是 Meta 分析的前身;1955 年 Beecher 发表医学领域第一篇真正意义上的 Meta 分析,用以评价安慰剂的疗效,首次提出 Meta 分析的初步概念;1976 年心理学家 Glass 进一步按照其思想发展为"合并统计量",称之为 Meta 分析。

(二) Meta 分析的概念

Meta 分析是对相同主题的一组同质性符合要求的文献量化分析。以同一主题的多项独立研究的结果为研究对象,在严格设计的基础上,运用适当的统计学方法对多个研究结果进行系统、客观、定量的综合分析。狭义的 Meta 分析指一种单纯定量合成的统计学方法。广义的 Meta 分析指针对某个主题,全面收集所有相关研究并逐个严格评价和分析后,再用定量合成的方法对资料进行统计学处理得出综合结论的全过程。目前广义 Meta 分析应用较普遍。

(三) Meta 分析的目的

1. 增加统计学检验效能

通过综合同类主题中多个小样本研究结果,能达到增大样本量和提高检验效能的目的。

2. 定量估计研究效应的平均水平

当多个同类研究的结果在程度和方向上不一致时,通过 Meta 分析可得到研究效应的平均水平,对有争议甚至相互矛盾的研究结果得出一个较明确的结论,且使效应估计的有效范围更精确。

3. 评价研究结果的不一致性

由于纳入研究的质量、对象、试验条件和样本含量等不同,多个同类研究的结果可能存在差异。通过 Meta 分析可以发现单个研究中存在的不确定性,考察研究间异质性的来源,估计可能存在的偏倚。

4. 探索新的假说和研究思路

通过 Meta 分析可以探讨单个研究中未阐明的某些问题,发现以往研究的不足之处,提出新的研究假说和研究方向。

(四) Meta 分析的优点与局限性

1. Meta 分析的优点

(1) 能评价同一主题多项研究结果的一致性。

(2) 系统性评价和定量总结同一主题的多项研究结果。

(3) 提出新的研究问题,为进一步研究指明方向。

(4) 当受时间或研究对象的限制,大样本多中心干预研究缺乏,Meta 分析不失为一种选择。

(5) 从方法学的角度,对现阶段某课题的研究设计进行评价。

(6) 发现某些单个研究未阐明的问题。

(7) 对小样本的临床试验研究,Meta 分析可以提高统计效能和效应值估计的精确度。

2. Meta 分析的局限性

(1) 没有纳入全部相关研究。

(2) 不能提取全部相关数据。

(3) 发表偏倚。

(4) 用于合并统计的临床终点定义不明确。

因此,设计合理、严密的 Meta 分析文章能更客观地评价定量证据,更准确、客观地评估效应指标,并能解释不同研究结果之间的异质性。

二、Meta 分析步骤

Meta 分析需遵循科学研究的基本原则,包括提出问题、检索相关文献、制定文献纳入与排除标准、提取资料信息、统计学处理和报告结果等基本研究过程。与一般研究不同的是 Meta 分析利用已经存在的(发表与未发表)各独立研究结果资料,而不需要分析各独立研究中的每个观察对象的原始数据。

(一) 提出问题,制定研究计划

Meta 分析研究的问题一般来自生物医学研究领域中不确定或有争议的问题。Meta 分析课题的研究计划包括研究目的、现状、意义、方法、数据收集与分析、结果解释和报告撰写等。

(二) 检索收集文献

收集资料的原则是多途径、多渠道、最大限度地收集与研究问题相关的文献。根据研究问题确定所有相应的检索词并明确之间的搭配关系,制定检索策略和检索范围。对检索结果必须分析评价是否查全、查准,否则会影响 Meta 分析结论的可靠性和真实性。

(三) 筛选纳入文献

制定文献纳入和剔除标准时,要考虑研究对象、设计类型、处理因素、结局效应、样本大小、观察年限、文献发表时间和语种等方面的问题。用明确的纳入和剔除标准从检索出的文献中筛选合乎要求的文献。

(四) 提取纳入文献的数据信息并描述特征

进行 Meta 分析采用的数据信息一般包括基本信息、研究特征、结果测量等内容,确定和选择需要分析和评价的效应变量。必要时还可从原文作者处获取未发表或阴性结果的原始数据。

(五) 纳入文献的质量评价

Meta 分析主要考察各研究是否存在偏倚(如选择偏倚、随访偏倚、发表偏倚等)及其影响程度。质量高低可用相应质量评估工具评价。

(六) 资料的统计学处理

统计学处理是 Meta 分析最重要的步骤之一,其过程主要包括制定统计分析方案、明确资料类型、选择恰当的效应指标、纳入研究的异质性检验、选择适合的统计分析模型、效应合并值的参数估计与假设检验、效应合并值参数估计的图示。

(七) 敏感性分析

敏感性分析的目的是了解 Meta 分析结论的稳定性。常用方法有:选择不同统计模型时,效应合并值点估计和区间估计的差异;剔除质量较差的文献前后结论的差异;对文献进行分层前后结论的差异;改变纳入和剔除标准前后结论的差异。用于考查 Meta 分析结论有无较大变化。

(八) 结果的分析与讨论

当纳入 Meta 分析的研究间有异质性时,应讨论异质性来源及其对合并效应值的影响;是否需要做亚组分析,如研究类型、性别、年龄及病情等对 Meta 分析结果有影响的因素;各种偏倚的识别与控制;Meta 分析结果的实际意义,特别是对观察性研究 Meta 分析结果的解释必须慎重。

▶▶▶ 第二节 Meta 分析的统计模型和异质性检验 ◀◀◀

一、Meta 分析的模型类型

Meta 分析常用的两类统计模型为固定效应模型（fixed effect model）和随机效应模型（random effect model）。

1. 固定效应模型

固定效应模型其理论假设是所有同类研究来源于同一个效应的总体,各研究的方差齐,其效应综合估计的方差成分只包括了各个独立研究内的方差。因此在估计总效应时,用各个独立研究的内部方差来计算各研究的调整权重(w_i)。

2. 随机效应模型

随机效应模型其理论假设是所有的同类研究可能来源于不同的研究总体,各个独立研究间具有异质性,其效应综合估计的方差成分既包括了各个研究内的方差,也包括了各个研究之间的方差,故须在估计总效应时将两者综合起来估算调整权重(w_i)。随机效应模型所得结果其 95% *CI* 较大,故结果也较保守。

二、异质性检验和模型选择原则

1. 异质性检验

Meta 分析时虽制定了严格的文献纳入和排除标准,确保具有相同研究目的的文献才能进入,最大限度地减少了异质性来源。但因一些潜在混杂因素的存在,仍有可能出现一些研究不同质的情况,须在合并各独立研究结果之前做异质性检验,以确定选用何种模型。常用 *Q* 检验法检验异质性。

$$I^2 = \frac{Q - (k - 1)}{Q} \times 100\% \qquad \text{（式 9-1）}$$

Q 为异质性检验的卡方值(χ^2),*k* 为纳入 Meta 分析的研究个数。Cochrane 协作网的系统评价专用软件 RevMan 计算的 I^2 用来评价多个研究结果间异质性的大小,用于描述由各研究所致而非抽样误差所引起的变异（异质性）占总变异的百分比,$I^2<50\%$ 时其异质性可以接受。

异质性检验结果为 *P*>0.1 时,可认为多个同类研究具有同质性,可使用固定效应模型计算合并统计量。当异质性检验为 *P*≤0.1 时,则应分析导致异质性的原因,如纳入研究的设计方案、测量方法、用药剂量、用药方法、年龄、性别、疗程长短、病情轻重、对照选择等因素是否相同（均衡可比）。可用亚组分析（subgroup analysis）计算合并统计量来分析是否存在上述原因引起的异质性。若亚组分析后多个同类研究的结果仍有异质性时,则应用随机效应模型来计算合并统计量。注意:随机效应模型只是针对异质性资料的统计处理方法,不能代替导致异质性的原因分析。

应用 *Q* 检验法的结果时需慎重。在研究数目较少时 *Q* 检验法的检验效能较低,可能会出现假阴性结果。可根据需要适当提高检验水准,以增大检验效能。研究数目过多时,即使这些研究是同质的,因存在抽样误差,也可能出现拒绝 H_0 接受 H_1 的情况,造成各研究之间存在异质性的错误结论。

2. 模型选择原则

经异质性检验,若各独立研究的结果同质,可采用固定效应模型计算合并后的综合效应;若各研究结果不同质,但有必要计算合并后的统计量,则可采用随机效应模型;若异质性检验的统计量在界值附近,最好同时采用上述两种模型分别进行计算后做出分析判断。

▶▶▶ 第三节 Meta 分析的统计方法 ◀◀◀

一、合并统计量

Meta 分析需要将多个同类研究的结果合并(或汇总)成某个单一效应量(effect size)或效应尺度(effect magnitude),即用某个合并统计量反映多个同类研究的综合效应。

(一)分类变量

若需要分析的指标是分类变量,可选择比值比 OR(odds ratio)、相对危险度 RR(relative risk)、危险差 RD(risk difference)或率差(rate difference)为合并统计量。Cochrane 系统评价中还常见到 Peto 法的 OR,是对事件发生率较小的试验结果进行 Meta 分析最有效且偏倚最小的方法。RR 或 OR 均是相对测量指标,其结果解释与单个研究指标相同,而 RD 是两个率的绝对差值。

(二)数值变量

若要分析的指标是数值变量,可选择均数差(mean difference,MD)、加权均数差(weighted mean difference,WMD)或标准化均数差(standardized mean difference,SMD)为合并统计量。SMD 可简单地理解为两均数的差值再除以合并标准差的商,是一个没有单位的值。它不仅消除了多个研究间的绝对值大小的影响,还消除了多个研究测量单位不同的影响。尤其适用于单位不同(如采用的量表不同)或均数相差较大资料的汇总分析。

(三)其他 Meta 分析方法

1. 单纯 P 值的 Meta 分析

1920 年,著名统计学家 Fisher 提出了"合并 P 值"的思想,被认为是 Meta 分析的前身。但在后期应用中许多学者发现单纯合并 P 值存在以下不足:① 不同研究未能根据研究特点进行加权;② 无法获知事件的发生信息,故无法得出有任何临床意义的信息;③ 无法分析两个结论相反的研究;④ 无法进一步评价研究之间的差异。故不推荐单纯行 P 值合并的 Meta 分析。但当纳入研究仅给出了 P 值,且按照 Cochrane 系统评价员手册给出计算方法也不能计算出需要的数据,而临床实践确需合并的情况下,可考虑单纯 P 值进行合并。

2. 单组率的 Meta 分析

单组率的 Meta 分析是一种只提供了一组人群的总人数和事件发生人数,与其他类 Meta 分析有两组人群不同,多为患病率、检出率、知晓率、病死率、感染率等的调查,其原始研究为横断面研究(cross-sectional study)。

目前对各独立样本中效应量为率的同类研究资料的 Meta 分析尚无较成熟的方法,较常用的有以下几种:① 加权计算:即根据每个独立研究的样本量大小,给予不同权重,合并各独立样本的效应量率;② 直接等权相加:即把各独立的结果事件直接等权相加,再直接计算合并率,最后用近似正态法计算其置信区间($95\% \ CI=p \pm 1.96S_p$);③ 调整后再等权相加:即调整各独立研究资料的率后再行等权相加,计算出合并率的大小。单组率 Meta 分析最难的就是控制异质性,进行亚组分析和 Meta 回归分析是其重要的处理方法。

3. Meta 回归分析

若不同研究间可能存在多种设计方案、测量方法、用药剂量、用药方法、疗程长短、病情轻重等原因所引致的异质性时,可使用 Meta 回归(Meta-regression)方法进行分析,即利用线性回归的原理消除混杂因素的影响,来排除异质性对分析结果的影响。多水平 Meta 回归(multilevel Meta-regression)分析还可判断纳入 Meta 分析资料的异质性,并定量评估其异质性大小及来源,最后作出综合判断。多水平 Meta 回归分析适用于数值型应变量的多水平模型,要求应变量呈正态分布。Logistic 回归模型则要求变量呈二项分布。

4. 累积 Meta 分析

临床试验中不断进行的有共同研究目的试验构成了一个动态的连续系统,一些学者在 Meta 分析的基础上对此提出了累积 Meta 分析。累积 Meta 分析是对连续收集的研究资料进行系统分析,即新的试验完成后,即可进行一次 Meta 分析;将每次新研究加入进行 Meta 分析,结果按时间顺序排列并用图表示,可以反映研究结果的动态变化趋势,且可评价各研究对综合结果的影响。

5. 诊断性 Meta 分析

因地区、个体、诊断方法及条件的差异,使得针对同一诊断方法发表的研究结果不同甚至互相矛盾,且随着新技术不断走向临床,选择也愈来愈多。诊断性 Meta 分析是近年出现,并为"诊断性试验准确性研究的报告规范(STARD)"指导小组和"Cochrane 协作网"所推荐。

诊断性 Meta 分析主要是为评价某种诊断措施对目标疾病的准确率,多评价对目标疾病的敏感度、特异度,报道似然比、诊断比值比等。若是为了评价某种诊断措施对目标疾病的诊断价值,则一般应纳入诊断性队列研究或诊断性病例对照研究。若是为评价运用诊断措施后对患者结局的影响,则应纳入 RCT,此情况下行 Meta 分析的方法亦与防治性研究的 Meta 分析相同。

6. 前瞻性 Meta 分析

前瞻性 Meta 分析(prospective Meta-analysis,PMA)是指在 RCT 结果尚未出来前,先进行系统检索、评价和制定纳入及排除标准的一种 Meta 分析。因 PMA 是在研究开始前或进行中就制定好了计划,可避免各研究间出现较大的差异,同时具有个体数据 Meta 分析的优点。当前认为,PMA 是针对需要行多中心、大样本研究但现实又不能实现的情况下的最有效方式,但成本很高,操作困难,且需要耗费大量时间。

近年随着方法学的研究进展及循证实践的实际需求,出现了许多上述未涉及的 Meta 分析,主要有:不良反应的 Meta 分析,成本 – 效果 / 效用 / 效益的 Meta 分析,患者报告结局的 Meta 分析,全基因组关联研究的 Meta 分析,Meta 分析的汇总分析等。

常用 Meta 分析方法如表 9–1 所示。

表 9-1 常用 Meta 分析方法

资料类型	合并统计量	模型选择	计算方法
分类变量	OR(odds ratio)	固定效应模型	Peto 法
		固定效应模型	Mantel-Haenszel 法
		随机效应模型	D-L 法
	RR(relative risk)	固定效应模型	Mantel-Haenszel 法
		随机效应模型	D-L 法
	RD(risk difference)	固定效应模型	Mantel-Haenszel 法
		随机效应模型	D-L 法
数值变量	MD(mean difference)	固定效应模型	倒方差法(inverse variance)
		随机效应模型	D-L 法
	SMD(standardized mean difference)	固定效应模型	倒方差法(inverse variance)
		随机效应模型	D-L 法

注:在异质性分析和处理后,异质性检验 $P \leqslant 0.1$ 时使用随机效应模型。

二、合并统计量的检验

用不同计算方法得到的合并统计量都需要用假设检验方法检验多个同类研究的合并统计量是否具有统计学意义。综合分析多个独立研究结果时,常采用简单的合并 P 值的定性综合方法。还可用 z 检验,根据以 z 值得到该统计量的 P 值。当 $P \leqslant 0.05$ 时多个研究的合并统计量有统计学意义;反之,当 $P > 0.05$ 时,多个研究的合并统计量无统计学意义。合并统计量的检验还可用置信区间法,当试验效应指标为 OR 或 RR 时,其值等于 1 时表明无关联,此时其 95% CI 若包含 1,等价于 $P > 0.05$,即关联无统计学意义;若其上、下限不包含 1,即等价于 $P \leqslant 0.05$,认为关联有统计学意义。合并指标为 RD、MD 或 SMD 时,其值等于 0 时差异无统计学意义,此时其 95% CI 包含 0,即等价于 $P > 0.05$;若 95% CI 不包含 0,则等价于 $P \leqslant 0.05$,即有统计学意义。

下面介绍几种较为常用的合并统计量检验方法。

(一)P 值合并法

综合分析多个独立研究结果时,常采用简单合并 P 值的定性综合方法,如 Fisher 法和 Stouffer 法。

1. Fisher 法

对研究目的相同的 k 个研究的文献资料,若能获得各研究治疗组和对照组假设检验的具体单侧概率 P 值,可将各 P 值按公式(9-2)合并为 χ^2 值,其对应的 P 值即为 k 个研究的合并 P 值。

$$\chi^2 = -2 \sum \ln(P_i), i = 1, 2, \cdots, k, \nu = 2k \tag{式 9-2}$$

例 9-1:某药物治疗对糖尿病疗效评价的 5 项随机对照试验(表 9-2)。问 5 项研究合并后的结果能否表明该药物治疗糖尿病有效?

表 9-2　某药物治疗糖尿病的疗效评价研究

研究编号	有效率（%）		P 值
	治疗组	对照组	
1	71.4(5/7)	92.9(13/14)	0.247
2	61.1(22/36)	31.4(11/35)	0.012
3	83.1(54/65)	68.8(44/64)	0.057
4	75.0(24/32)	44.8(13/29)	0.016
5	63.2(24/38)	59.4(19/36)	0.746

对表 9-2 中的 5 个 P 值计算单侧概率 P 值（表 9-3）。

表 9-3　综合 P 值计算表

研究编号	P 值	单侧 P 值	$-2\ln(P)$	z
1	0.247	0.123 5	4.183	1.16
2	0.012	0.006 0	10.232	2.51
3	0.057	0.028 5	7.116	1.90
4	0.016	0.008 0	9.657	2.41
5	0.746	0.373 0	1.972	0.32

用公式（9-2）合并表 9-3 中的 5 个单侧 P 值。

H_0：合并研究结果某药物治疗糖尿病降血糖无效。

H_1：合并研究结果某药物治疗糖尿病降血糖有效。

$\alpha=0.05$

$\chi^2=-2\sum\ln(P_i)=4.183+10.232+7.116+9.657+1.972=33.16$，$\nu=2k=2\times5=10$，查 χ^2 界值表得：$\chi^2_{0.5,10}=18.31$，$\chi^2_{0.01,10}=23.21$，$P<0.01$。在 $\alpha=0.05$ 的水准上拒绝 H_0，接受 H_1。有理由认为 5 项研究合并后的结果可表明该药物治疗糖尿病有效。

2. Stouffer 法

若 k 个研究的文献资料研究结果未报告 P 值，但报告了检验统计量，如两组比较的 z 值、t 值、χ^2 值、F 值，可用公式（9-3）合并检验统计量

$$z_c=\frac{|\sum z_i|}{\sqrt{k}},i=1,2,\cdots,k \tag{式 9-3}$$

其中 z_i 为单侧检验的 z 统计量，z_c 对应的单侧概率即为 k 个研究的合并 P 值。

若文献报告的检验统计量是 t 值，可先查得 t 值所对应的单侧概率 P 值，再由标准正态分布表得出与 P 值对应的 z 值。如 $\nu=14$，$t=-2.16$，得单侧概率 $P=0.024\ 3$。对于 χ^2、F 值，先查 χ^2、F 值所对应的概率 P，再由 P 查出对应的 z 值。代入公式（9-3）计算：

$$z_c=\frac{|1.16+2.51+1.90+2.41+0.32|}{\sqrt{5}}=3.712$$

查 z 界值表（单侧）得：$z_{0.05}=1.65$，$z_{0.01}=2.32$，$P<0.01$。结论同 Fisher 法。

上述合并 P 值的方法只能得出处理效应"有统计学意义"或"无统计学意义"的定性

综合结论,缺乏量化的综合关联指标或数量指标结果。

(二) 分类变量资料的 *OR* 值合并法

对分类变量资料,主要讨论四格表资料的 Meta 分析。能够形成四格表资料的研究方法最常见的有病例对照研究、队列研究、随机化试验和诊断性试验评价等。这些研究的数据基本格式见表 9-4。

表 9-4　四格表资料的基本格式

分组	暴露	未暴露	合计
处理组	a_i	b_i	n_{1i}
对照组	c_i	d_i	n_{2i}
合计	m_{1i}	m_{2i}	T_i

1. 固定效应模型

在实际应用中,Peto 法的计算较为简单,Cochrane 协作网提供的 Meta 分析软件 RevMan 中,采用的是 Peto 法。下面简要介绍此法计算过程。

例 9-2:某研究者为获得甲、乙两种方法治疗肺动脉栓塞的疗效比较,利用 Peto 法对 5 组研究资料进行 Meta 分析,结果见表 9-5。

表 9-5　甲、乙两种方法治疗肺动脉栓塞的疗效比较的 Meta 分析

研究	甲法 死亡(a_i)	甲法 存活(b_i)	乙法 死亡(c_i)	乙法 存活(d_i)	OR_i	E_i	O_i-E_i	V_i	$(O_i-E_i)^2/V_i$
1	3	31	1	28	2.71	2.16	0.84	0.95	0.75
3	1	24	1	24	1.00	1.00	0.00	0.49	0.00
3	2	20	2	21	1.05	1.96	0.04	0.93	0.00
4	2	42	1	45	2.14	1.47	0.53	0.73	0.39
5	2	23	2	43	1.87	1.43	0.57	0.88	0.37
合计	—	—	—	—	—	—	1.98	3.98	1.51

Peto 法的计算步骤如下:

(1) 计算每个研究的 OR_i

$$OR_i = \frac{a_i d_i}{b_i c_i} \qquad (式 9-4)$$

(2) 计算每个研究中某事件发生数的期望值 E_i

$$E_i = \frac{m_{1i} n_{1i}}{T_i} \qquad (式 9-5)$$

(3) 计算每个研究中某事件发生数的方差 V_i

$$V_i = \frac{m_{1i} n_{1i} m_{2i} n_{2i}}{T_i^2 (T_i - 1)} \qquad (式 9-6)$$

(4) 异质性检验的统计量

$H_0: OR_1 = OR_2 = \cdots = OR_k$

H_1：各研究间的 OR_i 不全相同

$$Q = \sum \frac{(O_i - E_i)^2}{V_i} - \frac{[\sum(O_i - E_i)]^2}{\sum V_i} \qquad (式 9\text{-}7)$$

已知 H_0 成立时，Q 服从自由度 $\nu=k-1$ 的 χ^2 分布，Q 值越大，P 越小。若 $P \leq \alpha$，则拒绝 H_0，可以认为各研究间的异质性大，应选择随机效应模型；反之，若 $P > \alpha$，则不拒绝 H_0，可以认为各研究的异质性不大，应采用固定效应模型。本例：

$$Q = \sum \frac{(O_i - E_i)^2}{V_i} - \frac{[\sum(O_i - E_i)]^2}{\sum V_i} = 1.498 - \frac{(1.98)^2}{3.98} = 0.513$$

$\nu=k-1=5-1=4$，$P>0.1$，认为 5 组研究间异质性不大，应该使用固定效应模型进行分析。

（5）计算合并的 OR_P

$$OR_P = \exp\left[\frac{\sum(O_i - E_i)}{\sum V_i}\right] \qquad (式 9\text{-}8)$$

本例，$OR_P = \exp\left(\dfrac{1.98}{3.98}\right) = 1.649$

（6）OR_P 的 95% CI 为

$$\exp\left(\ln OR_P \pm \frac{1.96}{\sqrt{\sum V_i}}\right) \qquad (式 9\text{-}9)$$

本例，$\exp\left(\ln 1.649 \pm \dfrac{1.96}{\sqrt{3.98}}\right) = (0.62, 4.40)$，95% CI 包含 1，尚不能认为不同药物疗效有差异。

2. 随机效应模型

Meta 分析时的异质性检验，若拒绝 H_0，应采用随机效应模型。随机效应模型的统计方法主要是 DerSimonian-Laird 法（D-L 法）。该法假设各研究不同质，在分析效应指标的差异时考虑了各研究的变异，其关键是对每个研究的权重进行校正，即以研究内方差与研究间方差之和的倒数作为权重纳入分析。

例 9-3：某研究者利用 7 项有关尿激酶治疗脑血栓形成效果的临床试验结果，采用 D-L 法对研究资料进行 Meta 分析，结果见表 9-6。

表 9-6 尿激酶治疗脑血栓形成效果 7 项临床试验资料的 Meta 分析

研究	治疗组		对照组		OR_i	$b_i c_i / T_i$	$(b_i c_i / T_i)OR_i$	w_i
	有效(a_i)	无效(b_i)	有效(c_i)	无效(d_i)				
1	26	4	12	18	9.75	0.80	7.80	0.35
2	174	4	29	1	1.50	0.56	0.84	0.30
3	9	4	9	1	0.25	1.57	0.39	0.45
4	106	2	94	6	3.38	0.90	3.06	0.37
5	89	12	33	55	12.36	2.10	25.9	0.48
6	154	6	89	11	3.17	2.05	6.52	0.48
7	29	4	22	8	2.64	1.41	3.68	0.43
合计	—	—	—	—	—	9.37	48.18	2.86

(1) 计算各个研究的 OR_i　计算公式见式(9-10)。

(2) 用 M-H 法估计 OR_{MH} 值

$$OR_{MH}=\frac{\sum \frac{b_i c_i}{T_i}OR_i}{\sum \frac{b_i c_i}{T_i}}=5.14 \tag{式 9-10}$$

(3) 计算统计量 Q

$$Q=\sum \frac{b_i c_i}{T_i}[\ln(OR_i)-\ln(OR_{MH})]^2 \tag{式 9-11}$$

$Q>x_{0.1,6}^2=10.64, P<0.1$,拒绝 H_0,表明各项研究总体效应值不完全相同,各项研究之间不同质,故选择随机效应模型进行分析。

(4) 计算校正因子 D　若 $Q<k-1$,则 $D=0$;若 $Q\geqslant k-1$,则按公式(9-12)计算 D

$$D=\frac{[Q-(k-1)]\sum \frac{b_i c_i}{T_i}}{\left(\sum \frac{b_i c_i}{T_i}\right)^2-\sum \left(\frac{b_i c_i}{T_i}\right)^2} \tag{式 9-12}$$

(5) 用 DerSimonian-Laird 法计算权重 (w_i)

$$w_i=\frac{1}{D+\left(1 \bigg/ \frac{b_i c_i}{T_i}\right)} \tag{式 9-13}$$

(6) 用 DerSimonian-Laird 法计算合并的 OR 值

$$OR_{DL}=\exp\left(\frac{\sum w_i \ln OR_i}{\sum w_i}\right) \tag{式 9-14}$$

(7) 计算 95% CI

$$\exp(\ln OR_{DL}\pm 1.96/\sqrt{\sum w_i}) \tag{式 9-15}$$

本例 OR_{DL} 的 95% CI 为(1.63,3.95),不包括 1,表明尿激酶治疗血栓疗效高于对照组。

以上分析方法除可对病例对照研究的 OR 值进行异质性检验和加权合并外,亦可用于临床随机对照试验和队列研究,如 a_i、b_i 分别为试验组的阳性人数和阴性人数,c_i、d_i 分别为对照组的阳性人数和阴性人数。当两组阳性率(或阴性率)均很小时,可用 $(a_i d_i)/(b_i c_i)$ 近似估计相对危险度 RR,再进行异质性检验与加权合并。

（三）计量资料两均数差值的合并

对计量资料进行 Meta 分析可选择标准化均数差作为效应变量。根据各研究间异质性检验情况,选择不同的统计分析模型。

例 9-4:研究者对某药物能否降低 45~55 岁健康女性 BMI 的 6 篇文献的研究结果进行 Meta 分析,结果见表 9-7。

表 9-7　某药物对 45~55 岁健康女性 BMI 效果研究的 Meta 分析

研究编号	试验组		对照组		合并标准差 S_i	d_i	加权合并计算		
	n_{1i}	$\overline{X}_{1i}$	n_{2i}	$\overline{X}_{2i}$			w_i	$w_i d_{i1}$	$w_i d_{i2}$
1	30	27.2	32	28.1	2.92	-0.31	15.3	-4.68	1.43
2	60	28.0	50	29.2	2.94	-0.41	26.9	-11.00	4.49

续表

研究编号	试验组		对照组		合并标准差 S_i	d_i	加权合并计算		
	n_{1i}	$\overline{X}_{1i}$	n_{2i}	$\overline{X}_{2i}$			w_i	w_id_{i1}	w_id_{i2}
3	30	28.0	35	29.0	3.04	−0.33	16.0	−5.27	1.73
4	32	26.5	31	27.5	2.80	−0.36	15.5	−5.54	1.98
5	34	25.5	31	27.4	2.81	−0.68	15.4	−10.40	7.04
6	33	27.8	31	29.8	3.04	−0.66	15.2	−9.99	6.57
合计	—	—	—	—	—	—	104.3	−46.88	23.24

1. 计算效应值

设 k 个研究中的第 i 个研究试验组的均数分别记作 $\overline{X}_{1i}$ 和 $\overline{X}_{2i}$，方差分别为 S_{1i}^2 和 S_{2i}^2，两组合并方差为 S_i^2，则第 i 个研究的效应大小 $d_i=(\overline{X}_{1i}-\overline{X}_{2i})/S_i$，$i=1,2,3,\cdots k$。

2. 计算加权平均效应大小和估计误差

利用表 9–6 "合计" 栏数据，得效应大小 d_i 的加权均数为：

$$\overline{d} = \frac{\sum w_id_i}{\sum w_i} = \frac{-46.88}{104.3} = -0.45$$

各研究效应大小 d_i 的方差为：

$$S_d^2 = \frac{\sum w_i(d_i-\overline{d})}{\sum w_i} = \frac{\sum w_id_i^2 - \overline{d}^2\sum w_i}{\sum w_i} = \frac{23.49 - 0.45^2 \times 104.3}{104.3} = 0.022\,7$$

量表评分随机误差的方差为：

$$S_e^2 = \frac{4k}{\sum w_i}\left(1+\frac{\overline{d}^2}{8}\right) = \frac{4\times6}{104.3}\left[1+\frac{(0.45)^2}{8}\right] = 0.098\,3$$

3. 异质性检验

H_0：各研究结果效应大小 d_i 的总体均数相等。

H_1：各研究结果效应大小 d_i 的总体均数不完全相等。

$\alpha=0.1$

$$\chi^2 = \frac{kS_d^2}{S_e^2} = \frac{6\times0.022\,7}{0.098\,3} = 1.386,\nu=k-1=6-1=5$$

查 χ^2 界值表得 $\chi_{0.15}^2=9.24$，$P>0.1$，在 $\alpha=0.1$ 的水准上不拒绝 H_0，尚不能认为各研究总体效应值不同。d_i 的合并（95% CI）应采用固定效应模型；若异质性检验拒绝 H_0，接受 H_1，则用随机效应模型合并 d_i 值。

4. 总体平均效应大小的 95% CI

固定效应模型：$\overline{d}\pm1.96S_{\overline{d}}=\overline{d}\pm1.96S_e/\sqrt{k}$

随机效应模型：$\overline{d}\pm1.96S_\delta=\overline{d}\pm1.96\sqrt{S_d^2-S_e^2}$

本例异质性检验不拒绝 H_0，故按固定效应模型分析：

$$\overline{d}\pm1.96S_{\overline{d}}=\overline{d}\pm1.96S_e/\sqrt{k}$$

95% CI：

$$\overline{d}\pm1.96S_\delta=\overline{d}\pm1.96S_e/\sqrt{k}=-0.45\pm1.96\times0.128\,0=(-0.70\sim-0.20)$$

95% *CI* 的区间未包含"0",表明差异有统计学意义。因此 6 项研究的综合结论:可认为治疗组的 BMI 低于对照组。

▶▶▶ 第四节　Meta 分析结果评价与注意事项 ◀◀◀

一、Meta 分析结果森林图

Meta 分析结果通常用"森林图"表示。森林图是以统计指标和统计分析方法为基础,用计算结果绘制的图形。在平面直角坐标系中,以一条垂直的竖线代表无效线,即横坐标为 0 或 1;每条与横坐标平行的线条代表一个研究的 95% *CI*,线条中央的小方格代表研究结果的效应量大小。方块大小则代表该研究在合并统计中的权重大小。而图下方的菱形表示多个研究合并分析的综合效应大小及其 95% *CI*。图上一般还标出异质性检验的统计量及其 *P* 值和总合并分析的统计量及 *P* 值。它非常简单和直观地描述了 Meta 分析的统计结果,是 Meta 分析中最常见的结果表达形式。

以森林图所涉及的统计学知识为轴线,概括介绍二分类和连续变量森林图。

(一)相对危险度和比值比森林图

二分类变量(dichotomous outcomes,如发生与不发生)是临床研究中最常见的资料类型,相对危险度(relative risk,*RR*)和比值比(odds ratio,*OR*)是其中使用频率较高的统计学指标。*RR* 是前瞻性研究(如 RCT)中试验组某事件发生率 P_1 与对照组某事件发生率 P_0 之比,用于描述试验组某事件发生率是对照组的多少倍,常用来表示试验因素与结果的联系强度及其在临床疾病的病因、诊断、治疗和预后中的意义大小(图 9-1)。

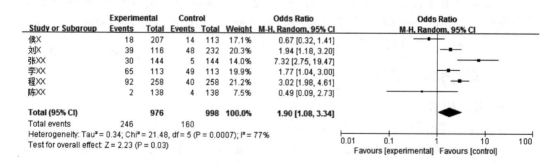

图 9-1　两组孕早期感冒与先天性心脏病比较的森林图

(二)连续性变量的森林图

当分析指标是连续变量(continuous outcomes,也称数值变量)时,可选择加权均数差(weighted mean difference,*WMD*)或标准化均数差(standardised mean difference,*SMD*)为合并统计量。*WMD* 即为两均数的差值,消除了多个研究间绝对值大小的影响,以原有单位真实地反映了试验效应。*SMD* 可简单地理解为两均数的差值再除以合并标准差的商,它不仅消除了多个研究间绝对值大小的影响,还消除了多个研究测量单位不同的影响,尤其适用于单位不同或均数相差较大资料的汇总分析。但 *SMD* 是一个没有单位的值,故对 *SMD* 分析的结果解释要慎重(图 9-2)。

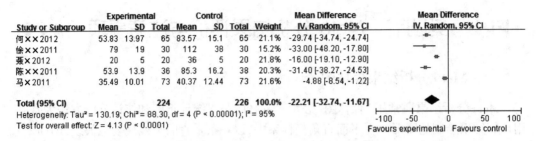

图 9-2　两种药物治疗后 24 h 微蛋白尿含量比较的森林图

(三) RevMan 森林图

RevMan(Review Manager 的简称)是国际 Cochrane 协作网为系统评价工作者提供的专用软件,是 Cochrane 系统评价的一体化、标准化软件。主要包括了 Cochrane 系统评价的英文字处理与 Meta 分析两大功能。该软件的统计分析功能操作简单、结果直观,是目前 Meta 分析专用软件中较成熟的软件之一。RevMan 绘制的森林图,系统默认的研究事件是不利事件,如发病、患病、死亡等,即系统默认森林图横坐标的左侧为"favours treatment",其横坐标的右侧为"favours control"。即无论是二值变量的指标 *OR* 或 *RR*,还是连续变量的指标 *WMD* 或 *SMD*,RevMan 绘制的森林图,只要其系统默认某个研究的 95% *CI* 的横线不与森林图的无效线相交且落在无效线左侧,可认为试验组的试验因素会减少不利事件的发生,试验因素为有益因素(保护因素),即试验因素有效。

但当研究的事件是"有利事件"时,若需要在 RevMan 中绘制森林图,则应修改其系统默认值,即将横坐标的左侧修改为"favours control",将横坐标的右侧修改为"favours treatment",否则采用系统默认值的森林图是错误的。

二、报告偏倚及其评价

(一) 报告偏倚

1. 报告偏倚概念

纳入研究的完整性是影响系统评价结果和结论准确性的重要因素。目前,纳入研究的完整性主要通过报告偏倚(reporting bias)来衡量。因研究成果的传播不能简单划分为发表和未发表,还应包括在同事间分享论文草稿,在学术会议上报告并发表摘要,最后将论文发表到被主要期刊数据库索引的杂志等多个连续过程。当一项研究成果的传播受到其自身传播性质和研究结果方向(如阴性结果)的影响导致其发表或未发表时,就产生报告偏倚。

2. 报告偏倚分类

包括:① 发表偏倚(publication bias),因研究成果的发表或未发表造成的偏倚。"有统计学意义"的研究结果比"无统计学意义"或无效的研究结果被报告和发表的可能性更大。若 Meta 分析只是基于已公开发表的研究结果,可能会因为有统计学意义的占多数,从而夸大效应或危险因素的关联强度而导致偏倚发生;② 滞后偏倚(time lag bias),研究成果快速发表或延后发表造成的偏倚;③ 重复发表偏倚(duplicate publication bias),研究成果发表多次或仅发表一次造成的偏倚;④ 发表位置偏倚(location bias),因研究结果发表的杂志不同,而不同杂志被获取的程度和被标准数据库索引的水平不同从而造成偏倚;⑤ 引用偏倚(citation bias),因研究结果的被引用与不被引用而造成的偏倚;⑥ 语言偏倚(language bias),因研究结果以某种语言发表而造成的偏倚;⑦ 结局报告偏倚(outcome reporting bias),因研究结果的性质和方向导致选择性报告某些结局而不报告其他结局造成的偏倚。

此外还有检索文献库偏倚(database bias)、纳入标准偏倚(inclusion criteria bias)和选择者偏倚(selector bias)。

(二) 报告偏倚的评价

社会科学研究领域普遍存在报告偏倚,正确评价报告偏倚尤为重要。当前评价报告偏倚的方法往往集中于衡量发表偏倚,且主要是对偏倚的大体估计。下面简单介绍几种常用的发表偏倚衡量方法。

1. 漏斗图

漏斗图(funnel plots)是基于对干预措施效果估计准确性随样本含量增加而提高的假定设计,以每个研究干预措施效果的估计值或其对数为横坐标,以每个研究的样本量大小或标准误的倒数为纵坐标形成的散点图。一般数量多、精度低的小样本研究的效果估计值广泛分布在图的底部,呈左右对称排列;而数量少、精度高的大样本研究的效果估计值分布偏上,分布范围较窄且逐渐向以合并效应量为中心的位置集中。无发表偏倚时,其图形呈对称的倒漏斗状(图 9-3),故称为漏斗图。

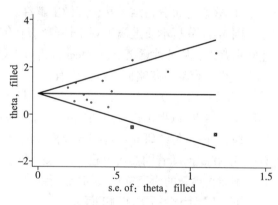

图9-3　Meta分析漏斗图

存在发表偏倚时,如有些小样本且无统计学意义的研究未发表,会导致漏斗图不对称,且图形的底部有缺口。这种情况下,Meta 分析计算出的合并效应量倾向于高估干预措施的效果。漏斗图不对称越明显,存在发表偏倚的可能性就越大。导致小样本研究效应低的原因除发表偏倚外,方法学不同常常也是导致漏斗图不对称的重要因素。

2. 敏感性分析

Meta 分析检索到一些小样本研究证据时,评价者应考虑进行敏感性分析(sensitivity analysis)来观察 Meta 分析的结果是否会发生改变,以检验是否存在与小样本研究有关的偏倚。如当排除非多中心试验并进行敏感性分析时,若观察合并结果的方向改变,提示小样本研究的偏倚较大,此时需谨慎解释结果。

3. 失安全系数

失安全系数(fail-safe number)是推翻当前合并结论或使当前合并结论逆转所需的结果相反的研究个数。失安全系数越大,说明 Meta 分析的结果越稳定,结论被推翻的可能性就越小。该方法的优点是简便易行,缺点是当其本身合并效应量无统计学意义时,则不能应用。

尽管目前证据明确证实:发表偏倚和其他类型的报告偏倚可导致过度乐观地估计干预措施的效果,但如何发现和校正发表偏倚仍存争议。全面检索文献是预防偏倚很重要的方法之一。发表偏倚应被看作是引起小样本研究效应众多因素中的一种。漏斗图可直观了解是否存在小样本研究效应,但应谨慎解释漏斗图不对称的检验结果。

（三）控制偏倚

（1）系统、全面、无偏地检出所有与课题相关的文献是减少发表偏倚最重要的方法。

（2）在Meta分析前,应测量发表偏倚和评估其影响程度。若发表偏倚较大,则需进一步收集相关资料信息,如与原文作者或者研究组联系,查阅有无阴性结果的研究;如有,则尽量从中获得相关资料;若不能将发表偏倚减少到一定的低水平,则只能放弃Meta分析。

（3）制定客观严密的纳入标准是控制筛选者偏倚最重要的方法;盲法筛选也常用于控制筛选者偏倚,即让筛选者事先不了解各项研究的结果,从而避免人为依据研究结果而决定取舍的干扰。

（4）客观评价分析结果并合理做出解释。

因Meta分析本质上属于观察性研究,在解释分析结果时尤其要谨慎,且不能脱离专业知识背景。从某种意义上讲,Meta分析可以显示多个"小效应"的综合结果,而未综合的"小效应"很容易被忽略而被认为没有作用。故Meta分析的研究结果报告中应注意两点:① 交代某种治疗方法"有效"或"无效"的证据是否充分,以指导实践。② 发现某项研究的倾向性结果,以提示进一步研究的方向。Meta分析是一个定量合并单独研究结果的分析手段,能提供传统研究报告综合分析方法所没有的优点。但因Meta分析的结果仅是现有研究的综合,随着同类研究进一步深入和发展,其结果可能会发生改变,故要求研究者必须不断收集新的研究资料,及时更新结论。

（四）Meta分析需注意的问题

1. 前言部分

（1）明确研究目的 目的应简单明确,除研究本身的意义外,更应指明在解决争论问题、提示今后研究方向和指导实践方面的意义。

（2）描述所研究的人群及Meta分析结果适用的人群 人群可通过临床诊断、人口统计上的分类(如年龄、职业等)或根据不同的处理因素来定义,解释结果时应注意此方面。

2. 分析过程

（1）系统、全面地检索相关文献 系统、明确地识别与研究问题有关资料的过程是Meta分析的重要特征,不但有助于减少偏倚,且使Meta分析的结果有较好的再现性。包括:① 定义研究中涉及的一些变量,如观察指标、观察对象和观察终点。这些定义应尽可能具体,且可操作性强。② 检索文献所覆盖的时间范围。③ 制定完善的检索策略。尽可能检索进入及未进入数据库的文献;一般多个策略比单一策略有较好的查全率。

（2）制定纳入和排除研究的标准,确定要分析的文献 制定标准的目的是尽可能减少选择偏倚(selection bias)。选择偏倚也是影响Meta分析结果的重要原因。选择偏倚包括纳入标准偏倚(inclusion criteria bias)和选择者偏倚(selector bias)。标准应尽可能详细,才能保证纳入有一定质量的研究,提高结果的一致性。

选择标准主要应考虑:

1) 研究对象 明确规定纳入 Meta 分析研究对象的疾病类型、年龄、性别、病情严重程度等。

2) 研究设计类型 研究是否有对照,是否用盲法,是回顾性研究还是前瞻性研究都会影响各研究的同质性,应选择相同类型的资料进行 Meta 分析。

3) 暴露或干预措施 制定文献选择标准时必须明确观察性研究中暴露因素、临床试验中干预措施的剂量和强度、病例的依从性等,还要考虑不同研究中暴露或处理的一致性。

4) 研究结局 纳入研究的结局变量必须有较好的一致性,一般应选择可量化、具可比性的疗效指标或观察性研究中的相对危险度、比值比、危险度差值、均数之差等。

5) 研究开展的时间或文献发表的年份和语种 不同时代的研究可能因为当时的技术水平而存在差异,故应明确研究的年份和发表年份。

6) 样本大小及随访年限 一些小样本研究可能不符合大样本的近似条件,故应规定样本量大小。随访年限直接影响随访研究的结局变量,应规定随访年限,也可通过敏感性分析,分别探讨不同样本量和随访年限时 Meta 分析的结果是否一致。

(3) 提炼资料 在纳入研究中获得精确数据可能产生的偏倚为研究内偏倚(within study biases)。提炼内容应全面准确,如发表时间、样本大小、研究质量评价、持续时间、剂量大小、研究设计及各单独研究的有关结局、特征等资料。尤应包括合并结果所要用到的数据资料,如各研究实验组和对照组样本量、均值、方差、合并方差、效应量等。提炼过程也包括计算一些新的指标,如效应量加权合并结果,并列表说明这些资料。

(4) 统计学分析 用统计学方法合并独立研究的结果是 Meta 分析的又一重要特征。离散型变量资料、连续性变量资料、诊断性试验资料、连锁分析资料的分析方法各不相同。常用的有固定效应模型和随机效应模型。固定效应模型应用最广,包括适用于效应量是比值比、相对危险度和率比的 Mantel Haenszel 法,Peto 法及率比和率差的 Wolf 法。目前对模型选择比较一致的看法是:若进行 Meta 分析的研究间同质性(homogeneity)较好,选用任何一种模型对合并效应估计的影响不大;但若研究间存在异质性(heterogeneity),则应选用随机效应模型。因传统 Meta 分析只作一次综合分析,虽能综合反映研究结果,却不易辩明先前每个研究结果对综合结果的影响,有学者提出了累积 Meta 分析方法(cumulative meta-analysis)。

3. 结论部分

(1) 得出估计效应大小及方向的指标及其 *CI*。

(2) 用图表表示各个独立研究的结果及 Meta 分析的结果 典型的图是将各个独立研究和 Meta 分析的比值比及其 95% *CI* 作图。

(3) 敏感性分析 敏感性分析中,观察排除一些研究后对结果的影响。影响较小说明分析的结果代表性和稳定性较好。一般而言,那些大规模、高质量或有最新研究成果的文献对 Meta 分析结果影响较大。

4. 讨论部分

（1）讨论独立研究的异质性　异质性不仅和模型选择有关,当异质性程度 > 随机变异时,讨论异质性来源比解释 Meta 分析结果更重要。

（2）讨论 Meta 分析结果所代表的人群及其可推广到的人群　研究人群间的差异会对 Meta 分析结果的解释带来困难。如以住院患者为基础的研究结果如何能反映门诊患者的状况呢？故为了保证 Meta 分析结果的可转化性,必须明确适用人群。

（3）讨论结果的意义　同其他所有研究一样,Meta 分析结果对于科学研究及卫生保健工作的意义也要讨论。包括:将某些结果用于实践的证据是否充分,在何种处理水平上其获益大于风险危害,评价估计效应的大小及其精确性。

5. 其他情况

目前,有关 Meta 分析的文章在各种刊物上发表越来越多,本章作者从已查阅的文献看,不恰当应用 Meta 分析或在应用 Meta 分析时不够规范的情况可概括为:

（1）文献资料检索方法不全面　部分研究只收集了发表或通过计算机检索能收集到的资料,未收集一些需人工检索的资料、学术会议资料和未发表的资料。

（2）未描述研究的人群及可推广到的人群。

（3）未列出排除文献的标准及排除的原因　建议应用 Meta 分析方法时,应严格按照一定的程序及规则,避免不恰当应用,这样才能保证 Meta 分析发挥其应有的作用。

（陈　燕　姚应水）

思 考 题

1. Meta 分析的目的和意义是什么？

2. Meta 分析的基本步骤有哪些？

3. Meta 分析时,固定效应模型和随机效应模型有什么不同？如果研究间有异质性,应如何处理？

4. Meta 分析有哪些常见的偏倚？

5. Meta 分析时需注意哪些问题？

网上更多……

📝 学习目的　　✏ 教学 PPT　　📖 拓展阅读　　👓 人文视角　　📋 自测题

第十章

病因和不良反应研究证据的评价与应用

本章导读

临床医疗实践中，了解疾病的病因是对疾病正确诊断、有效治疗和预防的科学基础。例如，某老年男性患者，患高血压、2型糖尿病和慢性阻塞性肺疾病多年，近半年因反复咳嗽就诊于多家医院，考虑"慢性阻塞性肺疾病急性加重、肺部感染等"，使用过多种抗生素，但咳嗽症状仍未见明显缓解，最后经停用血管紧张素转化酶抑制药，咳嗽逐渐好转。可见，掌握正确的方法学进行疾病病因的分析与评价是进行循证诊治的前提。本章将基于具体临床病案，诠释如何运用循证医学的基本原理和方法，解答临床病因和不良反应问题。

▶▶▶ 第一节 病因/不良反应研究概述 ◀◀◀

病因或致病因素（etiological factor）是指外界客观存在的物理、化学、生物和社会等有害因素，或人体本身的不良心理状态及遗传缺陷等，当其作用于人体后在一定条件下可导致疾病发生。病因学（etiology）是研究致病因素作用于人体，在内外环境综合影响下，导致人体发病及其发病机制的科学。

危险因素（risk factor）是指与疾病发生及其消长具有一定因果关系的因素，但尚无充分依据能阐明其明确的致病效应。当这些因素存在时，其相关疾病（事件）的发生率会相应增高；而被消除后，又可使该病（事件）发生率随之下降。例如，吸烟、高血压、高胆固醇血症等为缺血性心脏病的危险因素。

病因的致病效应非常复杂，有单一病因引起一种疾病，如结核分枝杆菌致结核病等传染性疾病；也有一种病因引起多种疾病，如乙型溶血性链球菌感染，既可引起猩红热，又与急性风湿热、肾小球肾炎发病有关；还有多个病因综合作用引起一种疾病，如高胆固醇血症、高血压、糖尿病、吸烟、肥胖及遗传与缺血性心脏病的关系。

任何一种干预措施，包括药物、器械、手术和行为干预等，都可能引起严重程度不等的不良反应（adverse reaction），最常见的为药物不良反应。研究不良反应的实质是确定因果关系，只是此处的"因"是指临床医师在疾病预防、诊断和治疗过程中采用的各种措施和方法,如诊断技术、手术和药物等。医疗过程中临床医师经常需要考虑某项诊治措施对患者是否有害;其在诊治过程中发生的不适是否和诊疗计划有关,如:钙拮抗药是否增加患癌症的风险? β受体阻滞药是否增加患者哮喘的风险? 这些问题不仅和医师的临床决策相关,且有助于医师和患者及其家属进行有效沟通和交流。但繁忙的临床医师不可能自己研究患者的每一个问题。常用的方法是在文献中寻找相关科学研究证据,通过他人的研究结果来回答提出的问题,即进行"循证临床实践"。循证医学强调评价证据的真实性、重要性和与患者的直接关联性,从而更有针对性地应用证据指导医疗实践,解决患者的实际问题,提高医疗质量。本章主要讨论不良反应的临床病因学研究,其中暴露因素包括:致病因素和可疑的导致不良反应的诊治干预措施。

▶▶▶ 第二节　提出需要解决的临床问题 ◀◀◀

例10-1:患者,男性,70岁,已婚。患2型糖尿病10年左右,长期应用二甲双胍降血糖,目前血糖控制稳定,但体重指数28kg/m²。近半年反复多次查血肌酐升高,估计肾小球滤过率(estimation of glomerular filtration rate, eGFR)波动在 35~50mL/(min·1.73m²),尿白蛋白／肌酐(ACR)>300mg/g,已有糖尿病眼底病变。患者社区门诊就诊,提出疑问:"医生,最近我在网上查到资料说肾功能损害的糖尿病人群服用二甲双胍容易发生严重的乳酸性酸中毒,甚至有生命危险,我现在有肾功能损害,是否还可以继续服用二甲双胍? "

为了明确临床问题的性质和方便检索,必须按照PICO原则重新构建和转化临床问题:

P — patient 或 population(患者或人群):糖尿病伴慢性肾病患者。

I/E — intervention/exposure(干预措施／暴露因素),对病因问题常常是 exposure(暴露因素):二甲双胍。

C — comparison(对照):安慰剂或未使用二甲双胍。

O — outcome(结局指标):增加乳酸性酸中毒风险? 加重肾功能损害?

由此将患者提出的问题转化为可以回答的临床问题:糖尿病伴慢性肾病患者服用二甲双胍是否会增加乳酸性酸中毒风险?

▶▶▶ 第三节　检索相关研究证据 ◀◀◀

根据Haynes等2009年提出的信息资源分类的"6S"模型进行证据检索,即证据系统(system)、证据总结(summaries)、系统评价摘要(synopses of syntheses)、系统评价(syntheses)、原始研究摘要(synopses of studies)和原始研究(studies)。理论上,应按此模型逐级检索,一旦在某一步获得的证据能回答提出的临床问题,且质量较高,更新时间很新,则可考虑停止检索。

但在实际工作中,我们可将数据库选择简单划分为 summaries 类和非 summaries 类(synopses of syntheses and studies、syntheses、studies)。因为 summaries 类的证据资源通常需要单独检索,而非 summaries 类的证据资源(如 synopses 类的 ACP Journal Club、syntheses 类的 Cochrane Library-CDSR 及来自各种期刊的 studies 等)均可通过 PubMed、Embase 等

索引数据库一站式检索。

故在本书第 10—15 章检索相关研究证据举例时,当检索 summaries 类数据库获得的证据不能解决问题时,再直接检索索引数据库,如 PubMed,并使用数据库提供的过滤器等功能缩小检索范围(详见第四章)。

一、选择数据库

(1) 首先检索 summaries 类数据库,根据所在单位订阅情况可检索如 Best Practice、UpToDate 等(其他 summaries 类资源详见第 4 章)。

(2) 如果 summaries 类数据库的证据未能解决问题,或 summaries 类资源纳入的证据质量不佳或年限太久时,再考虑检索非 summaries 类数据库,如 PubMed、Embase 等。如所在单位资源订阅情况欠佳,可考虑使用可免费检索的 PubMed、Cochrane Library 等资源。

二、确定检索词和检索式

检索时,常常从 PICO 四要素中提炼出检索词并进行检索词的组配以形成检索策略。必要时,还需包含所提出临床问题的类型和所查找证据的设计类型。上述案例检索词可包括:

P — diabetic mellitus with chronic kidney disease。

I/E —metformin。

O —lactic acidosis。

三、检索数据库

先以 UpToDate 为例进行检索,在 UpToDate 中输入 "chronic kidney disease AND metformin AND lactic acidosis" 进行检索,找到文献 "Metformin in the treatment of adults with type 2 diabetes mellitus"(文献评审有效期至 2019–07,专题最后更新日期 2019–03–29),在其 "SUGGESTED APPROACH TO THE USE OF METFORMIN" 的 "Contraindications" 和 "ADVERSE EFFECTS" 的 "Lactic acidosis" 中获取了相关证据:结论基于 2012—2018 年的 3 个观察性研究、2017 年发表的一篇纳入 17 个观察性研究的系统评价和美国食品药品监督管理局(Food and Drug Administration,FDA)修订的二甲双胍标签,这些证据结果提示:① 对 eGFR<30 mL/min 的糖尿病患者禁用二甲双胍;② 对 eGFR 介于 30~45mL/min 的患者不推荐开始二甲双胍治疗;③ 对服用二甲双胍期间 eGFR 降至 45 mL/min 以下的患者,应评估继续治疗的获益和风险;④ 对 eGFR≥45 mL/min 的患者,可开具全剂量二甲双胍。结合结论,基于证据的质量和时限,可以解答本案例提出的问题。至此即可结束检索,回到临床回答患者问题。

对无条件查询 summaries 类资源的读者,可使用免费索引数据库 PubMed 等。

以 PubMed 的 Clinical Queries 工具为例进行检索(检索时间:2019 年 8 月 5 日)。输入上述检索式 "("acidosis,lactic"［MeSH Terms］OR "lactic acidosis"［All Fields］)AND metformin",问题类型(Category)选择 "Etiology",范围(Scope)选择 "Narrow",检获相关临床研究 100 篇,含系统评价 9 篇。其中 1 篇系统评价直接分析了在糖尿病伴肾损害患者中服用二甲双胍与乳酸性酸中毒发生危险性的关系,结果提示:在伴有严重肾功能损害的糖尿病患者中(eGFR<30 mL/min),使用二甲双胍可能增加乳酸性酸中毒的风险。但将该结论用于具体病例之前,还应评价检出证据的真实性、重要性和适用性。为了展示评价病因和不良反应研究证据的全过程,本文选取 PubMed 检索结果中的一篇原始研究 "Lazarus B,Wu A,Shin JI,et al. Association of metformin use with risk of lactic acidosis across the range of kidney function: a community-based cohort study. JAMA Intern Med,2018,178(7):903-910" 作为第四节讲解证据评价和应用的例子。

▶▶▶ 第四节　病因和不良反应研究证据的评价与临床实践 ◀◀◀

一、证据的真实性评价

评价病因和不良反应研究证据真实性的原则见表 10-1。

表 10-1　评价病因和不良反应研究证据真实性的原则

病因和不良反应研究证据真实性评价
1. 除暴露因素 / 干预措施不同,其他重要特征在组间是否可比
2. 组间对于暴露因素 / 干预措施的确定和临床结局的测量方法是否一致(采用客观指标或主观指标采用了盲法)
3. 随访时间是否足够长,是否随访了所有研究对象
4. 研究结果是否符合病因的条件 (1) 因果时相关系是否明确 (2) 是否存在剂量 – 效应关系 (3) 暴露因素 / 干预措施的消长是否与不良反应的消长一致 (4) 不同研究结果是否一致 (5) 暴露因素 / 干预措施与不良反应的关系是否符合生物学规律

摘自:王家良.临床流行病学——临床科研设计、测量与评价.4 版.

(一) 除暴露因素 / 干预措施不同,其他重要特征在组间是否可比

一项试验研究住院对死亡率的影响。研究者通过比较同一社区的住院患者与年龄、性别相似的非住院患者的死亡率,得出结论支持住院患者的死亡率高,住院和死亡率相关。但此结果并不真实:因住院患者病情往往比非住院患者更严重,因而住院患者死亡风险更大。两组间病情的不平衡,导致暴露因素(住院)与结果(死亡)间的虚假联系。

显然,评价某一研究结果的真实性应首先考虑暴露组与非暴露组之间基线是否可比,即除了暴露因素不同,其他可能影响研究结果的重要特征在两组之间是否相似可比。基线资料是否可比应评价:① 研究是否采用了论证强度高的研究设计方法? ② 结果分析中是否考虑了相关混杂因素的影响?

不良反应的研究设计按其论证强度高低排序依次为随机对照试验、队列研究、病例对照研究、横断面研究和描述性研究。

1. 随机对照试验

若以第二节的临床问题为例,设计一项 RCT,应是:将糖尿病伴慢性肾病患者随机分

配到服用二甲双胍组(试验组,又称暴露组)或不服用二甲双胍组(对照组,又称非暴露组),随访一段时间,观察乳酸性酸中毒的发生情况。

RCT 中,受试对象被随机分配到试验组或对照组。随机分配可使混杂因素(包括已知和未知因素)在两组之间均衡分布,从而消除其对结局的影响,且研究者能主动控制暴露因素或干预措施,这是其论证强度高的原因之一。RCT 最常用于验证某干预措施的疗效,也可用于研究干预措施的潜在不良反应,尤在研究因果关系时论证强度最高。

但两方面原因限制了采用 RCT 研究某干预措施的不良反应或暴露因素的致病效应。当我们认为某种干预措施或暴露因素可能有害时,将受试对象随机分配入试验组和对照组,接受可能有害的干预措施,存在伦理问题。例如:研究吸烟与肺癌的关系,将受试对象随机分配入吸烟组和不吸烟组显然不可行。在研究干预措施的少见、严重和潜伏期长的不良反应时,需要极大样本量和很长的观察期,可行性较差。故当不良反应发生率 <1% 时,采用 RCT 研究的难度极大,需要大量受试对象和巨额经费。如:氯吡格雷与血栓性血小板减少性紫癜的关系未能通过 RCT 证实,而是通过观察性研究证实的。

RCT 的系统评价因可以纳入尽可能多的相关 RCT,形成足够大的样本量,从而提高结果的真实性。

2. 队列研究

队列研究作为 RCT 不可行时的替代方案,在确定因果关系时论证强度较佳且可行性较好,但其确定因果关系的论证强度弱于 RCT。

仍以该临床问题为例,设计 1 项队列研究应为:一组服用二甲双胍的糖尿病伴慢性肾病患者和一组未服用该类药物的糖尿病伴慢性肾病患者,随访后分别确定两组发生乳酸性酸中毒的危险度。该研究中糖尿病伴慢性肾病患者是否服用该类药物是自然形成,不由研究者干预和决定。

队列研究按是否接触某暴露因素将被观察人群自然分为 2 个群体,随访一定时期后,比较各群体某疾病发生情况的差异。队列研究与随机对照研究区别在于:被观察人群的暴露与否不是随机分配形成,而是由被观察人群或医师自行决定或自然形成。

前瞻性队列研究在人类自然状态下进行观察,暴露因素自然存在于人群中,研究者无法主动控制,暴露人群的某种与结局有关的重要特征可能与对照人群不同,因而影响结果的真实性。如有研究发现非甾体抗炎药导致消化道出血的发生。进一步分析发现:该研究因老年人更容易使用非甾体抗炎药,导致暴露组纳入了更多的老年人。老年人比年轻人更容易出现消化道出血。此时年龄成为一个混杂因素导致这种因果联系有待考证,提示队列研究容易受到混杂因素的影响。故研究者必须测量和报告两个队列的基线特征,并评价其可比性,或用统计学方法调整已知混杂因素的影响。即便如此,一些研究者不知道或未记录的重要预后因素仍可能在两组间不平衡,从而导致结果差异。队列研究的真实性和论证强度因此次于随机对照研究,但基于多个队列研究的系统评价的真实性优于单个队列研究。

3. 病例对照研究

若需要观察很长时间结局才能发生,前瞻性大型队列研究可行性差,则需选择其他类型的研究如病例对照研究。

病例对照研究是一种回顾性研究方法,是对出现某种不良反应的病例和没有出现某种不良反应的对照,回顾性调查过去或最近有无接受某诊治干预措施的历史,再比较两组的暴露情况。病例对照研究适用于少见病和潜伏期长的研究,研究时间短,省钱省力,对患者无害,可较容易地同时探索多种暴露因素和研究结局之间的可能关系,被广泛用于不良反应研究。如:孕妇服用雌激素与多年后所产女儿发生阴道腺癌关系的研究。若用RCT或前瞻性的队列研究来证实这种因果关系,则完成至少需要 20 年。因疾病发生率很低,实施 RCT 或队列研究将需要成千上万的患者参加试验。病例对照研究只需将那些出现了阴道腺癌的女性设为病例组,而未出现该病的女性设为对照组,回顾性调查她们的母亲在怀孕期间雌激素的暴露情况。通过病例对照研究发现雌激素和阴道腺癌之间存在较强的联系($P<0.001$),且这种联系不大可能是偶然造成。这一发现只纳入 40 例患病妇女且不会用到 20 年研究时间。

值得注意的是:病例对照研究受混杂因素的潜在影响比队列研究更大。从医院选择患者时,有暴露经历的患者比没有暴露经历的患者入院率更高,结局和暴露间的关系被扭曲。对照组选择不当会导致假关联。故对可疑的危险因素,对照组应与病例组有相同的暴露机会。

4. 横断面研究和描述性研究

寻找病因问题的答案时最常见横断面研究文章,这类研究比病例对照研究更易出现偏倚。如研究者可同时观察两组糖尿病伴慢性肾病(一组因乳酸性酸中毒住院,另一组没有),调查两组患者是否服用二甲双胍。因同时测量暴露与结局面临的最大问题是难以确定先有暴露还是先有结局。和队列研究及病例对照研究一样,横断面研究也需要调整混杂因素的影响。

若不良反应 / 不良事件(adverse event)极罕见或由罕见原因引起(例如服用沙利度胺的妇女生出海豹样儿),描述性病例报告或病例系列也可作为参考。但因此类研究缺少对照组,通常只能用于产生假设,还需进一步开展其他研究才能验证因果关系。

关于研究类型和对象选择等方法学信息通常可在文章摘要和方法学部分找到,纳入对象的特征通常在结果部分描述。

各种病因学研究的论证强度总结见表 10-2。

表 10-2　各种病因学研究的论证强度

设计	开始点	结果评价	优势	缺点	论证强度
随机对照试验	暴露状态	不良事件	可比性好	可行性差	++++
队列研究	暴露状态	不良事件	多为前瞻性,设有同期对照	影响内部真实性	+++
病例对照研究	不良事件	暴露状态	克服研究时间延迟,样本需要较少	影响内部真实性	++
横断面研究	暴露状态和不良事件	暴露状态和不良事件	可行性好	影响内部真实性	+
描述性研究	暴露状态	不良事件	方法简单易行	影响内部真实性	+

摘自:Guyatt GH. Users' Guides to the medical literature: A manual for Evidence-Based Clinical Practice. 3rd ed.

在上文提到的例子中,我们最后找到的证据采用了以社区为基础的队列研究设计方案。包括 2 个队列人群研究:美国 Geisinger 健康系统和 MarketScan 数据库(包含 350 个美国私人健康系统),其论证强度仅次于 RCT。

在结果统计分析时控制了混杂因素。

1) 在 Geisinger 健康系统队列研究　① 暴露组为使用二甲双胍组,对照组为使用其他降血糖药组(非二甲双胍组),根据患者 eGFR 水平进行了分层分析;② 结果分析时,采用 Cox 比例风险回归模型调整了以下混杂因素的影响:年龄、性别、种族、吸烟、体重指数、血清碳酸氢根、糖化血红蛋白、合并心血管疾病、心力衰竭、高血压和合并用药。

2) 在 MarketScan 数据库队列研究　① 暴露组为新使用二甲双胍的患者(二甲双胍组),对照组为新使用磺脲类降血糖药的患者(非二甲双胍组);② 与 Geisinger 健康系统队列研究相同,按患者 eGFR 水平进行分层分析和多因素分析调整了以下混杂因素的影响:年龄、性别、eGFR、心血管疾病、心力衰竭、高血压、使用胰岛素、血管紧张素转化酶抑制药、利尿药、非甾体抗炎药;③ 结合采用的队列研究设计方案和结果分析中对糖尿病患者 eGFR 水平分层分析及考虑了其他发生乳酸性酸中毒高风险因素的影响,使该研究两组间除暴露因素(二甲双胍)不同外,其他重要特征在组间基本可比。

(二) 组间对暴露因素 / 干预措施的确定和临床结局的测量方法是否一致(采用客观指标或主观指标采用了盲法)

若一个研究对暴露和临床结局的测量方式一致,则该研究的结果可信。病例对照研究应特别注意病例组和对照组间对暴露因素(即可疑的诊治干预措施)的测量方法是否相同。RCT 或队列研究应特别注意暴露组与非暴露组间临床结局指标的测量方法是否一致。若研究采用了盲法(主观结局指标如疼痛、生活质量等),即前瞻性研究中测量结局的人不知道暴露情况,或回顾性病例对照研究中调查暴露情况的人不知道研究对象的结局和研究假设时,则研究结果可信度更高。

例如:涉及二甲双胍和乳酸性酸中毒关系的队列研究,研究者对服用二甲双胍患者的乳酸性酸中毒检查可能会更仔细,从而导致结果偏倚。实际上,结局测量者知道暴露情况时,他们关心暴露组的结局是否发生,确实可能检查得更仔细,使一些原本可能忽略的结局或早期结局被检查出来,导致暴露队列该结局发生增加的结果,这就是监测偏倚(surveillance bias)。假设有一个病例对照研究,也是二甲双胍和乳酸性酸中毒关系,若调查者知道结局或研究假设,则他们询问乳酸性酸中毒患者是否有二甲双胍服用史时可能会更仔细(访谈者偏倚,interview bias)。同样,乳酸性酸中毒患者在回忆自己的药物暴露史时也会更仔细,对可能的暴露更敏感,更可能回忆起自己的暴露情况(回忆偏倚,recall bias),从而导致结果偏倚。

上文我们检索到的证据结局指标是乳酸性酸中毒住院率(不包括糖尿病酮症酸中毒),该指标是客观指标,受盲法影响较小。但该文评价患者乳酸性酸中毒为非特异性方法,有其局限性。

(三) 随访时间是否足够长,是否随访了所有研究对象

随访时间是否合适是影响研究结果真实性的重要因素之一。随访时间太短易得到假阴性结果,从而影响研究结果的真实性。随访时间的确定与暴露因素(即可疑的诊治干预措施)导致不良反应发生的自然病程相关。

以"吸烟是否增加患肺癌的风险"为例,若仅随访几周或几个月,结果发现吸烟和肺癌之间没有关系。这种情况下我们不能确定是吸烟不会引起肺癌,还是观察时间太短,吸烟的致病作用尚未表现出来。观察期的长短应根据疾病/不良反应发生的自然史确定。

理想的研究状态是所有研究对象都完成随访,无失访。有的失访研究对象在某些重要研究特征方面与随访到的病例有很大差别,也可能发生我们所关注的结局,从而影响研究结论,即失访偏倚(attrition bias)。失访数量直接影响研究结果的真实性。病例对照研究不涉及失访,前瞻性队列研究或随机对照研究要考虑失访对结局指标的影响。一般要求随访期间丢失的病例不应超过总观察例数的 10%;一旦超过 20%,结果很可能失去真实性。

Geisinger 健康系统队列研究观察了 75 413 例糖尿病患者,中位随访时间是 5.7 年(IQR,2.5~9.9 年),结果分析纳入了全部病例;MarketScan 数据库队列研究观察了 82 017 例糖尿病患者,随访时间 11.5~12 个月,结果分析纳入了全部病例。根据专业知识和以前多项研究,本文观察二甲双胍在不同肾功能状况的糖尿病患者发生乳酸性酸中毒不良反应时间足够长。

(四) 研究结果是否符合病因的条件

1. 因果时相关系是否明确

研究不良反应时,若能明确暴露因素(即可疑的诊治干预措施)的出现早于不良反应发生,则研究结果的真实性高。但若暴露因素和结果同时被调查,谁是因谁是果必须持慎重态度。

因果效应顺序的确定主要有赖于前瞻性研究,回顾性研究和横断面研究对因果效应时相顺序的确定论证强度低。

上文我们检索到的证据虽是回顾性队列研究,采用以社区为基础的队列研究设计方案,包括美国 Geisinger 健康系统和 MarketScan 数据库(包含 350 个美国私人健康系统)。两个队列研究观察的糖尿病人群自然分为使用二甲双胍组和不使用二甲双胍组,对不同肾功能状况糖尿病患者随访一段时间后,检测两组发生乳酸性酸中毒住院率的差异。可见,二甲双胍使用在前,乳酸性酸中毒住院发生在后,因果顺序明确。

2. 是否存在剂量 – 效应关系

暴露因素(即可疑的诊治干预措施)与不良反应间是否有剂量 – 效应关系是指致病效应与暴露剂量或暴露时间是否具有显著相关性。当暴露因素和不良反应呈现剂量 – 效应关系时,结果的真实性较高。

上文我们检索到的证据结果分析未报道在糖尿病患者中,不同剂量的二甲双胍发生乳酸性酸中毒的风险是否有差异。其仅报道在不同肾功能状况的糖尿病患者中,基线使用二甲双胍的平均剂量,和基线未使用二甲双胍,但随访期中开始使用二甲双胍的平均剂量。

3. 暴露因素 / 干预措施的消长是否与不良反应的消长一致

不良反应研究中符合流行病学规律的表现为:终止可疑的诊治干预措施伴随不良反

应的减弱或消失;重新开始该项诊治干预措施时,不良反应又再次出现。

我们检索到的证据未提供这方面信息,临床医师可进一步查询其他相关证据。

4. 不同研究的结果是否一致

对某暴露因素(即可疑的诊治干预措施)与某种不良反应的研究,若不同地区和时间、不同研究者和不同设计方案的研究结论一致,则这种病因学的因果效应较可信。

上文检索到的证据包含了两个以社区为基础的队列研究(美国 Geisinger 健康系统和 MarketScan 数据库),其结果一致发现:与不用二甲双胍糖尿病人群相比,在肾小球滤过率 >30 mL/(min·1.73 m²)的糖尿病患者中,使用二甲双胍不增加乳酸性酸中毒住院率。但这两个队列研究均是美国人群,需进一步查询全球其他国家地区有关二甲双胍与乳酸性酸中毒风险的研究是否与美国人群研究一致。因此,如能获得全面收集了相同性质、高质量的研究结果的系统评价,得出的结论真实性更高。

5. 暴露因素 / 干预措施与不良反应的关系是否符合生物学规律

若不良反应研究揭示的因果关系有生物学合理性(如病理生理学机制等),则可增加因果联系的证据,结果的真实性高。

上文我们检索到的证据未提供生物学合理性的解释和讨论,可进一步查询更多相关证据进行说明。但根据专业知识分析,这种相关性有其生物学合理性。

总结:评价不良反应研究证据真实性的指标中前3条最重要。若文献不能满足前3条,说明结果的真实性较差,不能作为指导临床医疗实践的证据,应继续寻找其他文献。本文满足了病因与不良反应研究真实性评价原则 4 项标准的前 3 项,说明其结果的真实性较好,可以作为指导临床医疗实践的证据,但需进一步明确这种病因学因果关系是否有足够的强度及精确度。

二、证据的重要性评价

所评价文献满足了真实性评价原则后,需要进一步明确暴露与结局的因果关系是否有足够的强度和精确度(评价不良反应研究证据重要性的原则见表 10-3)。

表 10-3 评价病因和不良反应研究证据重要性的原则

病因和不良反应研究证据的重要性评价
1. 暴露因素 / 干预措施与不良反应之间的关联强度如何
2. 多发生—例不良反应所需要治疗的患者数(*NNH*)
3. 暴露因素 / 干预措施与不良反应之间因果关联强度的精确度如何

摘自:Guyatt GH. Users' Guides to the medical literature: A manual for Evidence-Based Clinical Practice. 3rd ed.

(一)暴露因素 / 干预措施与不良反应之间的关联强度如何

如前所述,一个不良反应问题可通过几种不同的研究设计来回答。不同研究设计估计暴露和结局间联系强度的方法不同。在 RCT 和前瞻性队列研究中,关联强度是用暴露组相比非暴露组发生不良反应的危险性来确定,即相对危险度(*RR*)。计算方法是:$[a/(a+b)]/[c/(c+d)]$。

以"服用二甲双胍是否会增加乳酸性酸中毒风险"为例:

若采用前瞻性研究来探讨二甲双胍和乳酸性酸中毒的关系,其研究结果见表 10-4。

表 10-4　二甲双胍和乳酸性酸中毒(前瞻性研究)

		乳酸性酸中毒	无乳酸性酸中毒	合计
二甲双胍	服用	a	b	$a+b$
	未服用	c	d	$c+d$

若采用回顾性研究来探讨二甲双胍和乳酸性酸中毒的关系,其研究结果见表 10-5。

表 10-5　二甲双胍和乳酸性酸中毒(回顾性研究)

		乳酸性酸中毒组	无乳酸性酸中毒组
二甲双胍	服用	a	b
	未服用	c	d

前瞻性研究中,若有 1 000 例患者接受了某种治疗,其中 20 例出现某种不良反应,则 $a=20$, $a/(a+b)=2\%$;若 1 000 例未接受这种治疗的患者中 2 例出现该不良反应,则 $c=2$, $c/(c+d)=0.2\%$。则 $RR=2\%/0.2\%=10$,即接受治疗者发生这种不良反应的危险性是未接受治疗者的 10 倍。

病例对照研究中,调查者从患病或不患病出发来选择患者(而非暴露与否),故不能计算"发病率",只能用比值比(OR)来间接估计关联强度。计算方法是:ad/bc。

若纳入 100 例有不良反应的患者进行研究,其中 90 例有暴露史,则 $a=90$, $c=10$;同时纳入 100 例无不良反应的对照,发现其中 45 例有暴露史,则 $b=45$, $d=55$。则 $OR=ad/bc=(90\times55)/(45\times10)=11$。即有暴露史的患者发生该不良事件的可能是无暴露史者的 11 倍。

RR 或 $OR>1$,说明有暴露史的人发生所研究不良反应的危险性增加;若 RR 或 $OR=1$,则有暴露史的人发生不良反应的危险性和无暴露史的人无差别;若 RR 或 $OR<1$,则暴露于可疑因素的人发生不良反应的危险性小于无暴露史的人。一般,RR/OR 在 1.2~1.5 之间,提示因果联系为弱相关;在 1.6~2.9 之间,提示因果联系为中等程度的相关;>3.0,提示因果联系为强相关。注意:评估因果关联强度时,需要同时考虑研究设计的论证强度。如:一个高质量的 RCT 比队列研究和病例对照研究产生偏倚的机会小,因此 RCT 中,即使关联强度比队列研究和病例对照研究稍小,也能确定其因果联系。

不良反应的严重程度也影响因果关联强度的评估。对某种轻微有害的不良反应,若一个病例对照研究得到的 OR 值 <4,可能不会引起重视。但当不良反应的严重程度增加时,可能需要引起重视的 OR 值会相应降低。相比病例对照研究,队列研究出现偏倚的可能性稍小,故对于较严重的不良反应,若 $RR>3$ 就需要引起重视。

上述检索的证据提示:Geisinger 健康系统队列研究发现,相比不用二甲双胍组,仅在 $eGFR<30$ mL/$(\min\cdot1.73\ m^2)$ 的糖尿病患者中,时间相关性使用二甲双胍增加乳酸性酸中毒住院率($aHR=2.07$,95% CI 1.33,3.22)。aHR 是指调整混杂因素后的风险比,结果更可信;校正后的风险比是 2.07,具有中等程度的因果关联性。

（二）多发生一例不良反应所需要治疗的患者数（NNH）

RR 或 *OR* 虽可描述关联强度的大小，但有时需把关联强度指标转换为患者和医师更易理解和使用的度量指标。多发生一例不良反应所需要治疗的患者数（*NNH*），指患者接受某种干预措施，与对照组相比多发生一例不良反应需要治疗的患者数。

RCT 和队列研究可以直接计算 *NNH*。*NNH* 为暴露组与非暴露组不良反应发生率之差的倒数，即绝对危险增加（*ARI*）值的倒数。以上述前瞻性研究的例子计算，*NNH*=1/(2%-0.2%)=55.6。即每治疗 56 例患者，就会多出现一例不良反应。

病例对照研究，*NNH* 的计算要复杂一些。当 *OR*<1 时，*NNH* 的计算公式为：1-[*PEER*(1-*OR*)]/*PEER*(1-*PEER*)(1-*OR*)；当 *OR*>1 时，*NNH* 的计算公式为：1+[*PEER*(*OR*-1)]/*PEER*(1-*PEER*)(*OR*-1)。这里，*PEER*(patient expected event rate)是患者的预期事件发生率（即，不暴露于可疑危险因素时研究对象的不良反应发生率）。*OR* 相同的条件下，*PEER* 不同，得到的 *NNH* 值差别很大，所以计算 *NNH* 时，尽量准确地估计患者的预期事件率很重要。

因 *RR* 或 *OR* 不能说明不良反应出现的频率，只能说明暴露组与非暴露组相比更多或更少出现不良反应的结果，故 *NNH* 给临床医师和患者的印象更直观。需要强调的是，当 *RR* 相同时，若不良反应发生率不同，得出的 *NNH* 也不相同。故评估因果关系强度需要综合考虑两种或多种指标。

上述检索到的证据中，Geisinger 健康系统队列研究发现，相比不用二甲双胍组，在 eGFR<30 mL/(min·1.73 m^2) 的糖尿病患者中，时间相关性使用二甲双胍增加乳酸性酸中毒住院率的 *ARI* 是 2.76%，*NNH* 为 36；表示中位随访期 5.7 年（IQR，2.5~9.9 年）中，36 例 eGFR<30 mL/(min·1.73 m^2) 的糖尿病患者使用二甲双胍，可出现额外一例患者发生乳酸性酸中毒住院。

（三）暴露因素/干预措施与不良反应之间因果关联强度的精确度如何

除采用 *RR* 和 *OR* 值判断因果关系强度外，我们还需采用置信区间评价相关强度的精确度，通常方法是计算 *RR* 或 *OR* 的 95% 置信区间。95% *CI* 下限和上限值不包含 1.0，表明差异有统计学意义，范围越窄，表明其精确度越高。

上文检索到的证据中，二甲双胍与乳酸性酸中毒住院发生的 *aHR* 值为 2.07，95% *CI* 是（1.33，3.22），不包含 1，说明有统计学意义。置信区间较窄，结果的精确度较好。

三、证据的适用性评价

在确定证据的真实性和重要性之后，接着需要考虑的是，该证据能否应用于你的患者，评价病因和不良反应研究证据适用性的原则见表 10-6。

表 10-6 评价病因和不良反应研究证据适用性的原则

病因和不良反应研究证据的适用性评价
1. 你的患者与研究中的研究对象是否存在较大差异，导致研究结果不能应用
2. 你的患者可能接触到的暴露因素和研究中的暴露因素是否有重要不同
3. 是否应该停止或继续暴露因素（即可疑的诊治干预措施）

摘自：Guyatt GH. Users' Guides to the medical literature：Essentials for Evidence-Based Clinical Practice. 3rd ed.

（一）你的患者与研究中的研究对象是否存在较大差异，导致研究结果不能应用

需要从可能影响不良反应发生的多个方面来评估研究中的对象和你的患者是否相似，包括：人口学特征（年龄、性别构成、种族等），病理生理学指标（不良反应产生的危险程度、对治疗的反应等），社会学特征（社会地位、经济收入等）和治疗机构是否相似等。可从研究的纳入标准和排除标准判断你的患者与研究中研究对象的相似性。

（二）你的患者可能接触到的暴露因素和研究中的暴露因素是否有重要不同

若证据中的暴露因素在暴露的剂量和持续时间等重要方面都与你的患者不符合，则证据不能适用。如 19 世纪 70 年代的研究资料显示：口服避孕药可增加血栓性静脉炎的发生。该证据不能用于 21 世纪的患者，因为目前口服避孕药中的雌激素含量较以前更低。

上文检索到的证据在美国进行：① Geisinger 健康系统队列研究：从 2014 年 1 月至 2017 年 1 月，共观察了 75 413 例糖尿病患者，平均年龄 60 岁，女性占 51%，诊断糖尿病后有 ≥1 次的血清肌酐测定。入组时有 14 662 例患者 eGFR<60 mL/(min·1.73 m^2)，其中 1 765 例患者 eGFR <30 mL/(min·1.73 m^2)。评价所有纳入患者的 eGFR 分期的时间相关性（time dependent assessment）。有 47 876 例糖尿病患者（45%）使用了二甲双胍（中位疗程：2.8 年；IQR，0.9~6.2 年），中位随访时间 5.7 年（IQR，2.5~9.9 年）。排除终末期肾病或 eGFR <15 mL/(min·1.73 m^2) 的患者。② MarketScan 数据库队列研究：从 2010 至 2015 年，观察了 82 017 例糖尿病患者，平均年龄 52 岁，女性占 49%。其中有 67 578 例患者新使用二甲双胍，14 439 例患者新使用磺脲类药物，随访时间 11.5~12 个月，余纳入和排除标准同 Geisinger 健康系统队列研究。

想一想：患者和研究中的研究对象是否相似？可以使用该结果吗？

（三）是否应该停止或继续暴露因素（即可疑的诊治干预措施）

主要从以下三方面讨论当因果联系存在时，是否应该停止相关的暴露因素（即可疑的诊治干预措施）：① 因果关系推论的强度（其中涉及研究的真实程度，研究设计的质量，因果关系的强度，在上文均有提及）。② 如继续接触暴露因素，患者的危险有多大？③ 若脱离暴露因素，是否也会带来不良后果？

四、临床决策

即便有真实可信的研究证据，临床决策也不简单。那么，哪种情况临床决策会变得轻松一些呢？若暴露因素或治疗措施的危险明确且巨大，决策也相对明确，即立即脱离暴露因素或终止治疗措施。若存在较理想的备选治疗措施，临床决策也相对明确，如抗高血压药钙拮抗药与癌症的发生可能相关，而治疗高血压药物的可选择范围较宽，可以选择其他药物。

临床决策过程中，考虑患者本身特别的期望和偏好很关键。可请患者自己评估潜在的不良反应和治疗作用在他（她）心目中的重要性。这需要结合你患者的价值观共同决定。

回到例 10-1，在回顾了有关二甲双胍和乳酸性酸中毒风险的证据之后，我们发现：使用二甲双胍主要在糖尿病伴 eGFR<30 mL/(min·1.73 m^2) 的患者中增加乳酸性酸中毒的风险。我们和患者进行了讨论，充分告知患者使用二甲双胍的利和弊、停用二甲双胍的利和弊，以及其他降血糖方案的利和弊。患者认为虽有相关性，但二甲双胍对减轻体重有

益,最近的研究也提示对心血管有保护作用,且价格便宜,易获取。目前他的 eGFR>30 mL/ $(min \cdot 1.73\ m^2)$,故他希望继续使用二甲双胍,定期复查肝肾功能,积极控制其他对肾功能不利的因素。

(吴红梅 李 峻)

思 考 题

1. 评价不良反应研究真实性的指标有哪些?
2. 评价不良反应研究重要性的指标有哪些?
3. 如何通过 *RR* 值来计算 *NNH*?
4. 在考虑证据能否用于自己的患者时,应该考虑哪些方面?

网上更多……

学习目的   教学 PPT   拓展阅读   人文视角   自测题

第十一章

诊断性研究证据的评价与应用

本章导读

门诊接诊一位 45 岁女性患者，月经量多，乏力，面色苍白。实验室检查发现血红蛋白为 70 g/L，白细胞、血小板正常，血清铁蛋白为 15 g/L。是否需要进行骨髓检查以明确诊断呢？

疾病的诊断是一个复杂的、不确定的过程，是直觉和推理的组合。临床医生在进行诊断时常常采用两种模式，一种称为模式识别法或非分析法，即将患者的情况和以前见过的类似患者进行比较，很快发现当前患者和过去见过的某个患者情况相同，根据经验做出初步诊断；另一种方法称为分析推理法，即总结患者的病史特点并回顾已有的知识，利用已有的知识来分析、演绎患者的诊断。优秀的临床医师往往同时应用两种方法，先采用快速的非分析方法进行诊断，如不能解决问题则采用较慢的分析推理方法。本章介绍的概率方法就是重要的分析推理方法。

▶▶▶ 第一节 诊断性试验概述 ◀◀◀

一、诊断性试验的概念

诊断性试验（diagnostic test）是用于诊断疾病的实验和方法，包括：① 临床资料：从病史、体格检查获得的临床资料，如高血压家族史、心绞痛特点、心脏杂音及杵状指等；② 实验室检查：包括各种指标的检测如生化、血液、骨髓、微生物学检查等；③ 影像诊断技术：如 X 线片、超声检查、CT、磁共振成像（MRI）、放射性核素检查、纤维内镜等；④ 各种诊断标准：由同行专家制订并获得公认，如再生障碍性贫血的临床诊断标准、诊断急性风湿热的 Jones 标准、诊断系统性红斑狼疮的 ARA 标准等。诊断性试验常用于诊断疾病、筛查疾病、评估预后、疾病随访、估计疾病对治疗的反应等。

临床医师在进行初步诊断时往往不首先采用标准诊断方法或金标准，因为金标准的实施常常比较困难，或对患者造成一定伤害。诊断性试验在临床上常取代金标准用于疾病的诊断。

二、诊断性研究方法

(一) 诊断性研究设计要点

在循证医学实践中,为了合理选择诊断性试验,医生需要明确诊断性试验的特征、属性和适用范围。严格的诊断性研究方可提供真实、可靠的证据,即需要选择合适的研究对象,将诊断性试验与金标准进行盲法、独立和同步比较。

1. 正确确定诊断性试验的金标准

金标准(gold standard)或参考标准(reference standard)是迄今公认诊断某种疾病最准确和最可靠的方法,包括外科手术发现、病理学诊断(组织活检和尸体解剖)、影像学诊断、临床医学专家共同制订的诊断标准(如诊断风湿热的 Jones 标准)和长期临床随访等。但综合考虑安全性、经济性和复杂性等因素,金标准不一定是诊断某种疾病的最佳方法。如冠状动脉造影是当前诊断缺血性心脏病最好的方法,但其有创,有一定风险,操作复杂且费用昂贵,临床上更多采用无创性检查进行诊断,如心电图、心脏超声、CT 等。

诊断性研究根据金标准确定研究对象是否患病,因此正确确定金标准十分重要。如果金标准不能准确区分是否患病,可能造成疾病分类偏倚(disease classification bias),影响诊断性试验的真实性。

2. 合理选择研究对象

诊断性研究所纳入的研究对象决定了其适用范围。临床上不需要用诊断性试验来区分正常人与重型或晚期病例,而在临床上不能确诊、区分容易混淆的疾病或确定疾病的严重程度时,需要进行诊断性试验。因此,选择的研究对象应与临床实际情况相似,纳入所有可能与所研究疾病混淆的研究对象及疾病的各种类型和不同时期,包括典型和非典型病例,轻型和重型病例,无并发症和有并发症的病例,病程早、中、晚期病例,及其他可能产生阳性结果或容易与目标疾病混淆的疾病病例。这样选择的研究对象不仅有广泛的代表性,有利于轻、中、重各型疾病的诊断,且有利于鉴别诊断,因此,诊断性试验不宜纳入完全无病的正常人。

3. 盲法、独立和同步比较诊断性试验和金标准结果

采用盲法评价诊断性试验结果十分重要,即要求判断诊断性试验结果者不能预先知道研究对象是否患病,而按照金标准判断研究对象是否患病者不能知道诊断性试验的结果。临床诊断中常常遇到这样的情况:知道了超声心动图结果后,原来未听到的心脏瓣膜杂音就很容易听到了;知道了 CT 扫描结果,则原来胸部 X 线片上未发现的肺部肿块也很容易被发现。诊断性试验与金标准未进行盲法比较时,多数情况下可夸大诊断性试验的准确性,特别是试验结果需要主观判断时容易发生评估偏倚(review bias)。

某些情况下,金标准建立在一系列试验和相关临床资料基础上。此时金标准不能包括所研究的诊断性试验,否则可能发生掺合偏倚(incorporation bias),增加两者的一致性,夸大诊断性试验的准确性。若当新诊断性试验结果影响金标准使用时,如诊断性试验结果为阳性时就进行金标准检查;结果为阴性时不进行金标准检查,则可导致核实偏倚(verification bias)。此外,无论诊断性试验的结果是阴性或阳性,所有研究对象都应接受相同的诊断疾病金标准的核实,否则会造成差异核实偏倚(differential verification bias)。此类偏倚特别容易出现在采用不同金标准从不同角度划分疾病的情况,如采用组织病理学检查和采用自然病史诊断阑尾炎。

诊断性试验和金标准检查应同步进行,这点对急性、自限性疾病尤为重要,因为疾病过程的不同阶段其病理形态和生理生化特征不相同。

4. 列出四格表,计算诊断性试验的相关指标

将金标准划分的有病组和无病组及由诊断性试验测试所有研究对象获得的阳性、阴性结果列出四格表(表 11–1),计算诊断性试验准确性指标。

表 11–1　诊断性试验四格表

诊断性试验	"金标准"		合计
	有病	无病	
阳性	真阳性(a)	假阳性(b)	$a+b$
阴性	假阴性(c)	真阴性(d)	$c+d$
合计	$a+c$	$b+d$	N

敏感度$=a/(a+c)$　　准确性$=(a+d)/N$　　阳性预测值$=a/(a+b)$

特异度$=d/(b+d)$　　患病率$=(a+c)/N$　　阴性预测值$=d/(c+d)$

$$阳性似然比 = \frac{a/(a+c)}{b/(b+d)} = \frac{敏感度}{1-特异度}$$

$$阴性似然比 = \frac{c/(a+c)}{d/(b+d)} = \frac{1-敏感度}{特异度}$$

(二)诊断性研究的设计方案

诊断性研究的基本设计方案有 2 种:① 诊断性研究的推荐设计方案是横断面研究,但从研究对象纳入情况来看,实际上是诊断性队列研究设计(diagnostic cohort design):即连续纳入所有怀疑患某种疾病的患者,同步进行金标准和诊断性试验检查,再盲法评估两者结果(图 11–1);② 诊断性病例对照研究(diagnostic case-control design):选择一组已确诊的患某种疾病的患者(病例组),一组确定不患某种疾病的研究对象(对照组,可为患其他疾病患者或正常人),将两组患者均进行诊断性试验,根据结果评估诊断性试验的准确性(图 11–2)。

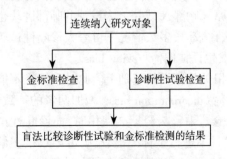

图 11-1　诊断性横断面研究设计

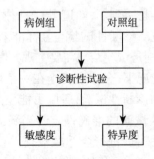

图 11-2　诊断性病例对照研究设计

两种设计方案纳入研究对象的方式不同,导致研究结果受偏倚影响程度明显不同。诊断性队列研究设计保证纳入的研究对象与临床实际情况相似,且每个研究对象均进行金标准检查,能较好避免选择偏倚或部分核实偏倚(partial verification bias);而诊断性病例对照研究设计,因选择研究对象时已明确患者是否患有某种疾病,既不能保证纳入各种类型患者或与要诊断的目标疾病容易混淆的疾病患者,也不能保证每个纳入的研究对象均进行了金标准试验,特别是对照组,如果金标准是有创的,对照组往往没有经过金标准诊断,造成疾病诊断不准确,容易发生选择偏倚或部分核实偏倚。

三、诊断性研究证据分级

由于研究设计、研究对象选择、金标准确定、结果评估等方面的差异,诊断性研究结果的真实性也存在差别。为此,2001 年英国牛津循证医学中心将证据分级与推荐级别相结合,提出了一套证据分级方法,并于 2011 年进行了修订,该证据分级方法可用于预防、诊断、治疗、预后和危险因素等领域研究证据(表 11-2)。

表 11-2 诊断性研究证据的分级

证据分级	诊断性研究
1级	采用相同参考标准及盲法的横断面研究的系统评价
2级	采用相同参考标准及盲法的单个横断面研究
3级	非连续纳入受试者的研究,或参考标准不一致的研究
4级	病例对照研究,或研究采用的参考标准较差,或非独立参考标准
5级	基于机制的推理

▶▶▶ 第二节 提出需要解决的临床问题 ◀◀◀

临床实践中,需要借助各种诊断技术和方法明确患者是否患病及患何种疾病。患者常常会问,为什么要做这些检查? 这些检查对诊断我的疾病有多大价值? 为避免盲目选择和应用,医生需要明确诊断技术和方法诊断某种疾病的准确性、安全性、适用性和经济性,如 CT 诊断阑尾炎的价值,血清铁蛋白诊断缺铁性贫血的价值等。为回答此类问题,医生可自己进行诊断性研究或查阅已发表的相关研究结果。临床工作中更多是带着有争议或不能解决的问题,通过查寻他人的研究成果来回答自己或患者的问题。

例 11-1:一孕 25 周出生的早产儿,出生后 30 天于肺动脉瓣听诊区可闻及病理性杂音,脉搏增强。医生临床诊断为"动脉导管未闭(patent ductus arteriosus,PDA)"并已给予吲哚美辛治疗 PDA 一疗程。患儿非常虚弱且依赖呼吸机辅助呼吸,不便搬动做超声心动图检查以确诊患儿是否有 PDA。那么此时,根据体格检查结果(体征)是否能诊断患儿患 PDA 呢?

一、提出临床问题

动脉导管未闭是早产儿最常见的先天性心脏病,若未及时诊断与处理,可发生充血性心力衰竭、慢性肺疾病、颅内出血和坏死性小肠结肠炎(NEC)等。足月儿 50% 在生后 24 h 内、90% 在 48 h 内、几乎 100% 在 72 h 内动脉导管(DA)关闭,在出生后 1~3 个月常达到完全解剖学关闭。但若胎龄 ≤29 周,PDA 发生率在 0~24 h 为 80%,24~48 h 为 40%,48~72 h 为 7%。早产儿一旦确诊为持续性 PDA,建议尽早治疗。药物(吲哚美辛等)和手术(PDA 结扎)治疗 PDA 安全、有效。因此,应尽早确诊,减少并发症发生。

超声心动图诊断 PDA 最敏感、准确,而临床体征较迟发生,但对判断与 PDA 有关的远期疾病发生关系更密切。常见临床体征包括连续性杂音、心前区搏动增强、水冲脉、脉压增大或有进行机械通气的指征。体征不同诊断意义也不同。作为标准诊断方法的超声心动图虽然准确,但耗时且较昂贵,而且一般不能进行床旁检查。如果临床体征能作为筛查手段,将有助于早期诊断和治疗。尽管临床体征广泛用于 PDA 的初步诊断,其准确度到底如何呢? 能否有助于诊断上述早产儿的 PDA 呢?

例 11-2: 对依赖呼吸机辅助呼吸的极低体重(体重 <1 000 g)早产儿,临床体征诊断 PDA 的准确性如何?

二、构建临床问题

为了便于制订高效检索策略,应按照 PICO 原则分解上述临床问题(表 11-3),检索出与上述临床问题直接相关的研究证据。

表 11-3　构建临床问题

P:患者及问题(patient)	依赖呼吸机辅助呼吸的极低体重早产儿
I:干预措施(intervention)	临床体征
C:比较措施(comparison)	超声心动图(金标准)
O:结局(outcome)	诊断动脉导管未闭

▶▶▶ 第三节　检索相关研究证据 ◀◀◀

不同医学文献资料在设计、实施、统计分析、结果解释和论文报告等方面存在差异,研究质量、结果真实性和可靠性及适用性也不相同。因此,检索证据时,建议首先检索经他人评估和筛选过的循证医学资源,如果未检索出需要的信息,则再进一步检索未经筛选的数据库。

一、选择数据库

目前尚无专门针对诊断性研究证据的数据库,只能通过综合性数据库检索诊断性试验证据。

（一）首先检索经过评估或筛选的循证医学信息资源（二次文献数据库）

- Best Evidence（Evidence-based Medicine and ACP Journal Club）
- The Cochrane Library：Cochrane Database of Systematic Reviews（CDSR）
- UpToDate
- SUMSearch

（二）再考虑检索未经评估或筛选的信息资源（原始文献数据库）

- PubMed
- Embase
- CBM

二、确定检索词和检索策略

（一）检索词

根据构成临床问题的四要素，本病例检索可选择的检索词包括：patent ductus arteriosus、diagnostic test、clinical examination、sensitivity、specificity、preterm。

（二）检索策略

本病案采用检索词 patent ductus arteriosus、sensitivity、preterm 制订检索策略（"ductus arteriosus，patent"［MeSH Terms］OR "patent ductus arteriosus"［All Fields］）AND sensitivity AND preterm，并根据检索的数据库进行相应调整。

三、检索相关数据库

首先检索二次文献数据库 Best Evidence 和 CDSR，未检出相关文献。

再检索 PubMed，从页面左侧的"Clinical Queries"进入检索口"Search by Clinical Study Category"，输入"（"ductus arteriosus，patent"［MeSH Terms］OR "patent ductus arteriosus"［All Fields］）AND sensitivity AND preterm"，在"category"下选择"diagnosis"，在"scope"下选择"broad"，检出 110 篇相关文献，仔细阅读题目和摘要，结合本患者的具体情况，选择"Davis P，Turner-Gomes S，Cunningham K，et al. Precision and accuracy of clinical and radiological signs in premature infants at risk of patent ductus arteriosus. Arch Pediatr Adolesc，1995，149（10）：1136-1141"，回答所提出的临床问题（以下简称 Davis study）。

▶▶▶　第四节　诊断性研究证据的评价与临床实践　◀◀◀

借助检出研究证据回答提出的临床问题时，必须考虑研究结果是否真实、可靠，是否适合当前患者，为此需要评价研究结果的真实性、临床重要性和结果的适用性。

一、诊断性研究证据的真实性评价

诊断性研究证据真实性评价原则如表 11-4。

（一）是否将诊断性试验与金标准进行独立、盲法和同步比较

诊断性研究中，首先要结合所诊断疾病的具体情况采用公认的诊断某疾病的标准方

表 11-4　评价诊断性研究证据真实性的原则

诊断性研究证据是否真实
1. 是否将诊断性试验与金标准进行独立、盲法和同步比较
2. 研究对象选择是否包括适当的疾病谱
3. 诊断性试验的结果是否影响金标准的使用

法,避免疾病分类错误,而金标准不能包括诊断性试验,避免夸大诊断性试验准确性;其次,同一患者进行诊断性试验和金标准检测的间隔时间不能太长,避免病情变化;再次,应盲法评估诊断性试验与金标准结果,特别在判断主观结果时可避免测量偏倚,如当诊断性试验结果为阳性时,可能过度解释(over-interpreted)金标准结果,而当诊断性试验结果为阴性时,则相反,可能对金标准结果解释不足(under-interpreted)。

Davis study:

金标准:多普勒超声心动图。

临床检查:5 名观察者独立评估早产儿是否有水冲脉、心前区搏动增强、心脏杂音、心胸比 >60%、同期胸部 X 线片显示肺血管纹增多、心胸比较先前胸部 X 线片相对增大。每名早产儿的所有检查在 1 h 内完成。

超声心动图:在完成临床检查 4 h 内由一名经验丰富的技术员完成超声心动图检查。超声心动图的录像带由一名不知道临床检查和胸部 X 线片结果的心脏儿科专家评估。

根据作者描述可判断,该研究符合第一条评价原则。

(二) 研究对象选择是否包括适当的疾病谱

有些诊断性研究报道的结果显示具有很高的诊断价值,但在临床实际应用中却不尽如人意,原因之一是纳入的研究对象未包括适当的疾病谱。如早期研究发现癌胚抗原(CEA)对诊断结肠癌具有重要价值,后来发现,早期结肠癌患者 CEA 并不高;而某些疾病患者如大肠炎、溃疡性结肠炎等大肠疾病,甚至包括 20% 无疾病的吸烟者 CEA 水平却明显升高。分析早期研究发现,纳入的研究对象多为晚期结肠癌患者,过高估计了 CEA 对结肠癌的诊断价值。早期研究对象为晚期结肠癌患者及正常人,研究结果只能说明 CEA 可以准确区别晚期结肠癌或直肠癌患者与正常人,而不一定能用于诊断早期患者。事实上,很多随后的研究发现如果选择较早期的结肠癌或直肠癌患者、其他癌症患者或有胃肠疾病者为研究对象,CEA 的鉴别诊断能力就明显降低。因此,CEA 已不再用作癌症诊断和筛查。提示选择研究对象应与临床实践情况相似,诊断性试验结果才有意义。

Davis study:

研究地点:该前瞻性研究在 McMaster 大学医学中心的新生儿重症监护治疗病房进行,为期 1 年。该病房也接收 McMaster 大学产科的转诊患儿和安大略省中西部其他医院的围生期患儿,约占所有患儿总数的 20%。

研究对象:出生后 3~7 天,出生体重 750~1 750 g 的早产儿均纳入。共纳入 100 例早产儿。另有 60 例早产儿符合纳入标准,但因没有临床检查人员或技术人员而不能纳入。

排除标准:出生体重低于胎龄的第五个百分位数、已确诊为染色体异常和/或先天性心脏病、临床检查前 24 h 用过吲哚美辛或行过动脉导管结扎。

根据作者描述,纳入的研究对象为连续性病例,应包括了各种情况的早产儿。

(三) 诊断性试验的结果是否影响金标准的使用

当知道诊断性试验结果后,金标准的使用可能受到影响,特别是金标准为有创性检查或有一定危险性如血管造影等。如果诊断性试验结果为阴性时患者不再接受金标准检查,部分患者未能经过金标准证实是否患有疾病;或当患者结果为阴性时采用一种金标准,而为阳性时采用另一种金标准,造成所有患者采用不一致的金标准证实是否患有疾病。这两种情况均可导致偏倚,影响诊断性试验的准确性。

好的诊断性试验要求无论试验结果如何,研究对象均应接受相同的金标准检查。

Davis study：

纳入的 100 例患儿均经过多普勒超声心动图检查。

其中 1 例患儿的超声心动图结果不理想,难以确定诊断。

根据作者描述,所有纳入研究对象均进行了同样的金标准检测。

综上所述,该诊断性研究证据具有很好的真实性,其结果可信。因此下一步需要确定研究结果的临床价值。

二、诊断性研究证据的重要性评价

诊断性研究证据重要性评价原则如表 11-5。

表 11-5　评价诊断性研究证据重要性的原则

该真实的研究结果具有重要性吗
该真实的研究证据能否证明该试验具有准确区分患者和非患者的能力

诊断性试验的重要性指该诊断性试验能否准确区分患者和非患者,即诊断性试验结果能否明显改变试验前我们对患者患病概率(验前概率,pre-test probability)的估计。得到诊断性试验结果后,我们要根据诊断性试验结果重新估算患者患病概率(验后概率,post-test probability)。验后概率的计算取决于验前概率和诊断性试验似然比(likelihood ratio,LR)的大小。确定诊断性试验重要性的基本步骤如下:

(一) 验前概率

正确估计验前概率是应用诊断性试验的前提,已知验前概率,才能根据诊断性试验结果准确估算验后概率,以便决定下一步医疗决策。验前概率随着就诊对象来源及医疗环境不同而有较大差别。估算患者的验前概率,即进行诊断性试验前该患者得这种病的可能性(概率)有多大,应根据患者病史和体征、医师临床经验进行推测,或从他人报告和实践资料中获得。

Davis study：

根据加拿大全国协作研究(National Collaborative Study)报道,体重低于 1 750 g 的早产儿,PDA 患病率约为 20%,体重与 PDA 患病率呈负相关关系。Davis study 纳入的 100 例早产儿中,23 例确诊为 PDA,患病率为 23%。本患儿在出生后 30 天且已给予一疗程吲哚美辛治疗 PDA 后仍有连续杂音和脉搏增强,存在 PDA 的可能性更大。因此,估计该患儿发生 PDA 的验前概率为 65%。

（二）似然比

似然比的计算根据研究结果的资料类型不同有所区别。

1. 分类变量的似然比

当诊断性试验结果为分类变量,如阳性和阴性、正常和异常时,根据敏感度和特异度即可确定似然比。

2. 等级资料或连续变量的似然比

当诊断性试验的结果为等级资料或连续性资料时,如果要应用敏感度和特异度指标,需要人为确定"正常"和"异常"的分界点,这将会损失重要信息,且选择的分界点不同,敏感度、特异度和似然比的结果也不同。对于连续变量,最好将诊断性试验的原始数据分为数个水平段,计算每个水平段的似然比,结果更真实,有助于准确估计患者的患病概率,做出合理的临床决策。

以 Guyatt 等"血清铁蛋白诊断老年性缺铁性贫血"一文为例。如果以 45 μg/L 为分界点,研究结果如表 11-6。

表 11-6　血清铁蛋白诊断老年性缺铁性贫血

血清铁蛋白水平(μg/L)	骨髓穿刺 / 例		合计 / 例
	有缺铁	无缺铁	
≤45	70	15	85
>45	15	115	130
合计	85	130	215

敏感度 =70/85=82.4%　　　　　特异度 =115/130=88.5%

阳性似然比 =(70/85)/(15/130)=7.14　　阴性似然比 =(15/85)/(115/130)=0.20

上述将连续变量血清铁蛋白划分为二分类变量的结果是,当血清铁蛋白水平为 45 μg/L 和 10 μg/L 时,阳性似然比均为 7.14,但根据临床经验,铁蛋白 45 μg/L 和 10 μg/L 在诊断缺铁性贫血中的价值显然不同。

根据临床经验可将血清铁蛋白水平划分为 4 个水平段,分别计算各水平段的似然比(表 11-7)。结果当血清铁蛋白水平为 45 μg/L 时,似然比为 3.12,即缺铁性贫血患者出现血清铁蛋白水平为 45 μg/L 的机会是非缺铁性贫血患者的 3.12 倍;而血清铁蛋白水平为 10 μg/L 时,似然比为 41.47,即缺铁性贫血患者出现血清铁蛋白水平为 10 μg/L 的机会是非缺铁性贫血患者的 41.47 倍。

表 11-7　不同水平血清铁蛋白诊断缺铁性贫血的似然比

血清铁蛋白水平(μg/L)	例数		似然比
	贫血患者(n=85)	非贫血患者(n=150)	
>100	8	108	0.13
46~100	7	27	0.46
19~45	23	13	3.12
<18	47	2	41.47
合计	85	150	

Davis study:

每名患儿的临床体征由 3~5 名医生评估,给出了出现不同体征时的平均敏感度和特异度(表 11-8)。

表 11-8　临床体征的准确度

患儿体征	平均敏感度	平均特异度	阳性似然比	阴性似然比
水冲脉	43	74	1.65	0.77
心尖冲动增强	26	85	1.73	0.87
心脏杂音	42	87	3.23	0.67

由于不同患儿出现体征多少不同,也给出了各种体征不同组合的平均阳性预测值和似然比(表 11-9)。

表 11-9　三种体征不同组合情况的阳性预测值和似然比

体征组合情况	阳性预测值(%)	似然比
无异常体征	15	0.6
有一项异常体征	29	
只有水冲脉	22	
只有心尖冲动增强	36	1.4
只有心脏杂音	51	
有两项异常体征	39	
水冲脉和心尖冲动增强	12	
水冲脉和心脏杂音	77	1.9
心尖冲动增强和心脏杂音	50	
有三项异常体征	47	3.7

(三) 计算验后概率

根据验前概率、似然比即可计算验后概率。

本患儿的验前概率估计为 65%,患儿有持续性杂音和脉搏增强两种体征,根据表 11-9,同时具有两种体征的似然比为 1.9,验后概率的计算如下:

验前比(pre-test odds)= 验前概率 /(1- 验前概率)=0.65/(1-0.65)=1.86

验后比(post-test odds)= 验前比 × 似然比 =1.86×1.9=3.53

验后概率 = 验后比 /(1+ 验后比)=3.53/(1+3.53)=78%

我们还可采用似然比运算图(图 11-3)直接获得验后概率。在左侧标尺上找到验前概率(65%),中间标尺上找到似然比(1.9),直线连接两点并将线延伸与右侧标尺相交,相交点刻度即为验后概率(78%)。

三、诊断性研究证据的适用性评价

评价诊断性试验证据适用性的原则如表 11-10。

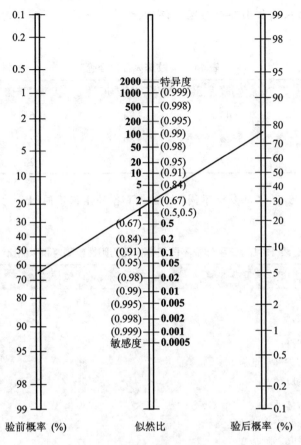

图 11-3　似然比运算图

表 11-10　评价诊断性试验证据适用原则

具有真实和重要性的诊断性试验结果能否用于解决患者问题
1. 该诊断性试验在你所在医院是否可行、准确、精确且患者能支付
2. 能否从临床上合理估计患者的验前概率
3. 验后概率是否影响我们对患者的处理并有助于解决患者问题

（一）该诊断性试验在你所在医院是否可行、准确、精确且患者能支付

如果文献报道的诊断方法真实且准确度高，我们还需考虑所在医院是否具有条件和能力开展此项检测？是否能够达到文献报道的准确度和精确度？你的患者是否能够承担检查费用？如某些基于症状和体征的诊断方法，不同医院或不同医生的检测结果可能差别较大，影响其重复性和临床应用。

Davis study：

根据患者体征诊断 PDA 的关键是医生检测结果的一致性如何。Davis 研究提供了 3~5 名医护人员检测同一批早产儿时的平均一致率（kappa 值），结果如表 11-11。

表 11-11 临床体征的精确性(检测者间的平均一致率)

体征	加权 kappa 值
水冲脉	0.15(-0.02,0.34)
心尖冲动增强	0.32(0.04,0.54)
心脏杂音	0.41(0.06,0.89)

上述结果显示,除心脏杂音外,不同检测者间的一致性差(kappa 值在 0.4~0.75 为中高度一致,kappa 值 >0.75 为极好一致性,kappa 值 <0.40 时表明一致性差),影响其诊断 PDA的可靠性和准确性。提示不能单纯依靠临床体征诊断 PDA。

(二)能否从临床上合理估计患者的验前概率

合理估计患者的验前概率十分关键,我们可利用五方面信息估计患者验前概率。① 临床经验(clinical experience):医生既往诊断类似患者的经验。但临床经验需要长期实践积累,每个人的经验有限,不同年资的医生经验不同。最好将临床经验与其他资料结合考虑。② 地区或国家患病率资料(regional or national prevalence statistics):一般人群或亚组人群中目标疾病的患病率。但就医患者均具有某些症状和体征,如能查寻到具有某些症状和体征人群的患病率,则能更好地估计验前概率。③ 临床实践数据库(practice databases):不同级别医院收集具有某症状和体征的患者并报告其某种疾病的患病率,但目前尚缺乏此类信息。④ 文献资料(the original report we used for deciding on the accuracy and importance of the test):应用检索并评价的诊断性研究纳入研究对象的患病率作为验前概率,或在此基础上根据具体患者特点进行调整。⑤ 专门确定验前概率的研究(studies devoted specifically to determining pre-test probabilities):如果研究中的患者与我们的患者相似,此方法提供的验前概率最准确。

(三)验后概率是否影响我们对患者的处理并有助于解决患者问题

根据验后概率如何判断下一步是确立诊断并进行治疗,还是排除诊断,考虑其他问题? 还是继续其他检查进一步明确诊断? 为此,我们要确立一诊断性试验阈值(test threshold)和治疗阈值(treatment threshold)(图 11-4)。当验后概率高于治疗阈值时,诊断

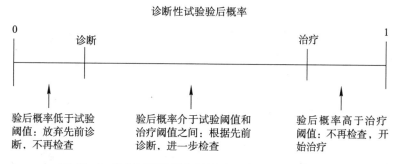

图 11-4 诊断过程中诊断性试验阈值和治疗阈值示意图

摘自:Guyatt GH. Users' Guides to the medical literature:A manual for Evidence-Based Clinical Practice. 3rd ed.

明确,开始治疗;当验后概率低于诊断性试验阈值时,放弃先前的初步诊断,不再进行检查;当验后概率介于诊断性试验阈值和治疗阈值之间时,则根据先前的初步诊断,进一步检查以确定疾病存在与否。诊断性试验阈值和治疗阈值高低的选择取决于治疗风险和不治疗危险性。如果治疗措施可能引起严重不良反应,则要求治疗阈值高一些。例如,肺栓塞需要长期应用抗凝治疗并可能引起严重出血,治疗阈值应高一些;反之,如果漏诊带来严重后果,则要求诊断性试验阈值低一些,例如肺栓塞漏诊后果严重,诊断性试验阈值应低一些。

四、临床决策

鉴于不同医务人员体格检查结果的一致率差,且验后概率仅 77%,不能单纯依靠患者体征诊断 PDA,需要进一步进行超声心动图检查以明确诊断和及时治疗。

(秦　莉　李　静)

思　考　题

1. 诊断性研究的设计方法包括哪些?
2. 诊断性研究中可能存在哪里偏倚? 有什么避免方法?
3. 诊断性研究证据的评价原则是什么?
4. 诊断性试验阈值和治疗阈值的临床意义是什么?

网上更多……

📋 学习目的　　✒ 教学 PPT　　📖 拓展阅读　　📖 人文视角　　📋 自测题

第十二章

治疗性研究证据的评价与应用

本章导读

临床面临最多的问题是疾病治疗的相关问题,而治疗性研究证据也是目前数量最多的循证证据。治疗在循证医学中另一种更确切的表述叫"干预"(intervention)。因为"干预"不仅包括药物或手术治疗,还包括生活方式(如:戒烟、运动、饮食等)和社会活动(如:健康教育计划);"干预"不仅指针对个体的医疗活动,还包括针对群体的医疗行为(如:疾病筛查);"干预"既包括治疗,也包括预防,显然表述为"干预性研究证据"更确切。本章仍按传统习惯称为"治疗性研究证据",实际上本章介绍的方法同样适用于预防性研究证据的评价与应用。

▶▶▶ 第一节 治疗性研究概述 ◀◀◀

治疗疾病和预防疾病恶化是临床医学的基本目标。考察防治性措施的疗效和安全性的研究称为治疗性研究,由治疗性研究提供的临床证据称为治疗证据。治疗性研究是临床研究中最活跃的领域,也是存在问题较多的领域。许多已发表的治疗性研究自称具有重要的临床意义,但实际上忽视了大量主、客观因素对研究结果的影响,在研究设计、结果衡量及统计分析等方面都存在缺陷,导致研究结果缺乏真实性。因此有必要了解治疗性研究的常用设计方案和影响治疗性研究结果的因素。

一、治疗性研究常用的设计方案

许多研究设计方案均可用于治疗性研究,包括描述性研究、病例对照研究、队列研究、自身前后对照研究、交叉试验、非随机同期对照试验和随机对照试验(randomized controlled trial,RCT)等。RCT 是国际公认治疗性研究的最佳设计方案,因为设计良好的 RCT 有明确的纳入和排除标准,有测试客观效应的指标和方法,有具体的执行条件和考核标准,允许研究者主动控制各类偏倚对研究结果的干扰,从而最大限度地保证研究结果的真实性。

RCT 是采用随机分配方法将符合要求的研究对象分配到试验组或对照组,分别接受相应的试验措施和对照措施,在一致的条件或环境里同步进行研究并观察试验效应,再用客观的效应指标测量和评价试验结果的试验设计。

RCT 最重要的特点是随机分配(randomized allocation),即研究对象有同等机会进入试验组或对照组。随机分配不是"随意分配",更不是"随便分配"。常用的随机分配方法包括简单随机法(如抛硬币法、随机数字表、计算机随机分组)、分层随机法和区组随机法等。

RCT 的另一重要特点是设定对照组。所谓对照(control)是指设立条件相同的一组对象,接受某种与试验组不同的治疗措施。其目的是与试验组的结果进行对比,以证明两者间是否存在差异和差异的程度。对照可分为同期对照、自身对照、历史性对照及配对对照等。

RCT 的优点在于可有效防止选择偏倚,试验组和对照组的基线可比性好,有标准化的治疗措施和判效标准,因此研究结果真实可靠;缺点是研究费时费力,同时由于其严格的纳入和排除标准导致研究对象的代表性和外延性存在局限。

选择研究设计方案需要遵循以下两条基本原则:

(1) 设计方案的科学性　即设计方案获得的研究结果应该真实可靠,并有可重复性,科学论证强度高。各种研究设计方案的论证强度请参阅第三章。

(2) 设计方案的可行性　不同设计方案需要的人力、财力和物力不尽相同。通常论证强度高的设计方案(如 RCT)对研究人员和研究经费的要求也较高,在选择设计方案时要充分考虑研究的可行性。

二、影响治疗性研究结果的因素和对策

(一) 机遇和偏倚

机遇(chance)是指由概率造成的试验结果与真实值的差异,可导致随机误差(random error)。其大小可以用统计学方法进行估计,但没有方向性,即这种误差表现为研究结果随机高于或低于真值。随机误差在抽样研究时不可避免,我们只能将其发生控制在一定的范围内。

偏倚(bias)即系统误差(systematic error),是指由研究人员、设备或研究方法等因素导致研究结果系统地偏离了真实值。与机遇不同,偏倚的存在总是造成研究结果或高于真值或低于真值,因而具有方向性。在研究工作中定量估计偏倚大小很困难,而确定偏倚方向相对较容易。当偏倚使研究结果高于真值时,称之为正偏倚;反之称为负偏倚。偏倚可发生于研究的各个阶段。临床研究中的偏倚一般分为 3 类,即选择偏倚(selection bias)、测量偏倚(measurement bias/detection bias/ascertainment bias)和混杂偏倚(confounding bias)。三者分别存在于研究的设计阶段、实施阶段和分析阶段。偏倚主要通过严格的设计加以避免,随机分配就能最大限度地避免选择偏倚。

(二) 样本大小

样本大小直接反映受机遇影响的程度。小样本研究容易受机遇的影响,出现假阳性和假阴性的可能性较大。样本量越大,受机遇的影响越小,研究结果越接近于真实。

(三) 依从性

依从性(compliance)是指研究对象按研究要求执行医嘱的客观应答程度。在新药临床试验中,依从性可定义为受试者按照规定的药物剂量和疗程服用试验药物的程度。按

试验设计接受治疗者为依从性好,反之为依从性不好。受试者的依从性与试验结果的质量密切相关,不依从或依从性差是导致治疗无效的最常见原因,在新药临床试验中不依从的情况非常普遍。据统计,完全依从、依从性差和完全不依从的受试者各约占 1/3。治疗过程中患者的依从性问题常常被忽视,目前测量和评价依从性的研究还很缺乏。提高患者依从性的措施包括:加强患者依从性的教育,尽量选择简单、易行的治疗方案,提高医务人员的服务态度和医疗技术水平,及时处理药物不良反应等。

(四) 向均数回归现象

向均数回归现象(regression to the mean)是指某些具有异常测量指标的患者即使不接受治疗,在其后的连续测量中,这些指标也有向正常值接近的趋势。这种现象可能因测量值围绕均值上下波动引起,也可能是测量指标的生理波动,而并非干预所致。向均数回归现象可以造成治疗有效的假象。对同一个体的相关测量指标在相同条件下、不同时间多次测量后取其均值,可以减小其对结果的影响。

(五) 沾染和干扰

沾染(contamination)是指对照组研究对象有意或无意接受了试验组的治疗。沾染会使试验组和对照组之间可能存在的差异减小。而干扰(co-intervention)是指试验组或对照组的研究对象额外接受了类似试验措施的其他处理,从而人为地影响试验措施的疗效。沾染和干扰可以通过双盲或三盲设计加以避免(参见本章第四节)。

(六) 霍桑效应

霍桑效应(Hawthorne effect)是指研究过程中研究者可能对自己感兴趣的研究对象关注更多,当研究对象成为被关注的目标时往往有意或无意地夸大治疗效果。避免霍桑效应的方法是设立对照组,并采用双盲或三盲设计。

▶▶▶ 第二节　提出和构建临床问题 ◀◀◀

例 12-1:患者,男性,36 岁,因"突发左侧腰部疼痛伴血尿 1 天"就诊。入院前 1 天活动后突发左侧腰部疼痛,伴全程肉眼血尿,无尿频、尿急、尿痛、发热、寒战等症状。体格检查:左中输尿管点压痛。腹部彩色超声提示左侧输尿管结石,无尿路畸形和前列腺增大。临床诊断:左侧输尿管结石。药物排石治疗(medical expulsive therapy,MET)是常用的治疗尿路结石的手段,其中 α 受体阻滞药和钙拮抗药都是常用的药物,两者孰优孰劣?

一、提出临床问题

治疗性研究的问题可由患者提出,也可由医生根据患者的临床情况提出。关于如何在临床实践中发现和提出问题请参阅第二章。针对例 12-1,我们首先提出初始临床问题:"对患输尿管结石的成年患者,α 受体阻滞药与钙拮抗药比较,疗效和安全性如何?"显然,这一初始临床问题不适合查找证据,需要将其转换为便于回答和检索的形式。

二、构建临床问题

为便于快速、有效地检索到与临床问题密切相关的证据,需要根据 PICO 原则(参阅

第二章)转换和分解临床问题(表 12-1)。

表 12-1　治疗性问题构建结果

P(患者)	患输尿管结石的成年患者
I(干预措施)	α 受体阻滞药
C(对照措施)	钙拮抗药
O(结局指标)	疗效(排石率、排石时间)、安全性(副作用及发生率)

▶▶▶ 第三节　检索相关研究证据 ◀◀◀

寻找治疗相关研究证据,按质量和可靠性应先检索 summaries 类数据库,如 UpToDate 等。如果无法在 summaries 类数据库获得需要的结果,再考虑检索非 summaries 类数据库。治疗证据的原始研究证据分级依次为 RCT、队列研究、病例对照研究、病例系列和专家意见。治疗证据分级的具体内容请参阅第三章。目前国际上公认,基于 RCT 的系统评价和设计良好的 RCT 是证明某种疗法有效性和安全性最可靠的证据(金标准)。如果检索不到这两种证据,则可依次检索其他类型的研究,但证据的可靠性逐级降低。

一、选择数据库

(一) 首先选择 summaries 类数据库

- Clinical Evidence
- Essential Evidence Plus
- DynaMed
- Best Practice
- UpToDate

(二) 如上述数据库未检索到相应的证据,可考虑检索非 summaries 类数据库

- PubMed:clinical queries
- Embase
- Cochrane Library/ OVID EBM Reviews

二、确定检索词

在治疗性研究中,通常选择 PICO 中的"P"和"I"作为关键词,两者用"AND"进行逻辑组配。如果检索结果太多,再考虑使用"O"和"C"对检索结果进行限制以缩小检索范围。有时一个关键词可能有不同的拼写方式或同义词,可将这些词汇用"OR"进行逻辑组配。例 12-1 的检索词包括:alpha antagonist、alpha blocker、tamsulosin、alfuzosin、doxazosin、terazosin、silodosin、calcium antagonist、calcium channel blocker、nifedipine、nimodipine、amlodipine、felodipine、renal、urinary、kidney、urological、stones、calculus 等。

三、检索相关数据库

例 12-1 中,我们首先以检索词"nephrolithiasis"检索 UptoDate,找到文献"Diagnosis and acute management of suspected nephrolithiasis in adults",原文作者认为 tamsulosin 比 nifedipine 疗效略好,建议首选 tamsulosin。我们再以 OVID EBM Reviews(包括 ACP Journal Club 和 The Cochrane Library)数据库为例进行检索(OVID EBM Reviews 为收费数据库,若所在单位没有购买,可替代使用 PubMed 进行检索),检索策略为:(alpha antagonist.mp.OR alpha blocker$.mp.OR tamsulosin.mp. OR alfuzosin.mp.OR doxazosin.mp.OR terazosin.mp.OR silodosin.mp.)AND(calcium antagonist$.mp.OR calcium channel blocker. mp.OR nifedipine.mp.OR nimodipine.mp.OR amlodipine.mp.OR felodipine.mp.)AND [((renal. mp. OR urinary. mp. OR kidney $.mp.OR urological.mp.)AND(stones.mp or calculus$.mp))OR urolithiasis.mp.OR nephrolithiasis.mp.]。未能找到相关的系统评价,但检索到 3 篇密切相关的 RCT。本章以其中发表时间最近且样本量最大的一篇文献[Ye Z,Yang H,Li H,et al.A multicentre,prospective,randomized trial:comparative efficacy of tamsulosin and nifedipine in medical expulsive therapy for distal ureteric stones with renal colic.BJU Int,2011,108(2):276—279.]为例进一步阐述。将这篇 RCT 的结果应用于具体患者之前,我们需要评价其真实性、重要性和适用性。

▶▶▶　第四节　治疗性研究证据的评价与临床实践　◀◀◀

一、单项治疗性研究证据的真实性评价

生物统计学家和临床流行病学家已经制定出一套"严格评价标准"(critical appraisal)来评估临床研究的真实性。通常需要从以下 7 个方面考察治疗性研究证据的真实性(表 12-2)。

表 12-2　评价治疗性研究证据真实性的原则

治疗性研究证据的真实性评价
1. 研究对象是否进行随机化分组
2. 分组方案是否进行了隐藏
3. 试验开始时试验组和对照组的基线可比性如何
4. 对研究对象的随访是否完整,随访时间是否足够
5. 统计分析是否按照最初的分组进行
6. 对研究对象、研究执行者和资料分析者是否采用盲法
7. 除试验措施外,不同组间接受的其他处理是否一致

(一)研究对象是否进行随机化分组

随机化(randomization)是临床科研的重要方法和基本原则之一,包括随机抽样和随

机分组。前者是为了避免选择偏倚,使抽样的样本能代表总体特征;后者是保证研究对象进入试验组或对照组的机会相等,以防止选择研究对象或对研究对象分组时受主观人为因素(包括研究者和被研究者)干扰。

　　治疗性研究中,研究对象对治疗的反应不仅受治疗因素影响,还受许多其他因素影响,如年龄、性别、病情严重程度、并发症等。此外,许多未知因素也可能影响疗效。这些已知或未知的因素统称为"混杂因素"(confounders)。为考察治疗措施的真实疗效,要求试验组和对照组除研究的治疗因素外,混杂因素也应该尽可能一致。有很多方法可以控制混杂因素,如分层配比抽样、分层分析、多因素统计分析等,但这些方法均要求先识别出欲加控制的混杂因素,故而对未知的混杂因素上述方法就无能为力了。随机分组因使研究对象有同等机会进入试验组或对照组,从而可最大限度地保证组间可比性。在非随机对照试验中,患者进入试验组或对照组受研究者主观因素影响,预后较差的患者往往被分配至对照组,而预后较好的患者则分配至试验组,从而夸大试验药物的疗效。

　　采用了随机分配方法的研究通常会被清楚地标示在文章的题目或摘要里,因为这是该研究引以为豪的地方,但某些文献虽然冠以"随机"之名,却并未采用真正的随机分组方法。因此,单凭"采用随机对照"几个字判断某文献为 RCT 是草率的。应阅读文章的方法学部分,详细了解作者采用的是何种随机化分组方式,如随机数字表法、抛硬币法、计算机随机法、随机密封抽签法等。值得注意的是,按就诊的先后顺序交替分组、按身份证号(或出生日期、门诊号等)的单双数分组等方法不是真正的随机分配,而是半随机分配(quasi-randomized allocation)。因为研究者清楚地知道患者分配到哪个组,甚至可能知道下一位患者将被分配到哪个组,有发生选择偏倚的风险。

　　在 Ye 等的文章中,题目即明确标示为 RCT。为了判断是否为真正的随机,阅读"Patients and Methods"一节,遗憾的是,方法学部分虽然明确说明采用了随机分配方法,但并未具体描述随机的方法,因此难以判断研究是不是真正的随机分组。

(二) 分配方案是否进行了隐藏

　　分配方案隐藏(allocation concealment)是指研究者按随机化设计的序号纳入患者,研究对象和参与分组的研究人员均不能预先知道分配方案,以防止研究人员在纳入患者时产生选择偏倚。如果分配方案没有隐藏,研究者为了得出预期的研究结果,可能会选择性地纳入病情较重或较轻的患者分别进入试验组或对照组,这种行为会导致研究结果出现偏倚。1 项纳入 250 个 RCT 的研究显示,分配方案隐藏不充分导致干预措施的治疗效果被夸大 41%。另 1 项研究显示,分组方案隐藏不充分或不清楚的 RCT 与充分隐藏分配方案的 RCT 比较,干预措施的治疗效果被夸大了 37%。

　　判断某研究是否进行了分配方案隐藏极富挑战性,因为现有 RCT 在文章中很少详细描述研究过程中如何进行分配方案隐藏。国外研究显示,医学专业期刊中仅 9% 的 RCT 在文章中充分描述了隐藏分组方案的具体方法,在医学综合期刊中也仅有 15%。隐藏分配方案的常用方法包括:使用编号的容器、研究中心控制的电话或传真、序列编号的密封且不透光的信封等。

　　在 Ye 等的文章中,未明确说明是否实施了分配方案隐藏,因此难以判断。

（三）试验开始时试验组和对照组的基线可比性如何

基线可比性是考察在试验前，除干预措施外，其他已知影响预后的因素在试验组和对照组是否一致。理论上讲，通过随机分配后试验组和对照组影响预后的因素应该一致，但由于机遇的影响，实际情况不一定如此，尤其是样本量较小时。为了提高基线可比性，可考虑使用分层随机法（stratified randomization），选择影响预后的重要因素作为分层因素（如年龄、病情严重程度等），将研究对象分层，再将分层后的研究对象随机分组，以维持这些因素在组间的平衡。

通常 1 篇合格的文献应该在结果部分详细地报告试验组和对照组的基线情况。如果组间基线不相同，需进一步了解是否对这些影响预后的重要因素进行了相应的统计学调整。如果调整后的分析结果与未调整时相似，则结果较可信。

在 Ye 等的文章中，试验组和对照组患者在年龄、性别、结石平均大小等方面具有基线可比性。

（四）对研究对象的随访是否完整，随访时间是否足够

随机入组后的研究对象，无论接受试验组还是对照组的治疗措施，都有机会表现出不同的治疗反应或发生不同的事件。为了真实反映研究情况，在理想状态下，所有研究对象均应完成试验并取得相关数据。但实际上研究对象的迁徙、流动或死亡等，可能导致部分研究对象不能完成试验或研究者不能获得相关数据，这种情况称失访（withdraw）。失访人数越多，研究结果的真实性受到的影响越大。

失访率（withdraw rate）是指失访病例数占入组病例数的百分比。其计算公式为：失访率 ＝（入组病例数 － 最终纳入分析的病例数）/ 入组病例数 ×100%。通常认为，失访率应控制在 10% 以内，特殊情况下失访率不能超过 20%。失访的允许范围与样本量和事件发生频率有关，失访率相同的条件下，事件发生率越高而样本量越小的研究，研究结果越容易被夸大。

如研究中出现失访的情况，首先应说明失访的具体原因。对失访率 10%~20% 的研究，还应对失访进行必要的统计学处理，如"最差效应分析"，即将试验组失访的研究对象全部作为无效处理，对照组失访的研究对象全部作为有效处理，这样两组的疗效差异将人为地缩小，此时再进行统计分析。如果这种统计学处理不改变研究的结论，则说明失访不足以影响研究的真实性。但对失访率 >20% 的研究，这种统计学处理的意义不大。

由于研究需要观察的目标事件总是在给予干预措施后一定时间才可能发生，因此确保随访时间足够长对观察到目标事件十分必要。以观察抗血吸虫药物的疗效为例，如果仅随访 1 个月，观察到大便孵化毛蚴结果阴转即判断为治疗有效就不恰当，因为这可能只是药物对血吸虫排卵的暂时性抑制，而并未真正治愈。至少需要随访 ≥6 个月持续阴性，才能判定为治愈。随访时间的长短取决于目标疾病的病程和干预措施的起效时间。疾病不同、病情严重程度不同及应用药物性质和特点不同时，需要不同的随访时间。如随访时间过短，容易出现假阴性结果；但如果随访时间过长，又可能导致患者的依从性下降、失访率增加及研究费用过高等问题，因此，随访时间过长或过短都会影响研究结果的真实性。判断随访时间是否足够，需要评估者具有相关的临床背景和专业知识。

在 Ye 等的文章中，纳入的 3 189 例患者未出现失访情况。随访时间为 4 周，符合临

床常用治疗规范。

（五）统计分析是否按照最初的分组进行

随机化分组后的任何事件都可能影响研究的结果。如研究对象退出研究或转移到其他治疗组，均会导致各组基线不再像试验开始时那样具有可比性。另外，即使研究药物只是安慰剂，研究对象服用或不服用药物的结果也存在显著差异。因此为了保证随机化，必须确定所有研究对象（包括中途停药或接受了其他组治疗的研究对象）均按照原始分组进入分析过程，这就是意向治疗分析（intention to treat analysis，ITT）。

意向治疗分析是指在统计分析中包括所有纳入随机分配的研究对象，而且不论研究对象最终是否接受研究开始时分配给他（她）的治疗，都按原来的分组进行结果分析，也称为"意愿治疗分析""既定治疗分析"或"意图治疗分析"。意向治疗分析能保留随机化分配的优点，防止预后较差的患者在最后分析中被排除出去，保持试验组和对照组具有较好的可比性，结论更可靠。其缺点在于如果治疗措施确实有效，该方法可能低估其疗效。与之相对的是符合方案（per-protocol，PP）分析或效力分析（efficacy analysis），只分析那些实际完成整个治疗的人，即放弃那些失访或脱组的人。PP分析能反映实际按方案完成治疗的结果，减少因沾染或干扰造成的影响。

失访者越少，两种分析方法的研究结果越接近，结果越可靠。

Ye等的研究中，作者采用PP分析，但根据作者报道，并无失访、干扰或沾染的情况发生，因此PP分析的结果与ITT分析的结果应该一致。

（六）对研究对象、研究执行者和资料分析者是否采用盲法

临床试验要求研究者对每个研究对象给予尽可能准确可靠的评价，这要求研究执行者（干预措施执行者和结果测量者）根据研究对象的客观反应作实事求是的记录、判断和分析数据，而不受双方主观因素的影响。研究对象如果知道接受了可能有效的治疗，自我感觉可能比那些没有接受该治疗的患者好。尽管这种治疗可能是没有生物学作用的。研究执行者如果知道分组情况，可能会过度关注治疗组患者，从而导致偏倚结果的出现。资料分析者也可能因为知道患者的分组情况而歪曲研究结果。为了避免这种情况，要求参与临床试验的研究执行者、资料分析者或研究对象均不知道研究对象所在的组，也不知道接受的是试验措施还是对照措施，这种方法称为盲法（blind）。盲法可以分为3种，如果在研究对象、研究执行者和资料分析者三者中，仅研究对象不知道分组和干预措施的情况称为单盲（single-blind）；研究对象和研究执行者均不知分组和干预措施的情况称为双盲（double-blind）；三者均不知分组和干预措施的情况称为三盲（triple-blind）。盲法（尤其是双盲和三盲）可以减少或避免研究者的测量偏倚及沾染和干扰对研究真实性的影响。判断某研究是否为盲法试验或盲法实施是否合理，应注意其报告的具体方法和内容，特别是具体对谁实施了盲法，而不能仅根据"双盲试验"几个字。

盲法与分配方案隐藏是两个容易混淆的概念。盲法在随机分组后实施，目的是避免测量偏倚、沾染和干扰，盲法有时不一定能实现（如当治疗措施为手术，而对照措施为药物时，不可能对研究执行者和研究对象实施盲法）；分配方案隐藏发生在随机分组前，目的是避免选择偏倚，且总是可以实现的。

Ye等的文章并未采用盲法，因此其结果有可能受到测量偏倚的影响。

(七) 除试验措施外,不同组间接受的其他处理是否一致

为了保证试验组和对照组结果的差异单纯由试验措施所致,理论上要求除试验措施和对照措施外研究对象不接受其他任何治疗,以避免其他治疗措施的干扰。但由于治疗性研究的对象是患者,如其病情复杂则常需除试验措施外加用一些其他治疗措施。此时,就需要评估试验组和对照组接受的额外治疗措施是否一致,如果不一致则可能对研究结果的真实性产生影响。

Ye 等的研究中,试验组接受 α 受体阻滞剂(坦索罗辛)治疗,对照组接受钙离子拮抗剂(硝苯地平)治疗,除上述试验和对照措施外,所有患者都接受左氧氟沙星治疗,并大量饮水(2~2.5 L/d)。这些额外的治疗措施在组间分布一致。

二、治疗性研究证据的重要性评价

经上述真实性评价,确认研究证据真实、可靠后,还需要评价其临床重要性(表 12-3)。治疗性研究证据的重要性是指其治疗效果的临床价值,既包括其有利的一面,亦应评价其可能引起的有害的一面,如药物不良反应等。证据重要性的评价应在确定其真实性的基础上进行。治疗性研究的重要性评价包括评估治疗效果的大小和精确度。

表 12-3　评价治疗性研究证据重要性的原则

1. 如何评价治疗效果的大小
2. 如何评价疗效的精确度

(一) 如何评估治疗效果的大小

循证医学评估治疗效果的大小常用两类统计学指标,一类用于分析计数资料(如疾病发生率、病死率等),另一类用于分析计量资料(如血压、血糖、身高、体重等)。

1. 分析计数资料的常用统计学指标

(1) 试验组事件发生率(experimental event rate,EER)　即试验组中某事件的发生率,如对冠状动脉粥样硬化性心脏病(简称冠心病)患者采用试验措施治疗后心肌梗死的发生率。

(2) 对照组事件发生率(control event rate,CER)　即对照组中某事件的发生率,如对冠心病患者采用对照措施治疗后心肌梗死的发生率。

(3) 相对危险度降低率(relative risk reduction,RRR)　是指与对照组相比,试验组不良结局事件减少的百分比,$RRR=(CER-EER)/CER$,通常 RRR 在 25%~50% 或更大时才有临床意义,说明试验组经治疗后其不良事件的发生可降低 25%~50% 或更多。RRR 是一个相对指标,其最大缺点是不能告诉我们临床相关的风险究竟有多大。如当 $CER=20\%$,$EER=15\%$ 时,$RRR=(CER-EER)/CER=(20\%\sim15\%)/20\%=25\%$;如果对照组和试验组事件发生率同时下降 100 倍,$CER=0.2\%$,$EER=0.15\%$,此时计算 RRR 仍为 25%。

(4) 相对获益增加率(relative benefit increase,RBI)　有时研究考察的指标可能是有益的结局事件,此时需要计算 RBI,其含义与 RRR 类似。RBI 是指与对照组相比,试验组有益结局事件增加的百分比,$RBI=(EER-CER)/CER$。通常 RBI 在 25%~50% 或更大时才有

临床意义,说明试验组经治疗后其有益事件的发生可增加 25%~50% 或更多。*RBI* 的缺点与 *RRR* 类似。

(5) 相对危险度增加率(relative risk increase,*RRI*) 治疗措施不一定总是带来有益的临床效果,有时也可能出现不良反应,此时试验组的不良结局事件反而会增加。*RRI* 指与对照组相比,试验组不良结局事件增加的百分比,*RRI*=(*EER*−*CER*)/*CER*。*RRI* 的缺点也与 *RRR* 类似。

(6) 绝对危险度降低率(absolute risk reduction,*ARR*) 是指对照组和试验组不良结局事件发生概率的绝对差值,*ARR*=*CER*−*EER*。此值愈大,临床意义亦愈大。当反映试验组与对照组某病发生率增减的绝对量时,*ARR* 较 *RRR* 更明确,更具有临床意义。但是,当其值很小时,*ARR* 的倒数在临床上更易于解释。

(7) 绝对效益增加率(absolute benefit increase,*ABI*) 是指试验组和对照组有益结局事件发生概率的绝对差值,*ABI*=*EER*−*CER*。此值愈大,临床意义亦愈大。

(8) 绝对危险度增加率(absolute risk increase,*ARI*) 是指试验组和对照组不良结局事件发生概率的绝对差值,*ARI*=*EER*−*CER*。

(9) 多减少一例不良结局或者多增加一例有益结局需要治疗的患者数(number needed to treat,*NNT*) 对试验组患者采用某种治疗措施,经过一定的治疗时间,与对照组比较,多减少一例不良结局需要治疗的病例数。*NNT*=1/*ARR* 或者 *NNT*=1/*ABI*。当计算出的 *NNT* 为小数时,按惯例将所有小数进位取整(而不是四舍五入)。

NNT 为多少才能说明治疗措施具有重要的临床意义?回答这个问题需要结合自身的临床经验或其他专家的意见,并与其他不同治疗措施的 *NNT* 比较,*NNT* 愈小说明治疗对患者愈有利。同时,目标结局事件的严重程度、疾病种类和严重程度也是需要考虑的问题,例如,对高血压患者需要治疗 100 人才能预防一例死亡(*NNT*=100),而使用抗生素治疗 3 例尿路感染患者可缓解一例患者的症状(*NNT*=3),但并不能说明前者的临床意义小于后者,因为前者的目标结局事件显然更严重。又如,某药物治疗不伴有靶器官损害的轻度高血压随访 1 年预防脑卒中的 *NNT* 为 120,另一药物治疗伴有严重靶器官损害的重度高血压随访 1 年预防脑卒中的 *NNT* 为 5,这并不能说明前者的临床意义小于后者,因为两者的研究人群虽然都是高血压患者,但疾病的严重程度不同。

NNT 还与随访时间有关。比较观察时间不同的治疗措施的 *NNT* 时,需要做时间上的校正。其方法是假定在观察期内,单位时间内治疗产生的效益相等,调整需要比较的 *NNT*,其公式为:

$$NNT(假定观察期)=NNT(原观察期) \times (原观察期 / 假定观察期)$$

例如,A 药治疗轻度高血压随访 2 年预防脑卒中的 *NNT* 为 100,B 药治疗轻度高血压随访 1.5 年预防脑卒中的 *NNT* 为 120,如果不调整随访时间而直接比较 *NNT*,可能认为 A 药的疗效更好。但欲比较两者的临床效果,实际上需要将其中一个研究的随访时间调整为与另一个相同。假设 B 药随访 2 年,其 *NNT* 可根据公式计算:$NNT_{2年}=120 \times (1.5/2)=90$,可见 B 药疗效更佳。

(10) 多发生一例不良结局需要治疗的患者数(number needed to harm,*NNH*) 对试验组患者采用某种治疗措施,经过一定的治疗时间,与对照组比较,多发生一例不良结局需要观察的人数。$NNH=1/ARI$。NNH 用于描述治疗带来的不良反应。其临床意义类似于 NNT。在不良结果相同且随访时间相近的前提下,NNH 越大,对患者越有利。

(11)获益与危害似然比(likelihood of being helped vs. harmed,LHH) $LHH=(1/NNT)\div(1/NNH)$。该指标反映了治疗措施给受试者带来的收益与危害的比例。$LHH>1$,利大于弊;反之,$LHH<1$ 时,弊大于利。

以 Ye 等的研究为例,试验组和对照组分别接受坦索罗辛和硝苯地平治疗,自行排出结石的情况见表 12-4。

表 12-4 试验组和对照组接受治疗后自行排石率比较

组别	自行排石病例数	未能自行排石病例数	总例数
试验组	1 530	66	1 596
对照组	1 171	422	1 593

根据上述公式,可分别计算如下指标:

$$EER=1\ 530/1\ 596=96\%$$
$$CER=1\ 171/1\ 593=74\%$$
$$RBI=(EER-CER)/CER=(96\%-74\%)/74\%=30\%$$
$$ABI=EER-CER=96\%-74\%=22\%$$
$$NNT=1/ABI=1/0.22=4.55\approx5$$

由上面的计算可以看出,与硝苯地平比较,对 5 例患有输尿管结石的成人使用坦索罗辛治疗,可多使一例患者自行排出结石。

2. 分析计量资料的常用统计学指标

(1)均数(mean) 对服从正态分布的计量资料,均数是最常用的反映数据集中趋势的统计学指标。均数等于一组数据之和除以该组数据的个数。许多临床常用指标(如血压、体温、血糖等)的集中趋势都可用均数反映。比较两组数据均数的大小是比较两组计量资料的最常用方法。注意:均数本身的大小并无临床意义,必须结合对应的临床指标和研究背景才有临床意义。如某研究发现,经过相应治疗后,试验组血压均数高于对照组,这一结果本身并不具有任何临床价值。若假定试验开始前,两组血压基线具有可比性,试验目的是考察升压药的疗效(如多巴胺与去甲肾上腺素比较),则这一结果提示试验组药物疗效可能优于对照组;反之,如果试验目的是考察抗高血压药的疗效(如硝苯地平与氨氯地平比较),则这一结果提示试验组药物疗效可能劣于对照组。

判断某组数据是否服从正态分布,可以通过正态性检验等方法实现。对不服从正态分布的数据,其集中趋势可以通过中位数或几何均数等指标反映(可查阅相关统计学书籍)。

(2)均数差(mean difference,MD) 在治疗性研究中,均数差是指某结局指标干预前后均数的差值。以前述研究为例,在试验开始前,试验组和对照组血压的均值通常不会完全相同,给予干预措施后,两组间的血压差异有可能是由基线血压不同所致。为了排除基线情况对研究结果的干扰,可用治疗后的血压均数减去治疗前的血压均数,再比较两组间血压的均数差,这样结果更准确可信。

（3）加权均数差（weighted mean difference，*WMD*）　通常用于基于 RCT 的 Meta 分析。使用 Meta 分析合并来自不同研究的效应量时，通常按不同研究的样本量大小给予其对应的研究结果一个权重系数，样本量越大权重系数越大，该研究对合并后结果的影响也越大，这一过程称为"加权"，最终合并后的均数差则称为加权均数差（具体计算过程请参阅相关统计学书籍）。

（4）标准化均数差（standardized mean difference，*SMD*）　通常也用于基于 RCT 的 Meta 分析。有时不同的研究测量同一结局指标时采用了不同的测量方法。如不同 RCT 评估抑郁时可能采用了不同的量表，此时就不能简单地将不同研究的得分合并，而需先将不同研究的得分"标准化"，其方法是用均数差除以对应的标准差，再进行合并（具体计算过程请查阅相关统计学书籍）。

当不同研究评估某个结局指标采用的方法和计量单位相同时，通常使用 *WMD* 表示合并后的效应量；反之，则用 *SMD* 表示合并后的效应量。

以 Ye 等的研究为例，试验组和对照组分别接受坦索罗辛和硝苯地平治疗，考察自行排出结石的时间，试验组均数为 78 h，对照组为 138 h，试验组结石排出时间明显短于对照组，组间差异有统计学意义（*P*=0.001）。

（二）如何评估疗效的精确度

无论研究的样本量有多大，也只是从总体中抽取的样本，这就需要通过统计学方法以样本统计量推断总体参数。疗效的精确度反映由样本推断总体的可信程度，常用置信区间（confidence interval，*CI*）表示，用以评价治疗试验结果的精确度。*CI* 是按一定的概率去估计总体参数（如总体均数或率）所在的范围。按预先给定的概率（通常为 95% 或 99%）确定总体参数的可能范围，这个范围被称为所估计总体参数的 *CI*。例如，95% *CI* 就是该区间有 95% 的概率包含了被估计的总体参数。样本含量愈大，抽样误差愈小，*CI* 愈窄，精确度愈高。*CI* 的具体计算方法请参考相关的统计学书籍，还可以使用 SPSS 或 Stata 等统计学软件计算。

以 Ye 等的研究为例，*ARR* 的 95% *CI* 为（16%，28%），*NNT* 的 95% *CI* 为（4，7）。

三、治疗性研究证据的适用性评价

在确定治疗性研究证据的真实性和重要性后，还需要考察其是否适用于自己的患者（表 12-5）。我们需根据患者的具体临床情况，将当前所获最佳证据与我们的临床技能和经验相结合，并尊重患者及其亲属对拟用治疗措施的选择和意愿，最终做出临床决策。通常需要考虑以下几个问题：

表 12-5　评价治疗性研究证据适用性的原则

1. 自己患者的情况是否与研究中的患者相似
2. 治疗性证据的可行性如何
3. 治疗措施对患者的潜在利弊如何
4. 对拟采用的治疗措施，患者的价值取向和意愿如何

(一) 自己患者的情况是否与研究中的患者相似

应用研究结果时要充分考虑患者的社会人口学特征(如种族、性别、年龄等)和疾病特征是否与研究中的研究对象相似。注意,个体患者的临床特征极少与研究人群的特征完全相似,总会存在或多或少的差异,因此需要重点考察的不是两者的相似性,而是考察两者在某些重要临床特征上是否存在差异。如果某些重要特征(如免疫缺陷、遗传性药物反应差异、特殊并发症等)与证据中的研究对象存在显著差异,不宜将研究结果应用于自己的患者。

有时疗效在试验组的不同亚组之间可能存在量的差异,有时可能是质的差异,甚至只在某些亚组有效,此时需要鉴别亚组间的差异是真实情况还是由于混杂因素的影响。例如,早期一些关于阿司匹林预防短暂性脑缺血发作的研究显示,它只对男性患者有效,而对女性患者无效。但后来的研究表明,阿司匹林对女性患者同样有效。当不同亚组的患者出现质的疗效差异时,需要考察以下项目:

(1) 差异是否有生物学基础和临床意义?

(2) 差异大小具有统计学显著性和临床重要性吗?

(3) 研究开始前是否考虑到可能存在该亚组差异?

(4) 差异是否只存在于少数亚组?

(5) 差异的结果有其他独立的试验证实吗?

如结果全为"肯定",则考虑差异可能是真实存在的,否则应以研究的整体结果为准,而不要采用亚组结果。

例 12-1 中,患者是 36 岁中国男性患者,并无免疫缺陷、遗传性药物反应的病史,也无特殊的并发症;而研究人群为中国成年男性,年龄介于 18~50 岁,平均年龄为 34.5 岁。临床诊断为输尿管结石,无其他并发症。研究未进行亚组分析。可以认为自己患者的情况与研究人群相似。

(二) 治疗性证据的可行性如何

明确证据可以应用于自己的患者后,还需要根据本地区目前的医疗条件,评估该治疗措施的可行性。包括技术的可行性(本医院是否有条件开展该项技术?有无相关设备或药品?自己的患者有无使用该药物或治疗的禁忌证)、经济的可行性(患者对医疗费用的承受能力,医疗保健系统的覆盖支持能力等)。上述因素都会直接影响能否使用证据及应用证据后能否获得相同的疗效结果。例如,肾移植用于终末期肾病可以延长患者的生存时间,提高患者的生存质量。但并非每个医院都有条件开展,也并非每位患者都能承受做肾移植的费用。如果不具备这些条件,就不能将类似治疗措施用于自己的患者。

本临床病案中,研究使用的药物为坦索罗辛,是临床常用药物,价格便宜。坦索罗辛的禁忌证为对其过敏的患者。患者并无坦索罗辛过敏史,因此治疗证据的可行性较好。

(三) 治疗措施对患者的潜在利弊如何

考虑了可行性后,我们需要评估治疗对每位患者的具体利益和风险。治疗措施用于患者不仅能带来有益的疗效,也可能出现各种不良反应。某些疾病的治疗甚至可能引起严重的不良反应(如恶性肿瘤的化疗),此时更需要谨慎地权衡利弊。前面已经提到可以计算防治性措施获益与危害的似然比(LHH)来权衡利弊。但研究的 LHH 并非某位患者

个体的 LHH。通常有两种方法评估患者个体的 LHH：

1. 通过患者的预期事件发生率（patient expected event rate，$PEER$）估算

$PEER$ 是指如果不接受治疗，预期患者可能发生某事件的百分率。估计个体患者的 $PEER$ 有以下几种方法：① 当个体患者与研究人群的特征相似时，可简单估计患者的 $PEER$ 等于研究的总 CER；② 当个体患者与研究人群某个亚组的特征相似时，可使用该亚组的 CER；③ 某些文章含有临床预测指南，可根据它得到自己患者的 $PEER$；④ 检索与自己患者类似的预后研究，以其推断 $PEER$。进一步可以计算个体患者的 NNT、NNH，从而计算 LHH。计算公式如下：

$$NNT_{个体} = 1/(PEER \times RRR)$$
$$NNH_{个体} = 1/(PEER \times RRI)$$
$$LHH_{个体} = (1/NNT_{个体}) \div (1/NNH_{个体})$$

上述公式计算较为复杂，不便于临床使用，实践过程中可使用循证医学计算器进行快捷计算（例如：加拿大多伦多大学提供的网页版计算器可方便地计算 RRR、ARR 和 NNT：ebm-tools.knowledgetranslation.net/calculator/randomized/，图 12-1）

视频 12-1
网页版循证
医学计算器
计算步骤

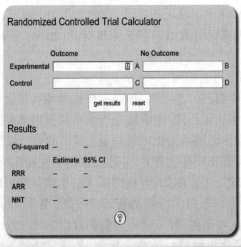

图 12-1 网页版循证医学计算器

例 12-1 中，我们的患者与研究人群特征相似，故估计 $PEER=CER=74\%$，而 $RRR=30\%$，故可计算 $NNT_{个体}=1/(PEER \times RRR)=4.5\approx5$，研究中治疗组患者有 6.16% 出现轻微不

良反应,而对照组为 5.62%,据此可计算 $RRI=(EER-CER)/CER=0.096$,$ARI=(EER-CER)=$ 0.54%,$NNH=1/ARI=1/0.54\%=185.2\approx186$,$NNH_{个体}=1/(PEER \times RRI)=1/(5.62\% \times 0.096)=$ $185.3\approx186$,$LHH_{个体}=(1/NNT_{个体})\div(1/NNH_{个体})=37.2$。即自行排出结石和轻微不良反应的利弊比为 37.2。由上面计算可看出,当使用第一种方法估计 $PEER=CER$ 时,实际上计算 $NNH_{个体}=1/(PEER \times RRI)=1/(CER \times RRI)=1/ARI=NNH$,即个体的 NNH 与研究总体的 NNH 是相等的。

2. 直接估算

上述方法临床应用较复杂,实际上可以根据临床经验直接估算个体患者的 NNT 或 NNH。首先估计我们的患者如果不接受治疗发生研究结局事件的可能性(即基线风险),相对于研究中对照组的平均值而言,以分值 f_t 表示。例如,根据经验估计我们的患者在不接受治疗时发生研究结局事件的可能性是试验中对照组患者的 4 倍,则 f_t 为 4;若认为基线风险仅为研究的 1/4,则 f_t 为 1/4。同理,也可以利用上述方法估计不良反应,以分值 f_h 表示。例如,估计我们的患者发生不良反应的风险是研究中的 3 倍,则 f_h 为 3;如果认为风险为研究的 1/3,则 f_h 为 1/3。然后根据以下公式计算个体患者的 NNT、NNH 和 LHH。

$$NNT_{个体}=NNT \div f_t$$
$$NNH_{个体}=NNH \div f_h$$
$$LHH_{个体}=(1/NNT_{个体})\div(1/NNH_{个体})$$

注意:这种估计主要根据医生的临床经验判断,因是主观指标,难免具有片面性。

例 12-1 中,我们的患者与研究人群特征相似,但年龄偏大,估计基线风险为研究人群的 1.5 倍,即 $f_t=1.5$;估计发生不良反应的风险与研究人群相似,即 $f_h=1$,根据以上公式计算:$NNT_{个体}=NNT \div f_t=5 \div 1.5=3.3\approx4$,$NNH_{个体}=1/ARI=1/0.54\%=185.2\approx186$,$NNH_{个体}=NNH \div f_h=186$,$LHH_{个体}=(1/NNT_{个体})\div(1/NNH_{个体})=46.5$。即改善排尿困难症状和轻微不良反应的利弊比为 46.5。由此可见,采用不同的估算方法得到的 LHH 也不尽相同。

(四)对拟采用的治疗措施,患者的价值取向和意愿如何

完成上述步骤后,并不意味着治疗方案已经确定。患者(或其亲属)的价值取向和意愿在临床决策中的重要作用已经日益受到临床医生的重视。干预措施预期获得的 LHH 越大,患者(或其亲属)选择该项干预措施的可能性也越大。LHH 较小,则预期的效益/风险比变得不再确定,不同的患者由于文化、生活背景、教育程度等差异,可能选择截然相反的干预措施。此时,患者(或其亲属)的价值取向和意愿就显得尤为重要。关注患者(或其亲属)的价值取向和意愿也有利于规避医疗风险,创造和谐的医患关系。

临床医生有义务帮助患者进行临床决策。① 如时间允许,应向患者介绍治疗带来的利益和可能出现的不良反应,让患者有时间思考,必要时与其家庭成员进行讨论。如果治疗措施是临床常用并有大量证据证明其安全有效(如对安置人工机械瓣膜的患者使用华法林抗凝治疗),可以给患者一份详细的书面说明。② 为帮助患者更好地理解将面临的获益和风险,可考虑使用前面提到的 LHH 这一概念。利用前面讲述的方法可方便地计算出个体患者的 LHH。但此时的 LHH 并未结合患者自身的价值取向,因此还需要在 LHH 中引入患者的选择。具体方法是询问患者如何看待可预防的不良事件和可能出现的不良反应,可以简单询问患者认为哪个更严重,严重多少倍。这个相对值称严重程度因子,也称

s 因子。例如,询问患者认为脑卒中比皮疹严重多少倍,患者可能回答 1 000 倍,此时 s 因子即为 1 000。但多数患者可能觉得这一问题难以回答,且可重复性差,此时我们可以用量表(图 12-2)请患者打分。告知患者,0 代表死亡,为最严重;1 代表完全健康。然后请患者给期望预防的不良事件打分(表示为 U_{effect}),再给可能出现的不良反应打分(表示为 $U_{toxicity}$),则 s 因子 $=U_{toxicity} \div U_{effect}$。通常需要评估 2 次,以考察其稳定性。

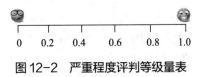

图 12-2　严重程度评判等级量表

得到 s 因子后可根据以下公式调整 LHH,此时的 LHH 不仅考察了患者的个体特征,而且引入了患者的价值观,更符合患者的实际。

$$LHH = \left[(1/NNT) \times f_t \times s \right] \div \left[(1/NNH) \times f_h \right]$$

事实上,治疗措施可能带来的不良反应非常复杂,研究考察的不良反应往往只是其中的一部分。研究考察的不良反应不一定发生于某位具体患者,而研究未关注的不良反应也可能发生于我们的患者。在临床实践过程中,不可能针对每种不良反应计算 LHH 值。影响患者决策的往往是那些最严重和最常见的不良反应,需要我们重点关注,通常只需要计算这些不良反应对应的 LHH 就足够了。注意:LHH 并非完美的指标,计算 LHH 的许多参数(s 因子、f_t 和 f_h)均由主观判断获得,其可靠性和可重复性都不高。进一步改进 LHH 的计算方法或寻找新的指标替代 LHH,是循证方法学家和临床流行病学家迫切的任务。

例 12-1 中,我们的患者非常关注排尿困难症状,认为严重影响了其生活质量,$U_{effect}=0.3$;而对口干、头晕等轻微不良反应并不关注,$U_{toxicity}=0.9$,s 因子 $=0.9/0.3=3$,最终计算出 LHH=167.4。此外我们告知患者,极少数患者服用坦索罗辛后可能有发生直立性低血压的风险。患者经考虑后,接受坦索罗辛治疗 5 天,自行排出结石,并无不良反应发生。

总之,Ye 等的研究是一个大样本、多中心随机对照研究,为比较坦索罗辛和硝苯地平对输尿管结石的疗效提供了较强的证据。但遗憾的是,通过严格评价文献真实性,我们发现作者并没有报道随机的具体方法,不清楚是否实施了分配方案隐藏,也没有采用盲法,这些缺陷影响了对研究的真实性评价结果。事实上,很多研究并非没有采用这些方法,只是报道时未进行适当的描述。为规范随机对照试验的报道,越来越多的杂志要求报道 RCT 时需遵循《报告临床试验的统一标准》(Consolidated Standards of Reporting Trials, CONSORT),这有利于读者更准确地判断研究的真实性。

注意:在临床实践过程中,并非所有的治疗性问题都可以找到基于 RCT 的证据。此时,临床医生常常会根据其他类型的治疗证据(例如:队列研究、观察性研究,甚至专家经验)对患者进行干预,在治疗期间临床医生通常也会对患者进行随访,观察患者症状是否改善或恶化。但是,这种方式得到的观察结果容易产生偏倚,甚至误导临床医生和患者。此时,采用单病例随机对照试验(N-of-1 trial)可能有助于针对个体患者制定个性化的最佳治疗方案。

(杨　茗　陈小玫)

思　考　题

1. 分配方案隐藏与盲法的区别是什么?

2. ITT 分析与 PP 分析各有什么优缺点?

3. 何谓 NNT? 如何比较两种不同干预措施的 NNT?

网上更多……

📓 学习目的　🖋 教学 PPT　📖 拓展阅读　👓 人文视角　📑 自测题

第十三章

预后研究证据的评价与应用

本章导读

医师在临床实践中除诊断、治疗疾病外,还要预测疾病的结局,提供可以干预结局的方案。临床医师随时都会遇到对疾病预后的评价。当明确疾病诊断后,患者或医师都会关心疾病的进展过程及结果。如:① 结肠癌术后是否有残留?② 是否会复发或转移?③ 若发现肝内有转移病灶,患者及其家属更关心患者还能生存多长时间?④ 选择什么样的治疗方式可以延长生存?⑤ 若不治疗还能活多长时间……临床医师需要遵循证据来回答患者及其家属关心的问题。

正确判断疾病转归对选择适宜的治疗方案有重要意义,如:① 手术后是否需要化疗?② 肝动脉插管介入治疗对生存时间有何影响?影响慢性疾病结局的因素很多,临床医师在估计疾病预后时除干预因素外,还要考虑是否有其他因素也在起作用,是危险因素还是保护因素,这些因素的作用有多大。若不了解,判断可能偏离甚远。医学研究的不断进展和对疾病认识的逐渐深入,要求临床医师对疾病预后的判断除传统医学要求的详细了解患者的疾病特征(病史、体格检查、病情经过和诊治情况等),掌握扎实的专业知识外,还需要针对患者需求检索相关的预后研究文献,确定最佳预后证据,进行综合分析和估计,才能使疾病的预测结果尽可能接近患者的真实结局。本章重点介绍疾病预后的基本概念、影响预后的因素、预后指标及评价方法,并通过临床案例讨论怎样将预后证据应用于临床处理患者。

▶▶▶ 第一节　预后研究概述 ◀◀◀

预后(prognosis)是指疾病发生后,对疾病未来病程和结局(痊愈、复发、恶化、伤残、并发症和死亡等)的预测和估计。临床常见的预后问题包括:① 定性:疾病会有什么样的结局发生;② 定量:这些结局发生的可能性有多大,如治愈率、复发率、5年生存率、病死率等;③ 定时:这些结局何时会发生,通常用生存曲线表示;④ 定因:影响结局发生的因素有哪些,即预后因素。预后研究是疾病自然病程研究的一部分,研究疾病确诊后的临床过程,通过比较人口学特征和不同预后因素来获得更准确的答案。预后研究有助于了解疾病的发展趋势和后果,帮助临床医师做出治疗决策;研究影响预后的各种因素,有助于改变疾病的结局并通过预后分析比较不同干预措施的效果。

一、疾病的预后指标

1. 常用的预后指标

(1) 治愈率(cure rate)　指经治疗后某病患者中治愈者所占百分比。

(2) 病死率(case-fatality rate)　指某病患者中死于该病者所占百分比。

(3) 缓解率(remission rate)　指某种疾病经治疗后,病情缓解的患者占总治疗人数的百分比。

(4) 复发率(recurrence rate)　即疾病经一定缓解或痊愈后又重复出现的患者占观察患者总数的百分比。

(5) 致残率(disability rate)　即发生肢体或器官功能丧失者与观察患者总数的百分比。

(6) 生存率(survival rate)　即接受某种治疗的患者或某种疾病的患者,经若干年随访后尚存活患者所占的百分比,常用于长病程疾病。

(7) 潜在减寿年数(potential years of life lost,PYLL)　指某年龄组人口因某病死亡者的预期寿命与实际死亡年龄之差的总和,即死亡所造成的寿命损失。

(8) 伤残调整生命年(disability adjusted life year,DALY)　指从发病到死亡所损失的全部健康生命年,包括早死所致的生命损失年(years of life lost,YLL),疾病所致伤残引起的健康生命损失年(years lived with disability,YLD)。

(9) 其他结局　包括中间结果,依据临床情况选择,一般可用百分率表示。

2. 预后指标的选择

临床医师一般应根据疾病的病程尽可能选择客观的评价指标。① 病程短且不易引起死亡的疾病一般用治愈率表示预后。② 病程短易引起死亡的疾病则用病死率表示预后。③ 多数慢性非传染性疾病病程长且病死率低,病情复杂,预后多样,从临床表现可分为缓解、复发、好转、恶化、死亡等;从机体活动功能可分为活动不受限制、伤残、死亡等,其预后指标即为上述各种情况发生的概率。④ 病程长、致死性强的疾病(如各种癌症),一般用生存率表示预后,如 5 年生存率等。

二、预后评价方法——生存分析

预后研究中,一些医学事件所经历的时间不是短期内可以明确判断。如:乳腺癌患者术后生存时间,白血病患者化疗后缓解持续时间,两种方法治疗某慢性病产生疗效的时间等。人们希望知道某病患者在任一时点发生某种结局的可能性有多大,但临床上常用的疗效指标(如治愈率、有效率和病死率等)不能反映相关信息。随着疾病谱的变化,肿瘤、心脑血管疾病等慢性疾病的患病率均位居前列,对这些疾病的预后观察需作长期临床随访,催生了专门用于处理临床随访资料的数据处理与统计分析方法,即生存分析。生存分析是将研究对象的随访结果和随访时间结合在一起的统计分析方法,能充分利用所得到的信息,更准确地评价和比较随访资料,是疾病预后的主要判定方法。

生存分析通过描述生存过程,比较生存过程,从而分析影响生存时间的因素。具体包括以下三个方面:

1. 描述生存过程

研究生存时间的分布特点,估计生存率及平均存活时间,绘制生存曲线。根据生存时间长短,估计各时点的生存率,并根据生存率估计中位生存时间,也可根据生存曲线分析其生存特点。

2. 比较生存过程

通过比较生存率探讨总体生存过程是否有差别。如比较两种手术后癌症患者的生存率,以探讨不同治疗的临床效果。

3. 分析影响生存时间的因素

通过分析生存模型探讨并筛选影响生存时间的因素,以控制不利因素,延长生存时间。

三、预后因素分析

预后研究的目的不仅在于估计患者在某一时点生存概率的大小,还希望探索影响预后的因素。预后研究可以了解疾病的特征(如性别、年龄、疾病类型、分期等)对预后的影响,及这些因素之间的相互作用,利用患者的疾病特征来预测其预后情况。预后研究在比较各组患者的生存状况时,可以对主要的预后因素加以控制,以便得出更可靠的结论。

预后因素分析可采用单因素分析,在回顾性病例对照研究中比较不同结局患者某种因素所占的构成比差异,在队列研究中比较是否存在(暴露)某种因素及其发生不同结局的百分比差异。单因素分析常常采用限制、配比、随机、标准化等方法,以保证观察组和对照组基线的可比性,或通过单因素分析初筛影响预后的因素,再进行多因素分析。

预后因素分析也可采用多元线性回归、多因素 logistic 回归分析,以考虑混杂因素和交互作用所带来的影响。

临床研究中对患者治疗效果的评价有时采用生存时间长短来衡量,而生存时间与疾病类型、轻重、患者体质、治疗方法等多种因素有关,由于时间 t 往往不能满足正态分布和方差齐性的要求,不能采用多元线性回归来分析生存时间和预后的关系,用其他生存分析模型来拟合也比较困难。更合理的分析可采用 Cox 比例风险回归模型(Cox's proportional hazard regression model)。该模型以顺序统计量为基础,对生存时间的分布形式无严格要求,可允许存在失访数据及随访时间长短不一的数据,有很强的临床应用价值。

四、疾病预后研究的设计类型

许多临床上用于疾病危险因素研究的设计方案均可用于疾病的预后研究,如描述性研究、分析性研究(病例对照研究、队列研究)和随机对照试验(RCT)等,并可根据不同的研究目的采用不同的研究设计方案。

1. 纵向研究

纵向研究属于描述性研究,是对某期间确定的特定患者经过一定时间随访,观察其生存率、病死率、复发率、致残率等各种预后指标。一般用于描述疾病自然病史。

2. 自然队列研究

队列研究是将符合研究标准的某种疾病患者,依据所接受干预措施的不同或是否存在危险因素而分为"暴露组"和"非暴露组",对两个队列随访一定时间后,比较两组预后结局的差异。按照观察时间顺序,可分为前瞻性队列研究和回顾性队列研究。要注意的是,受试者所接受的"暴露"既不是研究者所决定,也不是随机分配的,而是一种自然或实际状态。前瞻性队列研究的资料收集是前瞻性的,回忆偏倚小,可以观察一个预后因素与多种结局的关系,并提供预后因素的相对危险度(RR)。

3. 随机对照试验

RCT 是通过随机化分配,把符合要求的研究对象分为试验组与对照组,使非干预因素在组间尽可能保持平衡,再接受相应的干预措施,在一致的条件下进行研究和观察干预效应,并采用客观指标测量和评价试验结果。RCT 与前瞻性队列研究相同之处是两者都是前瞻性研究;主要不同点在于,在 RCT 中,患者被随机分配到试验组和对照组,并接受所分配的干预措施,队列研究中患者的分组是根据其暴露因素确定的,其暴露因素(RCT 中的干预因素)也不是研究者分配的。由于 RCT 的随机分配过程不但能最大限度地避免和消除已知混杂因素对患者结局的影响,还能避免和消除未知混杂因素对患者结局的影响(队列研究无法做到),因此所获研究结论真实性更好。

4. 病例对照研究

以同一疾病的不同结局(死亡与痊愈、并发症有无等)作为病例对照研究的病例组和对照组,追溯产生该种结局的有关因素,是从果到因的研究,适用于不良结局发生少,疾病结局需要长时间才能发生的慢性疾病。病例对照研究仅能提供预后因素的研究证据,不能评定疾病预后,即不能提供生存率研究的证据。其研究结果受偏倚因素影响更大,如选择病例和对照时可能存在选择偏倚,收集资料时会发生回忆性偏倚。研究结果只能提供事件的比值比(OR),而非相对危险度(RR)。

5. 个案报告

个案报告是针对临床实践中某个或某几个特殊病例或个别现象进行探讨,并对个别或几个罕见或少见病例的病情、诊断及治疗中特殊情况或经验教训的报道。

6. 病例系列

病例系列是对某疾病一批(几例至上千例)的临床资料进行整理与统计分析,并做出结论,用于提供预后判定的粗放依据。

五、证据在疾病预后判断中的重要性

医学发展日新月异,医师不可能对所有疾病都非常熟悉。判断医疗实践中的预后问题医师不能凭空想象,也不能单凭个人经验得出。即使是有经验的医师,也需要查询证据,并与自己的经验结合,才能给出一个客观公正的答案。通过准确判断疾病的预后,医师可以个体化制定最适合患者的治疗目标和方案,提高医疗质量。有时预后证据也可帮助医师解释一些筛查结果;对预后差的晚期患者,医师应明确告知患者及家属该疾病的预后,不建议使用有创、毒性、增加患者痛苦的治疗方案。医师也可有意识地与患者及家属讨论疾病的病程和结局,采取姑息治疗或临终关怀,减轻患者痛苦,让患者安排好生前事务,家属做好思想准备,做到有效与患者沟通,避免发生医疗纠纷。

▶▶▶ 第二节　提出和构建临床问题 ◀◀◀

例 13-1：患者,男性,75 岁,6 个月前开始逐渐出现心慌、气短、双下肢水肿。24 h 尿量无明显减少,为 1 000~1 500 mL。既往有高血压史 10 年,长期口服抗高血压药(钙拮抗药),血压控制于 130~140/80~95 mmHg,未使用其他抗高血压药。入院后心脏彩超提示左心房扩大,左心室不大,左室射血分数为 60%。排除了心瓣膜病、心包疾病、肥厚型心肌病、限制型心肌病和缺血性心脏病等。查血尿酸为 560 μmol/L,心房钠尿肽大于 3 000 pg/mL,肾功能正常,肌酐 96 μmol/L,血脂及血红蛋白及尿常规正常。入院后诊断为:高血压,射血分数保留型心力衰竭,心功能Ⅱ级,高尿酸血症。与患者和家属沟通病情时,患者家属提出已经了解心力衰竭的预后较差。因为患者既往没有高尿酸血症病史,对于新出现的血尿酸升高较为焦虑,想咨询医生:血尿酸的升高是否会让心力衰竭的结局更差,对于升高的血尿酸是否需要处理?

一、提出临床初始预后问题

预后研究的问题可由患者及其家属提出,也可由医师根据患者的临床情况提出。但医师要提出并构建一个既有意义又能回答的临床问题,首先必须充分了解患者的病史,进行全面、细致的体格检查,并有充分的实验室和辅助检查资料,同时结合自己的专业知识、临床经验和技能,保证提出的各种临床问题准确、清晰、完整、有针对性。预后研究提出的问题主要包括对疾病进程和结局的预测及影响预后的因素。针对不同预后内容和指标可提出不同的问题,但医师所提问题要有重点,避免太广泛、不具体的问题。我们首先做一个病史特点小结:老年男性患者,诊断为射血分数保留型心力衰竭,合并高血压、高尿酸血症。病案中患者与家属关心的是一个射血分数保留型心力衰竭预后的问题,想了解高尿酸血症是否会导致心力衰竭的预后更差。可按照循证实践的步骤来检索文献,评价证据,应用证据回答患者及家属的问题。

二、构建临床问题

初始问题确定后,需要根据 PICO 原则将其转化成可回答的更具体的问题,以便提取关键词,快速、有效地检索到与临床问题密切相关的证据。因此,本例初始问题可经 PICO 原则转换如下:

P　特定的患病人群 / 临床问题(population/problem):老年射血分数保留型心力衰竭患者。

I/E　干预因素 / 暴露因素(intervention/exposure):血尿酸升高者。

C　对照措施或没有某种预后因素(comparison/control):血尿酸正常者。

O　结局指标(outcome):生存情况。

▶▶▶　第三节　检索相关研究证据　◀◀◀

一、明确预后研究最佳设计方案

本病例需要回答的问题是有高尿酸血症的射血分数保留型心力衰竭患者和没有高尿酸血症的射血分数保留型心力衰竭患者相比,生存情况是否存在差别?高尿酸血症作为研究的暴露因素不是一个可以人为控制和分配的因素,故最适宜的研究设计是队列研究。

二、选择数据库

目前尚无针对预后问题的专门数据库。但许多综合性循证临床证据数据库包含了预后研究证据。

（一）首先使用已经过滤过的医学信息源（二次文献数据库）

- Best Evidence（ACP Journal Club and Evidence-based Medicine）
- UpToDate
- Clinical Evidence
- SUMSearch
- TRIP Database

（二）再使用未过滤的医学信息资源（原始文献数据库）

- PubMed:Clinical Queries
- Embase
- Cochrane Library/OVID EBM Reviews

三、确定关键词和制定检索策略

检索证据时,可根据自己的检索能力和时间进行初级检索（basic search）和高级检索（advanced search）。下面推荐的主题词和副主题词便于高级检索时使用。

（一）推荐检索预后证据的主题词

cohort studies	prognosis
disease progression	treatment outcome
longitudinal studies	medical futility
prospective studies	treatment failure
follow-up studies	morbidity
incidence	mortality
prevalence	survival rate
death	infant mortality
survival analysis	maternal mortality

（二）推荐检索预后证据的副主题词（附加于主题词后）

mortality（mo）	epidemiology（ep）

(三) 检索预后证据的关键词(自由词)

根据上述 PICO 原则获得,本例为 heart failure with preserved ejection fraction、hyperuricemia、survival 等。

四、检索相关数据库

(一) 检索二次文献数据库(summaries)

用检索式"hyperuricemia AND heart failure"检索 UpToDate,只能获得关于射血分数下降型心力衰竭的证据。

(二) 检索非 summaries 类原始文献数据库

因 summaries 类数据库的获得性有限,检索医学信息量最大的 PubMed,进入"Clinical Queries"工具,输入检索式"("heart failure"[MeSH Terms]OR "heart failure"[All Fields])AND "preserved ejection fraction" AND hyperuricemia",选择"Clinical Category"为 Prognosis,获相关文献 3 篇。

快速浏览所有题目及摘要,筛选文献。筛选的原则是看这些文献是否与你的临床问题相关。筛选文献类型,按照证据的强弱级别优先选择证据级别高的文献。通过摘要看文献中的人群是否适合我的患者,是否提到了你感兴趣的暴露因素,文献结果是否覆盖了感兴趣的临床问题结果。注意筛选证据的过程与评价证据的适用性有相似之处,但目的不同。筛选文献首先确定该文献能否用于我的患者,是评价证据之前的必需步骤。若不经筛选,等待评价证据结束后才发现根本不适合我的患者,就会浪费大量时间。按照以上原则经过筛选,检获的 3 篇原始文献中有 1 篇与本例临床问题高度相关:

Shimizu T,Yoshihisa A,Kanno Y,et al. Relationship of hyperuricemia with mortality in heart failure patients with preserved ejection fraction. Am J Physiol Heart Circ Physiol,2015,309(7):H1123-9.

通过链接全文,在网上获得后浏览全文,并进行评价。下面以此为例阐述预后研究证据的评价及其在临床上的应用。

▶▶▶ 第四节　预后研究的证据评价与临床实践 ◀◀◀

上述检索得到的预后研究证据,还应评价其证据质量,包括真实性、重要性和适用性三个方面。本节以第三节中 PubMed 数据库检索结果中的"Shimizu T"研究为例介绍预后研究原始证据评价的全过程。预后研究证据的评价标准见表 13-1。

表 13-1　预后研究证据的评价标准

1. 证据(文献结果)是否真实
(1) 是否有代表性且定义明确的患者样本群体,并都在病程相同起始点开始随访
(2) 随访时间是否足够长,随访是否完整
(3) 对结果的判定标准是否客观,没有偏倚
(4) 是否对重要的混杂因素进行校正

2. 研究的结果是什么?

(1) 在一段特定时间内,所研究结果发生的可能性有多大

(2) 对所研究结果发生的可能性的估计是否精确

3. 研究结果对我的患者是否有帮助

(1) 文献中的患者是否与我的患者相似

(2) 研究结果是否可以直接用于临床,有助于向患者解释

摘自:李幼平,杨克虎. 循证医学.

一、预后研究证据的真实性评价

(一) 样本的代表性和同质性

文献结果的真实性要求研究中的患者样本群体定义明确,具有代表性,且都在病程的同一起始点开始随访。研究样本的选择偏倚会造成试验结果与真实结果不符。若纳入研究人群与实际患者人群差别明显,可能造成过高或过低估计整群患者的预后,即预后研究的样本不具有代表性。理想情况下,预后研究所纳入的样本应该是所有患同一疾病的患者,且都从其生病开始进行研究(起始队列)。但实际上这样理想的预后研究不可能实现。因此,为了获得一个尽可能理想的证据,首先要分析研究者是否准确详细地描述了研究对象的人口学、社会学特征,病情分级和分期,疾病所处的病程(早、中、晚期)以及是否存在并发症等。未明确描述研究对象的人群特征,如不知道研究对象的年龄分布、不知道疾病的具体病情轻重和分期情况、不知道并发疾病的情况,就不能说明研究对象是否真正代表了实际人群。因不同病程的患者预后差异悬殊。只有保证研究对象纳入时处于大致相同的病程,其预后结果才具有可比性。故纳入全部患者的病程应相似,处在相同病程期。若都处于病情早期更有助于了解疾病全过程,但临床实践中往往很难做到,所以不一定强求非要在疾病早期,但须要求患者处于疾病的同一病程。其次要观察研究者是否明确描述了观察对象的筛选标准,包括疾病的诊断标准、观察对象的纳入和排除标准。明确诊断标准可以帮我们了解研究纳入或排除了哪些人群,从而判断该研究人群是否具有代表性。同时,研究对象的来源十分重要。同种疾病的病情轻重不同,预后也存在差异。故研究者应详细描述进行研究的地区或医疗机构,以便读者了解病例的代表性和局限性。这对其他临床医师使用该证据有重要参考价值。如一般基层医院根据其医疗条件,往往将重症、难治患者转至上级医院诊治,致使上级医院的重危患者较多,病死率和病残率显著高于基层医院。各级医院患者来源、病情、病程和诊治条件都不一样,三级医疗机构预后研究的结论不能直接套用于基层医院,因为存在转诊偏倚。

分析 Shimizu 研究,这是一项前瞻性队列研究,连续纳入 2009—2013 年在 Fukushima 医学院附属医院因心力衰竭失代偿而住院并出院的射血分数保留型心力衰竭患者。排除标准为急性冠脉综合征和透析患者。心力衰竭的诊断标准是基于国际认可的 Framingham 标准和 NYHA 分级大于 II 级。射血分数保留型心力衰竭除了需要满足心力衰竭诊断,还需要满足心脏彩超提示左心室射血分数(LVEF)≥50%,所以心脏彩超检查的可靠性对射

血分数保留型心力衰竭的诊断尤为重要。研究中心脏彩超是由有经验的彩超医师采用标准技术盲法进行。检查结果可靠性好。根据是否存在高尿酸血症,纳入患者被分成了两个组:一组患者有高尿酸血症的病史,既往长期使用降尿酸药或者血尿酸大于 420 μmol/L;另一组患者没有合并高尿酸血症。针对患者可能合并的高血压、高脂血症、糖尿病、贫血和慢性肾病,研究均详细描述了统一的诊断标准。文章结果部分详细描述了两组最终纳入研究对象的人口学特征、合并症情况、严重心力衰竭的构成情况和药物使用情况,并进行了组间比较。两组在年龄、体重指数、收缩压、心率、心力衰竭 NYHA 分级 Ⅲ 级或者 Ⅳ 级、吸烟以及心力衰竭病因方面差异均无统计学意义。但是在合并症(高血压、糖尿病、高脂血症、慢性肾病、心房颤动和贫血)上存在组间差异。相关临床知识告诉我们,心力衰竭的严重程度(NYHA 分级)和心力衰竭病因是影响预后的最重要因素。因此,根据文中描述的诊断标准和纳入排除标准,该研究有一定的人群代表性,同时在影响预后的重要因素方面有同质性。但是高尿酸血症常常和高血压、糖尿病以及高脂血症并存,因此合并症上的组间差异可能成为混杂因素,影响结果的判断。

(二)随访的完整性

病例对照研究不存在失访问题,这主要针对前瞻性研究。

1. 随访时间是否足够长

任何疾病都需要经过一段时间才发生最后的结局,随访时间的长短直接影响研究结局。若随访时间太短,仅有部分患者产生有关结局,在回答这类患者的预后问题时,就缺乏足够的证据。但若随访时间太长,等到全部研究对象均出现相关结局,就存在失访问题。一般时间越长,病例失访越多,将影响研究结果的真实性。因此,随访时间需要借鉴专业知识,根据具体疾病的自然史确定。

2. 随访是否完整,失访原因是否说明

理论上我们要求随访所有患者,但实际上大多数研究都存在失访问题。失访多少会影响研究结果的真实性,目前尚无统一标准。我们考虑采用两种方法:① 简单的 5% 和 20% 原则:失访 <5%,产生的偏倚较小;>20% 则将严重影响结果的真实性;5%~20%,真实性的影响介于其间。② 敏感性分析:如老年糖尿病患者的预后研究,纳入 100 例患者,随访中 30 例患者发生不良预后事件(心血管死亡)。若失访 10 例患者(10%),则这些病例可能全部死亡,或全部存活。敏感性分析可以计算"最差结果"和"最好结果"。"最差结果"计算时,假设失访病例全部死亡(30 例死亡 +10 例失访)/100=40%,"最好结果"计算时,假设失访病例全部存活,30 例死亡 /100=30%。"最差结果"和"最好结果"相差不大,而在这个误差范围,临床医师觉得可以接受,认为失访对研究真实性不会造成太大影响。但对低危人群,如中年糖尿病患者,随访不良事件发生率仅 1%,若失访仍是 10%,假设这 10%的患者全部死亡,则最后的病死率为 11%。最差结果 11% 和最好结果 1% 之间差别为 11 倍,临床预后截然不同。这种失访对预后结果的真实性将会产生影响。注意:研究者除应报告失访人数外,还要报告失访原因。是否因为不良结局造成失访?若因死亡等不良结局造成失访,往往会对结果的真实性造成很大影响。

3. 比较失访人群和未失访人群的人口学和临床特征

若失访者与未失访者相比在人口学特征和疾病的临床特征方面没有明显差别,则失访原因与不良结局事件在很大程度上无关,结果的可信度提高;若不能得到这些信息,则结果的可信度下降。

我们获得的文献中,纳入患者的中位随访时间是 897 天。纳入患者会被随访至出现死亡或最后一次随访。但是文中没有提及最长随访时间是多少,也没有详细描述两个组研究对象的随访时间是否一致。文中没有描述是否存在失访。所以无法评估随访完整性。

4. 结果评定标准的客观性

(1) 判断结局尽量采用客观指标 临床医师在判断预后结局时常发生意见分歧,故研究者在研究开始前必须有研究计划,在方法学部分对疾病观察的结局提供明确、客观的定义,如:脑卒中发生后肢体瘫痪,应对肢体瘫痪程度进行明确定义,如是肢体轻度活动障碍或肌力几度等。

(2) 采用盲法判断结局 预后终点指标有些很明确,易于确定,如死亡;有些则需要一定的综合判断能力,如心肌梗死;而另一些则很难判断和测定,如致残或生活质量。当对预后终点指标判断的主观性增加时,则应对测定预后指标的人员采取盲法。未使用盲法可能会导致两种偏倚:① 疑诊偏倚:即若医师了解患者具有某种疾病的预后,则可能更频繁、仔细寻找可影响这种疾病预后的有关依据。② 期望偏倚:医师根据医学知识和自身经验,对某些影响疾病预后的因素和疾病预后形成了固定概念,可干扰对疾病预后作出正确判断。因此,对心绞痛、心肌梗死、生活质量、残疾等作为预后结局的重要诊断指标应采用盲法判断结局。

Shimizu 研究的结局指标是心因性死亡或者全因死亡。心因性死亡包括心力衰竭加重或者心室颤动,是由有经验的心脏科医师独立判断。心力衰竭加重需要满足Framingham 标准,心室颤动需要有心电图或者植入性心脏设备的记录。非心因性死亡包括呼吸衰竭、肾衰竭、脓血症、其他严重感染、脑卒中或者消化道出血等。死亡情况和死因是从纳入研究对象的医疗记录中获得。如果不能从医疗记录中获得,就会电话询问患者的经治心脏科医生。生存时间是从入院被纳入至死亡或者最后一次随访的时间。文中提及,对于收集研究对象结局信息者,采用了盲法。本研究虽然采用了死亡这种客观的结局指标,但是在死亡原因上是需要判断的,存在主观性,所以采用盲法更好地保证了结局的客观性。但是文章中并没有提及观察结局的随访间隔时间。

5. 对重要因素进行校正以控制混杂因素

研究纳入的样本完全相似是一种理想状态,现实中往往存在这样那样的差异。此时应考虑做亚组分析或多因素分析校正。以著名的 Framingham 心脏研究为例,Framingham一项脑卒中危险因素研究的初步结果显示:① 风湿性心脏病(简称风心病)合并心房颤动患者的脑卒中发生率为 41/1 000 人年,与非风心病心房颤动患者组相似;② 风心病患者偏年轻。这种情况下,研究者必须要分别考虑年轻风心病患者与非风心病患者的脑卒中发生率,及老年风心病患者与非风心病患者的脑卒中发生率。经过年龄校正后发现:风心病心房颤动患者合并脑栓塞的危险性是非风心病心房颤动患者的 6 倍。因此,疾病某种后果或结局的发生可能受多种预后因素的影响,在预后研究中要考虑可能影响预后的混杂因素,并分析校正。常用的校正方法为分层(亚组)分析和多因素分析。

本研究考虑了众所周知可能会影响心力衰竭患者心脏事件风险的多种临床因素,采用了单因素和多因素分析方法分析心因性死亡和全因死亡与这些因素之间的关系。那些能独立预测心脏事件($P<0.10$)的因素被研究者纳入进一步的多因素分析。高尿酸血症和其他混杂因素之间无明显多重共线性。为了评估高尿酸血症和全因死亡之间的关系是否存在潜在异质性,文章进行了亚组分析。高尿酸血症和临床因素之间的关系通过 Cox 比例风险回归模型进行评估。可见本研究对重要因素进行了校正。

二、预后研究证据的重要性评价

1. 研究结果发生的可能性评估

一旦确定研究文献具有真实性后,就进入研究结果的重要性评价。我们需要了解在一段时间内该研究结果是什么,结果发生的可能性有多大,有多好。预后研究的定量结果是在一段时间内发生结果的事件数。通常采用 3 种方法来描述结局:

(1) 特定时间点的生存百分数　即从疾病临床过程的某一时点开始,一段时间后存活的病例数占总观察例数的百分比。如 1 年生存率、5 年生存率。

(2) 中位生存时间(median survival)　即观察到 50% 的研究对象病死时的随访时间。

(3) 生存曲线(survival curves)　即在每一个时间点,研究样本未发生该结果(死亡)的比例(通常以百分数来表达)。

生存率、中位生存时间、生存曲线可以告诉我们不同方面的结果。故寻找疾病预后的评定证据最好应包括这 3 个指标。

在 Shimizu 研究中,最后研究结果提示高尿酸血症组发生了 25 例心因性死亡和 34 例非心因性死亡;对照组发生了 5 例心因性死亡和 15 例非心因性死亡。两组之间差异有统计学意义,高尿酸血症组的全因死亡和心因性死亡明显高于对照组($P<0.001$)。研究报告了生存曲线,以描述死亡情况(图 13-1),但未报告中位生存时间和生存率。

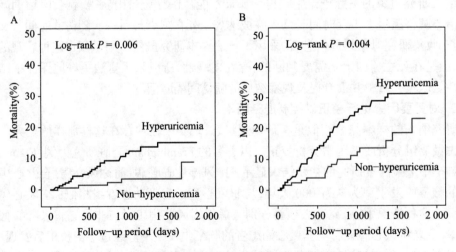

图 13-1　高尿酸血症组和非高尿酸血症组心因性死亡(A)和
全因死亡(B)的 Kaplan-Meier 分析

2. 研究结果发生可能性的精确度评估

研究结果的精确度采用 95% 的置信区间（*CI*）进行判断。95% *CI* 的宽窄可以表示预后估计的精确度，95% *CI* 越窄，结果越精确。大多数生存曲线左侧部分估计值的 *CI* 较窄，说明随访期中较早的一段精确度较高，这是因前期样本量大。后期因死亡、退出或失访等原因造成样本量减少，导致生存曲线上右侧部分估计值的 *CI* 较宽。若 *CI* 跨过 1，则表示无统计学意义。

通过对预后因素的相对危险度（*RR*）亦可计算 *CI*。一般预后的研究结果都应提供 95% *CI*，如果文献未提供 *CI*，必要时应根据需要将文献中的数据按照相关公式计算 95% *CI*。

本研究除了比较两个组的心因死亡和全因死亡情况，还通过 Cox 比例风险回归模型估计了高尿酸血症和一些临床因素之间的相互关系（包括年龄、性别、Ⅲ级或者Ⅳ级心力衰竭、缺血性心脏病、高血压、糖尿病、脂代谢紊乱、心房颤动、慢性肾病、贫血和利尿药的使用等）。多因素分析显示高尿酸血症是全因死亡的独立预测因素（*HR*=1.982，95% *CI* 1.036~3.793，*P*=0.039）。该结果提供了 *HR* 值，并提供了该值的 95% *CI* 及其 *P* 值，结果较为精确。除此以外，研究还通过森林图的形式展示了在相关因素的亚组分析中，高尿酸血症和全因死亡的关系，每一个亚组均提供了 *HR* 值和相应的 95% *CI* 及其 *P* 值。结果显示除了心房颤动，其他的重要临床变量并没有影响高尿酸血症和全因死亡之间的关系。在心房颤动组，高尿酸血症和全因死亡之间的 *HR* 值为 1.091（95% *CI* 0.565~2.107，*P*=0.796）；在非心房颤动组，高尿酸血症和全因死亡之间的 *HR* 值为 3.135（95% *CI* 1.407~6.984，*P*= 0.005）。两组之间的差异有统计学意义（*P*=0.049）。

三、预后研究证据的适用性评价

（一）文献中的研究对象和我们临床实际所遇到的病例是否相似

一般情况下，研究者会提供所研究患者的详细资料，我们将其与自己的患者对比。这就要求我们仔细阅读文献中有关患者的人口学特征及临床基本资料部分的描述。要找到和自己的患者特征完全相同的文献极其困难，或根本不可能。患者的特征与文献报告中所描述的研究人群的临床特征越接近，将研究者的研究结果用于自己的患者获得预期结果的把握就越大。注意：预后研究中治疗的干预对预后影响极大，而预后研究往往很少提到治疗情况。有时治疗策略因人而异，且随时间不断变化。一些治疗在一定范围内有效，但在患者总人群中不一定如此，故对治疗情况的描述和对比亦很重要。检查文献的方法学部分，对比文献人群的人口学特征描述，文献人群的临床特征例如病程分期、并存疾病和其他预后因素是否相似，由此判断是否适用于我的患者。有时可以用否定式的疑问来判断"是否文献中的患者特点和我的患者差别很大，其研究结果不适合我的患者？"如果答案是否定的，表明该文献结果能用于我的患者。

通过前面的分析不难得出，这篇文献中的患者与我们提供的临床病案中的患者比较相符，文献中患者的人口学特征（年龄、性别、亚裔）和疾病特征（相同疾病诊断、疾病分级分期）都与我们提供的患者相似。文献中研究对象来自日本一个医学院附属医院的住院患者，和我们的患者所在医院等级相似。文献中研究对象的纳入时间为 2009—2013 年，患者的心力衰竭治疗的基本方法和药物没有太大变化，不存在因为时间的差异导致患者之后可能接受更新治疗而影响预后。故该文献结果能够用于我们的患者。

(二)研究结果是否有助于对临床治疗做出决策和对患者及其家属进行解释

真实的结果能帮助临床医师做出治疗或干预决策,也能用于回答患者的问题,解除患者或家属的焦虑或与患者及家属进行有关不良结局的讨论。即使预后研究的结果不能帮助临床医师做出一项有效的治疗决策,但仍能有助于对临床患者的处理。一般有以下几种情况:

1. 该疾病不治疗对预后影响不大

若文献结果提示患者不治疗也会有很好的预后,医师应将这一信息告知患者,讨论的问题将是"是否给予治疗"。如无症状裂孔疝、无症状结肠憩室,可称非疾病,告知预后结果可让患者安心。

2. 患者若不治疗预后会很差,积极治疗预后良好

如遇此情况,当地又有条件治疗,医师应向患者及其家属说明,促使患者接受相应有效治疗,并提高治疗的依从性,改善预后。

3. 该疾病预后差,目前尚缺乏有效治疗手段

医师有必要告诉患者和家属疾病病程和结局的真实情况,并有意识地与患者和家属讨论,有助于患者和家属正确对待,及时进行姑息治疗或临终关怀,减轻痛苦,保证患者生活质量,让患者安排好生前事务,家属做好思想准备。

最终回到例中该患者最初提出的问题,第一个问题:"血尿酸的升高是否会让心力衰竭的结局更差?"检索可获文献研究结果显示,高尿酸血症组的全因死亡和心因性死亡明显高于对照组,所以血尿酸升高的确会让心力衰竭的结局更差。第二个问题:"对于升高的血尿酸是否需要处理?"该研究涉及了该问题,在研究结果中提及,把高尿酸血症组分成降尿酸治疗组和不降尿酸治疗组,这两个组在心因性死亡和全因死亡方面没有明显区别($P=0.477$ 和 $P=0.695$)。但是这个结果并没有进行多因素分析和分层分析,受混杂因素的影响大,尤其会受到所使用的不同类型的降尿酸药影响,所以不能简单地采纳这个结论,需要更多的证据进行进一步分析。

我们不可能通过一项研究来回答患者所有的问题,且一项研究也不能够代表所有的结果。很多时候会发现同一方面的研究会有不同的研究结果,需要我们通过上述标准做出正确的判断,这也是临床决策面临的问题。

四、临床决策与后效评价

(一)临床决策实施后效果

后效评价是指基于证据制订方案后,对患者病情变化进行临床随访,在整个循证临床实践中具有重要作用,可为临床医师提供反馈信息来验证证据。该患者出院后我们应对患者进行随访,通过随访结果进一步验证我们的证据,指导我们持续改进临床实践。

(二)预后对未来科学研究的启迪

通过循证临床实践中证据的评价和应用,我们可以了解到什么样的研究才是高质量的预后研究。由于循证医学更强调远期疗效、终点指标(如病死率、致残率)及生活质量的评估,我们可以建立健康档案,通过长期追踪和随访,了解某种治疗的效果或某种疾病的预后。建立这种大规模数据库对临床科研工作有重要帮助。通过评价预后证据,可了解该领域目前国际专家做过哪些研究,有哪些领域目前尚未探索或尚不明确,这些尚未触及的领域就是我们今后寻找科研课题的方向。综上所述,预后研究的正确评价和应用对预测患者结局、选择治疗方案都具有重要作用。

(李 峻)

思 考 题

1. 影响预后的常见因素有哪些?
2. 预后因素和危险因素的区别是什么?
3. 生存分析研究的主要内容有哪些?
4. 预后研究证据的真实性评价包括哪些?
5. 简述预后研究中常见的偏倚及控制方法。

网上更多······

📝 学习目的　　🖋 教学 PPT　　📙 拓展阅读　　👓 人文视角　　📑 自测题

第十四章

临床实践指南的评价与应用

本章导读

2019 年 6 月 25 日,风湿免疫科的主治医师杨大夫在门诊接收了一名 67 岁男性患者,通过临床问诊和相关实验室检查确诊为"痛风急性发作"。杨大夫认为应该用非甾体抗炎药为其进行治疗,理由是《2017 年英国风湿学会痛风管理指南》推荐首选非甾体抗炎药或秋水仙碱。对患者进行评估后选择了前者。但其上级周主任在咨询了该患者的相关情况后,认为应该首选糖皮质激素对其进行治疗,理由是美国医师协会(American College of Physicians,ACP)《2016 ACP 临床实践指南:急性和复发性痛风的管理》将糖皮质激素、非甾体抗炎药和秋水仙碱同时作为治疗的首选,但针对这名患者,应该选择糖皮质激素而非其他两种药物。面对"痛风急性发作的患者首选何种药物,应该基于哪部指南的推荐意见",两名医师意见不一,于是在进一步检索国内外相关指南后,通过对这些指南进行客观评价,两位医师最终得出了满意的答案。面对不同国家不同组织针对同一疾病的指南推荐意见不一致时,该采用什么方法来解决?让我们一起进入到本章的学习。

▶▶▶ 第一节 临床实践指南概述 ◀◀◀

一、临床实践指南的定义

1990 年,美国医学研究所(Institute of Medicine,IOM)首次提出了临床实践指南(clinical practice guideline,CPG)的定义:"即针对特定的临床情况,系统制定出帮助临床医师和患者做出恰当处理的指导性意见(推荐意见)"。2011 年,IOM 更新了对临床实践指南(以下简称指南)的定义,即指南是"针对临床问题,基于系统评价的证据,在比较不同干预措施利弊的基础上,形成的旨在为患者提供最佳医疗服务的推荐意见"。指南应符合以下条件:① 基于现有证据的系统评价;② 由多学科权威专家及主要利益相关人群代表参与(公众和患者的参与有利于指南的推广实施);③ 考虑患者的主要亚群以及患者偏好;④ 制作过程透明清晰,将偏倚、利益冲突最小化;⑤ 提供干预措施与结局指标之间关联的解释,证据质量和推荐强度需分级;⑥ 有更新计划。

二、指南的现状与发展

中国近 20 年来在期刊上发表了 700 余部指南(图 14-1),涵盖了临床、预防、诊疗和预后等各方面。数量快速增长的同时质量也在不断提升。然而,中国指南制定目前仍存在以下重要挑战:① 国家层面缺乏对指南的指导、规范和评价,以及缺乏相关机制保障指南的传播和实施;② 缺乏本土化高质量原始研究证据,中文发表的系统评价质量良莠不齐;③ 缺乏专门的经费支持,大部分指南资金来源于制药企业,缺乏对利益冲突有效的管理;④ 指南更新周期长,更新方法和步骤不清晰,部分指南自发表后从未更新过,过时的推荐意见对临床可能造成重要的误导;⑤ 中医药领域指南的制定存在独特的挑战,尤其是在证据分级和形成推荐意见时,如何处理经典古籍文献和名老中医专家意见方面。

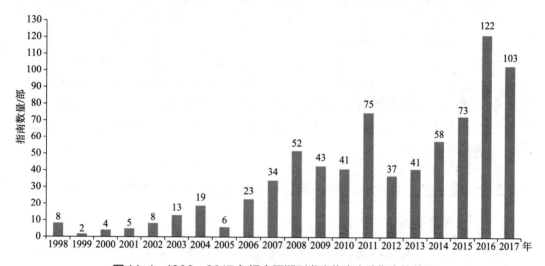

图 14-1 1998—2017 年间中国期刊发表临床实践指南的数量

中国指南制定也面临以下重要机遇:① 近 20 年我国多个大学、医院成立了循证医学中心,国际 Cochrane 协作网和 GRADE 工作组分别于 1999 年与 2011 年成立了中国分中心,国际指南联盟(Guideline International Network,GIN)在 2016 年成立了亚洲指南联盟,这些机构能够为制定指南生产符合国际标准的高质量循证医学证据,并提供方法学支持;② 中华医学会、中华中医药学会、中国中西医结合学会等学术组织正在起草或已经完成了规范指南制定的相关文件与方案,我国 2015、2016、2017 年连续出版了《循证临床实践指南的制定与实施》《中西医结合诊疗指南制定手册》及《GRADE 在系统评价和实践指南中的应用》等教材与专著,能够为我国的指南制定者提供重要参考;③ 一批严格按照国际标准制定和发表的中国原创指南的出现,不仅为我国循证指南的制定提供了范例,也预示着我国向国际输出高质量的临床指南成为可能;④ 国家临床医学研究中心的成立,为生产、转化、持续改进和不断更新高质量本土临床证据提供了保障。

▶▶▶ 第二节　提出临床问题和检索指南 ◀◀◀

一、临床问题的提出

例 14-1：患者，男，67 岁，主诉反复指关节肿痛 10 天，加重 7 天，10 年前始无明显诱因突发第一跖趾关节红肿热痛，以夜间发病多见，持续数天后自行缓解，未予足够重视，后渐累及趾指各关节，同时伴关节功能障碍，疼痛发作时不能屈伸，曾于外院就诊，确诊为"痛风"，平时不规则服用"碳酸氢钠片、别嘌醇"，患者关节肿胀渐为严重，关节畸形变硬，近 7 天来患者前述症状更为明显。本病程中患者无畏寒、发热，无恶心、呕吐，无呼吸困难，无咳嗽、咳痰，无腹泻、黑便，无尿频、尿急、尿痛、血尿，无双下肢水肿。

既往史：患者在外院就诊，化验血尿酸 613 μmol/L，否认有肝炎、肺结核、血吸虫病等传染病病史，否认高血压、糖尿病史，无溃疡病史，无食物、药物等过敏史，无手术、重大外伤史，无输血史，预防接种随社会进行。

体格检查：T 36.9℃，P 74 次 /min，R 19 次 /min，BP 135/80 mmHg。神志清，精神可，发育正常，营养中等，步入病房，自主体位，体检合作。全身皮肤黏膜未见黄染、瘀点、瘀斑、蜘蛛痣、肝掌，浅表淋巴结未触及肿大。头颅无畸形。眼睑无水肿，巩膜无黄染，两侧瞳孔等大等圆，对光反射灵敏。耳鼻无畸形，无脓性分泌物。唇无发绀，口腔黏膜无溃疡，咽部无充血，扁桃体不肿大。

临床诊断：痛风急性发作。

临床问题：基于患者目前的临床状况，一线临床医生应遵循什么指南，选择何种药物？

二、指南的检索

为了解决上述的临床问题，临床医生可通过医学文摘数据库、指南数据库和循证医学知识库三个途径获取相关的临床实践指南。

（一）医学文摘数据库

可用主题词结合自由词的方式在医学书目数据库中对指南进行检索。常见医学文摘数据库见表 14-1。

表 14-1　常见的医学文摘数据库

医学文献数据库	网址
PubMed	www.ncbi.nlm.nih.gov/pubmed
Embase	www.embase.com
CBM	www.sinomed.ac.cn

（二）指南数据库

在指南数据库中，检索 GIN 和美国国立指南文库（National Guideline Clearinghouse, NGC）是比较常见的，其中 GIN 建立了全球最大的国际指南数据库（International Guideline Library），截至 2019 年 3 月底，GIN 已收录了来自 84 个国家 96 个组织的 6 500 余部指南。

而 NGC 则专门收录高质量的循证指南,但由于资金原因,其于 2017 年底宣布暂时关闭。我国循证医学方法学家、临床专家,以及卫生管理部门,正在共同探索和研究建设中国国家指南文库的可行性。主要指南数据库详见表 14-2。

表 14-2　主要指南数据库

指南网络资源名称		网址
中文全称	英文全称 / 缩写	
国际指南协作网	Guidelines International Network/GIN	www.g-i-n.net
美国国立指南文库	National Guideline Clearinghouse/NGC	www.guideline.gov
英国国家卫生与临床优化研究所	National Institute of Clinical Evidence/NICE	www.nice.org.uk
加拿大医学会临床实践指南	Canadian Medical Association（CMA）Infobase	www.cma.ca/index.php/ci_id/54316/la_id/1.htm
苏格兰学院间指南网络	Scottish Intercollegiate Guidelines Network/SIGN	www.sign.ac.uk

（三）循证医学知识库

表 14-3 列出了常用的循证医学知识库,通过该途径也可获取部分的指南。

表 14-3　常用的循证医学知识库

循证医学知识库名称	网址
DynaMed	dynamed.ebscohost.com
UpToDate	www.uptodate.com
Best Practice	bestpractice.bmj.com
Essential Evidence Plus	www.essentialevidenceplus.com

三、以 PubMed 数据库为例检索"痛风指南"

本章节主要以 PubMed 数据库为例检索"痛风指南",其他途径指南的检索可参考相关的书籍。

PubMed 的检索主要有三步:第一,先以"痛风"层面的主题词结合自由词检索痛风相关的所有文献;第二,再以"实践指南"层面的主题词结合自由词检索指南相关的所有文献;第三,采用布尔逻辑运算将两者 AND,检索到痛风相关的指南。

（一）痛风层面的检索

1. MeSH 的检索

• 打开 PubMed 网站,选择"MeSH"检索入口对"Gout"这一概念进行主题检索,发现有多个与"Gout"相关的主题词(图 14-2)。

• 点击主题词"Gout"进入主题词界面,查看主题词的注释了解主题词的含义,请留心查看该词开始使用的年份。通过下方的主题词树状结构表查看主题词的上下位关系,从而选择合适的主题词。

• 点击"Add to search builder"再点击"Search PubMed"进行检索(图 14-3)。

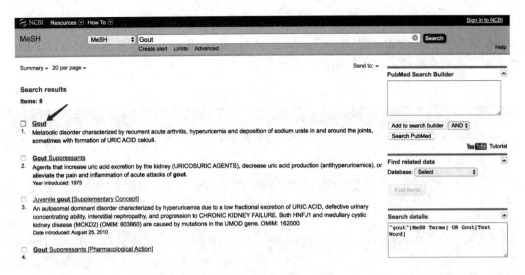

图 14-2 "痛风"的主题检索

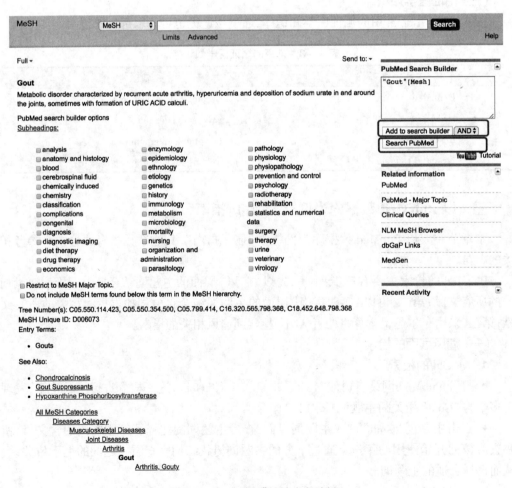

图 14-3 "痛风"的检索词选择

2. 自由词检索

● 在 PubMed 首页点击选中"Advanced"界面,进行自由词检索,在此处可选择"Title"对"Gout"及其同义词(Gouty、Hyperuricemia)进行限定,再通过布尔逻辑运算符"OR"进行连接,最后点击"Add to history"(图 14-4)。

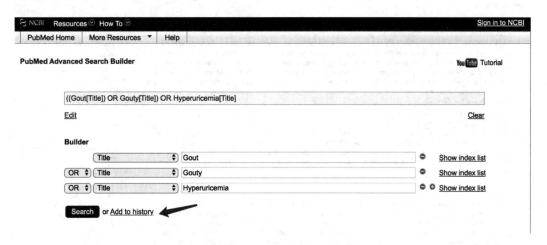

图 14-4 "痛风"相关检索词的组合

● 在"History"界面将痛风层面的主题词与自由词运用逻辑组配符"OR"进行组配,得到痛风的初步检索结果(图 14-5)。

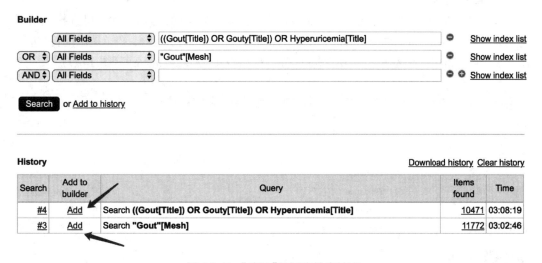

图 14-5 "痛风"的初步检索结果

(二) 实践指南层面的检索

1. MeSH 的检索

● 具体过程与"Gout" MeSH 检索过程一样,但是这里要注意,实践指南作为研究类型的一种,其主题词具有一定的特殊性,因此对"Practice Guideline [Publication Type]"和"Practice Guidelines as Topic"均需要进行检索(图 14-6)。

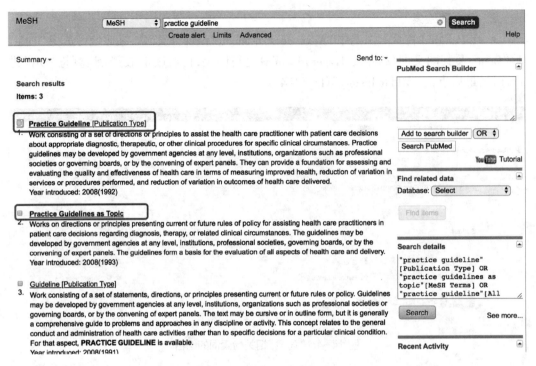

图 14-6　"实践指南"的主题检索

2. 自由词检索

• 在 PubMed 首页点击选中"Advanced"界面,进行自由词检索,在此处可选择"Title"对"Guideline"及其同义词(Guidance*、Consensus、Recommendation*, "*"是截词符)进行限定,再通过布尔逻辑运算符"OR"进行连接,最后点击"Add to history"(图 14-7)。

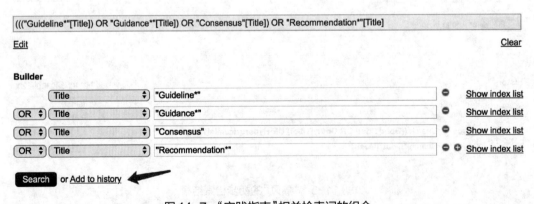

图 14-7　"实践指南"相关检索词的组合

• 在"History"界面将痛风层面的两个主题词与自由词运用逻辑组配符"OR"进行组配,得到指南的初步检索结果(图 14-8)。

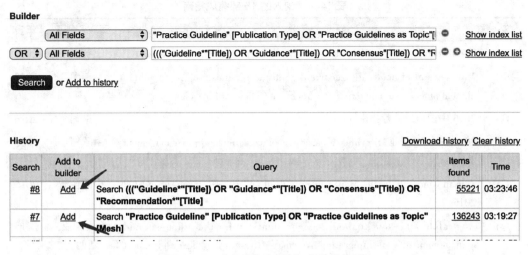

图14-8 "实践指南"的初步检索结果

（三）初步检索结果

在"History"界面将痛风层面和指南层面运用逻辑组配符"AND"进行组配,得到痛风指南的初步检索结果（图14-9）。

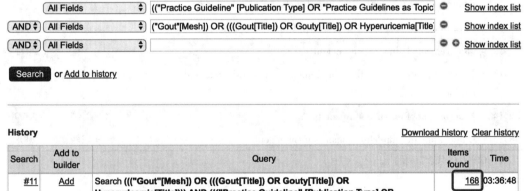

图14-9 "痛风实践指南"的初步检索结果

检索截至2019年,通过医学文献数据库、指南数据库和循证医学知识库三个途径最终获取15篇痛风指南,年份分布在2008~2017之间（表14-4）。

表 14-4 纳入的 15 部痛风指南

序号	标题	国家和地区	年份
G1	The British Society for Rheumatology guideline for the management of gout	英国	2017
G2	Management of acute and recurrent gout and diagnosis of acute gout: a clinical practice guideline from the American College of Physicians	美国	2017
G3	2016 中国痛风诊疗指南	中国	2016
G4	2016 updated EULAR evidence-based recommendations for the management of gout	欧洲	2016
G5	Taiwan Guideline for the Management of Gout and Hyperuricemia—updated 2016	中国台湾	2016
G6	Australian and New Zealand recommendations for the diagnosis and management of gout: integrating systematic literature review and expert opinion in the 3e initiative	澳大利亚 / 新西兰	2015
G7	Portuguese recommendations for the diagnosis and management of gout	葡萄牙	2014
G8	Italian Society of Rheumatology recommendations for the management of gout	意大利	2013
G9	Clinical practice guidelines for management of gout	西班牙	2013
G10	Multinational evidence-based recommendations for the diagnosis and management of gout: integrating systematic literature review and expert opinion of a broad panel of rheumatologists in the 3e initiative	国际组织	2013
G11	2012 American College of Rheumatology Guidelines for Management of Gout	美国	2012
G12	Management of chronic gout in adults	美国	2012
G13	Japanese guidelines for the management of hyperuricemia and gout: second edition	日本	2011
G14	Management of initial gout in adults	美国	2009
G15	Clinical practice guidelines: management of gout	马来西亚	2008

注:G1—G15 代表指南编号。

▶▶▶ 第三节 评价与应用指南 ◀◀◀

一、方法学质量评价

方法学质量评价的目的是看指南在制定过程中对偏倚风险和利益冲突的防控措施是否到位。目前国内外有超过 30 个指南方法学评估工具,使用最为广泛的是 2009 年 AGREE(The Appraisal of Guidelines for Research and Evaluation)国际协作组更新后的 AGREE II 工具,其从指南的范围和目的、参与制定的人员、制定的严谨性、表达的明晰性、可应用性以及对利益冲突的管理 6 个维度的 23 个条目进行质量评价(表 14-5)。AGREE II 的适用对象包括:卫生保健提供者、指南制定者、卫生决策者和相关教育工作者。AGREE Ⅱ中推荐评价指南的人数至少为 2 人，最好为 4 人。AGREE Ⅱ每个条目的评分为 1~7 分，1 分表示指南完全不符合该条目，7 分表示指南完全符合该条目，2~6 分表示指南不完全符合该条目，得分越高说明该条目符合程度越高。

表 14-5　AGREE Ⅱ方法学质量评价工具

领域/主题	条目内容	解释说明
领域一：范围和目的		
条目 1	明确阐述临床指南的总目的	应详尽描述临床指南的总目的，明确其对社会、患病人群及个人的潜在健康影响，并落实到具体的临床问题或健康主题
条目 2	明确阐述临床指南所涵盖的卫生问题	应详细阐述临床指南所涉及的卫生问题，特别是主要的推荐意见（详见条目 17），主要包括目标人群、干预或暴露、结局指标和卫生保健背景等
条目 3	明确阐述临床指南所要应用的人群（患者和公众等）	应明确阐述所涵盖的目标人群，内容包括目标人群的年龄、性别、临床症状和并发症等，若有明确排除的人群，则应加以说明
领域二：参与人员		
条目 4	临床指南制定小组包括所有相关专业的人员	临床指南制定过程中的某阶段涉及的专业人员，如指导小组、筛选和评估证据的研究组、参与形成最终推荐意见的人员等，但不包括参与临床指南外审的人员（详见条目 13）及临床指南的目标人群（详见条目 5）。临床指南应列出他们的姓名、研究领域（如神经外科医生）、所在单位及地址和在临床指南制定小组中的职务
条目 5	考虑到目标人群（患者和公众等）的观点和选择	临床指南的制定应考虑目标人群（患者和公众等）的意见。制定者可通过问卷调查、文献综述等方法获取目标人群的观点和选择，或者让他们参与到临床指南制定过程中或对草案的外审。临床指南应详细报告收集这些信息的方法，并记录这些结果是如何影响临床指南的制定和推荐意见的形成。应当有证据表明这个过程已考虑了患者和公众的观点
条目 6	临床指南的适用者已经明确规定	应明确其适用者，以便使用者判断临床指南是否适用于他们
领域三：制定的严谨性		
条目 7	用系统的方法检索证据	提供证据检索策略的细节，包括使用的检索术语、检索的数据库和检索文献的日期等。检索策略应尽量全面并在实施时避免潜在的偏倚，描述时也应尽量详细使其具有可重复性
条目 8	明确阐述了证据的选择标准	应提供检索获得证据的纳入和排除标准，并描述上述标准及使用这些标准的依据
条目 9	清楚地描述证据群的优势和不足	应明确指出证据的推荐优势和不足。即应详细说明制定过程中是否使用了正规或非正规的工具、方法来评估证据可能存在偏倚的风险：单个研究、基于证据群的评论或特异性结论
条目 10	明确阐述形成推荐意见的方法	应详细介绍推荐意见的制定方法以及做出最终决定的过程。如采用投票系统、非正式的共识、正规的方法（如德尔菲法、Glaser 方法等）。存在争议的部分以及相应的解决方法也应明确指出

领域 / 主题	条目内容	解释说明
条目 11	在形成推荐意见时考虑了对健康的效益、副作用以及风险	在制定临床指南的推荐意见时应考虑健康效益、副作用和风险，平衡利弊后给出相应合适的推荐意见
条目 12	推荐意见和支持证据之间有明确的联系	每条推荐意见应与关键证据的描述和 / 或参考文献相联系，以确保临床指南使用者能将不同的推荐意见对应其支持证据
条目 13	临床指南在发表前经过专家的外部评审	临床指南在发布前应进行外审且制定小组的成员不能作为审核者。审核者可以是相关领域的临床专家和方法学专家以及目标人群(患者和公众等)的代表。临床指南应公开外审过程中采用的方法，并列出审核者的名单及信息表
条目 14	提供临床指南更新的流程	提供临床指南详细的更新过程，包括是否会被更新、更新的方法、更新时间和周期
领域四：表达的明晰性		
条目 15	推荐意见明确且不含糊	应明确阐述某推荐意见在什么情况下、对何种患者适用，并应指出有无证据支持。具体内容包括：陈述推荐、推荐意见的目的(如提高患者生活质量)、明确适用人群和适用条件
条目 16	明确列出针对某一情况或卫生问题不同的选择	疾病管理指南应该考虑到涉及的临床筛查、预防、诊断和治疗存在各种不同的选择，在临床指南中应该明确提到这些可能的选择
条目 17	主要的推荐意见清晰易辨	为便于查找，临床指南应对所有的推荐意见突出显示、分类汇总。如采用表格、流程图、加粗和下划线等方式
领域五：应用性		
条目 18	临床指南中描述了应用过程中的促进和阻碍因素	可能会存在影响临床指南推荐意见应用的促进因素和阻碍因素
条目 19	临床指南提供了推荐意见如何应用于实践的建议和 / 或配套工具	为了临床指南的使用和推广，临床指南应该提供相关的配套文件和建议，如总结文件、快速参考指南、培训工具、预试验结果、患者书面说明和计算机辅助等
条目 20	临床指南考虑了应用推荐建议时潜在的资源投入问题	要使临床指南的推荐意见得以应用，可能需要额外的资源投入。如更多的专业人员、新的设备和昂贵的治疗药物，这些可能增加卫生保健的预算。临床指南应该讨论推荐意见对资源投入的潜在影响
条目 21	临床指南提供了监控和 / 或审计的标准	监测推荐意见的应用有助于临床指南持续推广使用，临床指南的主要推荐意见中应有明确的监控和审计的标准，这些标准可能包括过程测试、行为测试、临床或卫生结果测试
领域六：编辑独立性		
条目 22	赞助单位的观点不影响指南的内容	许多临床指南在制定过程中接受了外部的赞助(如政府、慈善组织、制药公司等)，这些赞助方可能会以捐款的方式支持临床指南的制定或其中一部分工作(如临床指南的印刷)。临床指南应明确地声明：资助机构的观点或利益不会对临床指南的制定产生任何影响

续表

领域/主题	条目内容	解释说明
条目23	临床指南记录并考虑了制定小组成员的利益冲突	某些情况下临床指南制定小组成员中会存在利益冲突,如小组中某个成员研究的课题是临床指南所涉及的主题,并且该课题得到了制药公司的赞助,在这种情形下就会产生利益冲突。所以临床指南应明确声明每一位临床指南制定小组成员是否存在任何利益冲突

以《2016 中国痛风诊疗指南》为例,阐述应用 AGREE Ⅱ工具进行方法学质量评价过程(表 14-6)。

表 14-6 《2016 中国痛风诊疗指南》AGREE Ⅱ评价结果

领域一:范围和目的
条目1:明确阐述临床指南的总目的
例:截至 2015 年 12 月,全球共有 14 部痛风诊疗指南发布,为痛风的诊疗和管理提供有效指导,然而对于当前我国痛风临床实践而言,尚存在以下问题……综上,为更好地指导我国风湿免疫科临床医师制定恰当的痛风诊疗方案,中华医学会风湿病学分会依据国内外指南制定的方法与步骤,基于当前最佳证据,制定了 2016 版中国痛风诊疗指南
解读:该指南在背景部分较为清晰地说明了指南的总目的,建议给 6~7 分
条目2:明确阐述临床指南所涵盖的卫生问题
例:指南主要的作用之一是解决一线临床医生遇到的诊疗问题。本指南工作组通过系统检索痛风领域已发表的指南和系统评价,第一轮收集了 125 个临床问题和 180 个结局指标,对其进行去重合并后,邀请临床医生对其进一步修改和补充,第二轮形成 44 个临床问题和 45 个结局指标。临床问题按其重要性分为 1~7 分,结局指标按其重要性分为 1~9 分。在中国痛风诊疗指南启动会(20 位专家)和全国风湿免疫科(101 家医院的 285 名风湿免疫科医生)进行问卷调查。基于调查结果,纳入本指南需解决的临床问题与结局指标,并在推荐意见中予以体现
解读:在附录的指南形成部分给予了清楚的介绍,建议给 6~7 分
条目3:明确阐述临床指南所要应用的人群(患者和公众等)
例:指南推荐意见的应用目标人群为中国痛风患者
解读:该指南明确说明应用的目标人群——中国痛风患者,建议给 7 分

领域二:参与人员
条目4:临床指南制定小组包括所有相关专业的人员
例:2016 中国痛风诊疗指南工作组名单"版块中列出了指南工作组成员和执笔人。"指南工作组:毕黎琦(吉林大学中日联谊医院风湿免疫科);陈耀龙(GRADE 中国中心/兰州大学循证医学中心)……
解读:该指南清晰地描述了参与指南制定相关人员的姓名、研究领域和所在单位,但缺乏具体在指南制定过程中充当的角色,可考虑给 5~6 分
条目5:考虑到目标人群(患者和公众等)的观点和选择
例:指南未报告该内容
解读:因该指南原文并未提及/报告患者和公众的观点,建议给 1 分
条目6:临床指南的适用者已经明确规定
例:本指南供中国风湿免疫科医师、临床药师、影像诊断医师及与痛风诊疗和管理相关的专业人员使用
解读:该指南明确描述了指南的适用者,建议给 6~7 分

领域三：制定的严谨性

条目 7：用系统的方法检索证据

例：① 检索 Medline、Embase、Cochrane Library、Epistemonikos、CBM、万方和 CNKI 数据库，纳入系统评价、Meta 分析、网状 Meta 分析，检索时间为建库至 2016 年 4 月 15 日；② 检索 UpToDate、DynaMed、CBM、万方和 CNKI 数据库，纳入原始研究（包括随机对照试验、队列研究、病例对照研究、病例系列、流行病学调查等），检索时间为建库至 2016 年 4 月 15 日

解读：该指南明确说明检索的数据库、检索时间，建议给 6~7 分

条目 8：明确阐述了证据的选择标准

例：见条目 7 举例

解读：该指南证据纳入二次研究（系统评价、Meta 分析、网状 Meta 分析）和原始研究（包括随机对照试验、队列研究、病例对照研究、病例系列、流行病学调查等），建议给 6~7 分

条目 9：清楚地描述证据群的优势和不足

例：证据评价与分级小组使用系统评价的方法学质量评价工具（Assessing the Methodological Quality of Systematic Reviews，AMSTAR）对纳入的系统评价、Meta 分析、网状 Meta 分析进行方法学质量评价……使用推荐意见分级的评估、制定及评价（Grading of Recommendations Assessment，Development and Evaluation；GRADE）方法对证据体和推荐意见进行分级

解读：该指南运用各类方法学评估工具对不同类型的单个证据进行评价，而且也使用 GRADE 工具评价证据群的质量，建议给 6~7 分

条目 10：明确阐述形成推荐意见的方法

例：指南专家小组基于证据评价与分级小组提供的痛风诊疗有效性和安全性的国内外证据，初步形成 18 条推荐意见，经过一轮德尔菲法和一轮面对面专家共识会，以及一轮反馈问卷调查，最终形成 12 条推荐意见

解读：该指南描述了采用德尔菲法、面对面专家共识及问卷调查形成推荐意见的方法，建议给 5~7 分

条目 11：在形成推荐意见时考虑了对健康的效益、副作用以及风险

例：推荐意见 7：痛风急性发作期，短期单用糖皮质激素，其疗效和安全性与 NSAIDs 类似（2B）

解读：该指南对绝大多数推荐意见中的干预措施，如糖皮质激素，就其可能的健康益处以及副作用和风险予以较充分的说明，建议给 6~7 分

条目 12：推荐意见和支持证据之间有明确的联系

例：推荐意见 9：痛风患者在进行降尿酸治疗时，抑制尿酸生成的药物，建议使用别嘌醇（2B）或非布司他（2B）；促进尿酸排泄的药物，建议使用苯溴马隆（2B）

解读：该指南推荐意见后面标注了证据水平"B"，并且推荐说明中说明了研究类型和参考文献标注，建议给 6~7 分

条目 13：临床指南在发表前经过专家的外部评审

例：指南未报告该内容

解读：该指南未阐述外部评审情况，建议给 1 分

条目 14：提供临床指南更新的流程

例：指南未报告该内容

解读：该指南未阐述更新情况，建议给 1 分

领域四：表达的明晰性

条目 15：推荐意见明确且不含糊

例：推荐意见 4：痛风急性发作期，推荐及早（一般应在 24 h 内）进行抗炎止痛治疗（2B）

解读:该推荐意见阐述了使用的疾病阶段和详细的时间(一般应在 24 h 内),但未给出具体用药细节(剂量、疗程等),建议给 6~7 分

条目 16:明确列出针对某一情况或卫生问题不同的选择

例:推荐意见 9:痛风患者在进行降尿酸治疗时,抑制尿酸生成的药物,建议使用别嘌醇(2B)或非布司他(2B);促进尿酸排泄的药物,建议使用苯溴马隆(2B)

解读:针对降尿酸这一卫生问题,推荐意见给出了别嘌醇、非布司他和苯溴马隆的不同推荐方案,建议给 6~7 分

条目 17:主要的推荐意见清晰易辨

例:原文 12 条加粗的推荐意见清晰易辨

解读:该指南每条推荐意见字体都进行了加粗,单独成行并标记了序号。因此读者能够快速获取和理解指南的推荐意见。建议给 6~7 分

领域五:应用性

条目 18:临床指南中描述了应用过程中的促进和阻碍因素

例:指南未报告该内容

解读:该指南未阐述应用过程中的促进和阻碍因素,建议给 1 分

条目 19:临床指南提供了推荐意见如何应用于实践的建议和 / 或配套工具

例:指南未报告该内容

解读:该指南未阐述应用于实践的建议和 / 或配套工具,建议给 1 分

条目 20:临床指南考虑了应用推荐建议时潜在的资源投入问题

例:指南未报告该内容

解读:该指南未阐述应用推荐建议时潜在的资源投入问题,建议给 1 分

条目 21:临床指南提供了监控和 / 或审计的标准

例:推荐意见 8:对急性痛风性关节炎频繁发作(>2 次 / 年),有慢性痛风性关节炎或痛风石的患者,推荐进行降尿酸治疗(1B)

解读:该指南描述频繁发作的急性痛风性关节炎患者需要进行降尿酸治疗,让读者明白何谓"频繁"给出了审计标准,即 >2 次 / 年,但具体如何监测并未给出具体方案。故建议给 4~5 分

领域六:编辑独立性

条目 22:赞助单位的观点不影响指南的内容

例:指南未报告该内容

解读:该指南未报告赞助单位以及其观点是否影响指南的内容,建议给 1 分

条目 23:临床指南记录并考虑了制定小组成员的利益冲突

例:本指南工作组成员均填写利益声明表,不存在与本指南直接相关的利益冲突

解读:该指南强调了指南制定小组成员无相关利益冲突,建议给 6~7 分

二、报告质量评价

报告质量评价的目的是看指南对制定过程中重要和关键信息是否进行了充分和透明的呈现。2013 年,由中国学者发起,联合来自美国、加拿大、英国、德国等 12 个国家以及包括世界卫生组织、EQUATOR 协作网、国际指南协会 GIN、Cochrane 协作网、GRADE 工作组、AGREE 工作组等 7 个国际组织的 30 余名专家,共同成立了国际实践指南报告规范(Reporting Items for Practice Guidelines in Healthcare,RIGHT)工作组。该工作组历时 3 年,

完成了包含 7 个领域,22 个条目的报告清单,旨在为卫生政策与体系、公共卫生和临床实践领域的指南提供报告标准。同时,RIGHT 工作组也制定了更为详细且包含实例的解释性文件,也可在 RIGHT 官网获取(www.right-statement.org),条目清单详见表 14-7。

表 14-7　RIGHT 报告质量评价工具

领域 / 主题	编号	条目
领域一:基本信息		
标题 / 副标题	1a	能够通过题目判断为指南,即题目中应该明确报告类似"指南"或"推荐意见"的术语
	1b	报告指南的发表年份
	1c	报告指南的分类,即筛查、诊断、治疗、管理、预防或其他等
执行总结	2	对指南推荐意见进行汇总呈现
术语和缩略语	3	为避免混淆,应对指南中出现的新术语或重要术语进行定义;如果涉及缩略语,应该将其列出并给出对应的全称
通讯作者	4	确定至少一位通讯作者或指南制定者的联系方式,以便联系和反馈
领域二:背景		
简要描述指南卫生问题	5	应描述问题的基本流行病学情况,比如患病率、发病率、病死率和疾病负担(包括经济负担)
指南的总目标和具体目的	6	应描述指南的总目标和具体要达到的目的,比如改善健康结局和相关指标(疾病的患病率和病死率),提高生活质量和节约费用等
目标人群	7a	应描述指南拟实施的主要目标人群
	7b	应描述指南拟实施时需特别考虑的亚组人群
指南的使用者和应用环境	8a	应描述指南的主要使用者(如初级保健提供者、临床专家、公共卫生专家、卫生管理者或政策制定者)以及指南其他潜在的使用人员
	8b	应描述指南针对的具体环境,比如初级卫生保健机构、中低收入国家或住院部门(机构)
指南制定小组	9a	应描述参与指南制定的所有贡献者及其作用(如指导小组、指南专家组、外审人员、系统评价小组和方法学专家)
	9b	应描述参与指南制定的所有个人,报告其头衔、职务、工作单位等信息
领域三:证据		
卫生保健问题	10a	应描述指南推荐意见所基于的关键问题,建议以 PICO(人群、干预、对照和结局指标)格式呈现
	10b	应描述结局遴选和分类的方法
系统评价	11a	应描述该指南基于的系统评价是新制作的,还是使用现有已发表的
	11b	如果指南制定者使用现有已发表的系统评价,应给出参考文献并描述是如何检索和评价的(提供检索策略、筛选标准以及对系统评价的偏倚风险评估),同时报告是否对其进行了更新
评价证据质量	12	应描述对证据质量评价和分级的方法

续表

领域/主题	编号	条目
领域四：推荐意见		
推荐意见	13a	应提供清晰、准确且可实施的推荐意见
	13b	如果证据显示在重要的亚组人群中，某些影响推荐意见的因素存在重大差异，应单独提供针对这些人群的推荐意见
	13c	应描述推荐意见的强度以及支持该推荐的证据质量
形成推荐意见的原理和解释说明	14a	应描述在形成推荐意见时，是否考虑了目标人群的偏好和价值观。如果考虑，应描述确定和收集这些偏好和价值观的方法；如果未考虑，应给出原因
	14b	应描述在形成推荐意见时，是否考虑了成本和资源利用。如果考虑，应描述具体的方法（如成本效果分析）并总结结果；如果未考虑，应给出原因
	14c	应描述在形成推荐意见时，是否考虑了公平性、可行性和可接受性等其他因素
从证据到推荐	15	应描述指南制定工作组的决策过程和方法，特别是形成推荐意见的方法（例如，如何确定和达成共识，是否进行投票等）
领域五：评审和质量保证		
外部评审	16	应描述指南制定后是否对其进行独立评审，如是，应描述具体的评审过程以及对评审意见的考虑和处理过程
质量保证	17	应描述指南是否经过了质量控制程序，如是，则描述其过程
领域六：资助与利益冲突声明及管理		
资金来源以及作用	18a	应描述指南制定各个阶段的资金资来源情况
	18b	应描述资助者在指南制定不同阶段中的作用，以及在推荐意见的传播和实施过程中的作用
利益冲突的声明和管理	19a	应描述指南制定相关的利益冲突的类型（如经济利益冲突和非经济利益冲突）
	19b	应描述对利益冲突的评价和管理方法以及指南使用者如何获取这些声明
领域七：其他方面		
可及性	20	应描述在哪里可获取到指南、相应附件及其他相关文件
对未来研究的建议	21	应描述当前实践与研究证据之间的差异，和/或提供对未来研究的建议
指南的局限性	22	应描述指南制定过程中的所有局限性（比如制定小组不是多学科团队，或未考虑患者的价值观和偏好）及其对推荐意见有效性可能产生的影响

指南对于提高卫生保健质量、降低医疗成本起到重要作用。规范、透明和清楚地报告指南的制定方法学与推荐意见，不仅有利于提高指南的质量，也能够促进指南的传播和实施。然而国内外指南的报告质量良莠不齐，亟须改进。RIGHT清单可指导临床、公共卫生和其他卫生保健领域的指南制定者撰写和报告指南，协助期刊编辑和同行评审人员评

审指南,以及科研人员评价和研究指南。

以《2016 中国痛风诊疗指南》为例,阐述应用 RIGHT 工具进行报告质量评价过程(表 14-8)。

表 14-8 《2016 中国痛风诊疗指南》RIGHT 评价结果

领域一:基本信息

条目 1:标题/副标题

例:该指南标题为"2016 中国痛风诊疗指南"

解读:该标题有"指南"字眼,报告了发表年份"2016",说明为"诊疗"指南的分类。所以 1a、1b、1c 三个亚条目评价结果均为:报告

条目 2:执行总结

例:无相关信息

解读:该指南未报告执行总结的情况,因此该条目评价结果为:未报告

条目 3:术语和缩略语

例:无相关信息

解读:该指南未报告术语和缩略语,该条目评价结果为:未报告

条目 4:通讯作者

例:指南提供了通信作者及其联系方式:曾小峰,中国医学科学院北京协和医学院北京协和医院风湿免疫科,100730,E-mail:*xiaofeng.zeng@cstar.org.cn*

解读:该条目评价结果为:报告

领域二:背景

条目 5:简要描述指南卫生问题

例:痛风是一种单钠尿酸盐(MSU)沉积所致的晶体相关性关节病,与嘌呤代谢紊乱和/或尿酸排泄减少所致的高尿酸血症直接相关,属代谢性风湿病范畴。不同国家的痛风患病率不同,美国国民健康与营养调查(National Health and Nutrition Examination Survey,NHANES)的数据显示,美国痛风患病率从 1988—1994 年的 2.64% 升至 2007—2010 年的 3.76%……

解读:该指南背景报告了痛风基本流行病学(患病率、发病率、病死率)和疾病负担(包括经济负担),因此该条目评价结果为:报告

条目 6:指南的总目标和具体目的

例:综上,为更好地指导我国风湿免疫科临床医师制定恰当的痛风诊疗方案,中华医学会风湿病学分会依据国内外指南制定的方法与步骤,基于当前最佳证据,制定了 2016 版中国痛风诊疗指南

解读:该条目评价结果为:报告

条目 7:目标人群

例:指南推荐意见的应用目标人群为中国痛风患者

解读:该指南报告了应用的目标人群,但未特定阐述相关亚组人群情况,因此条目 7a 评价结果为:报告,条目 7b 评价结果为:未报告

条目 8:指南的使用者和应用环境

例:本指南供中国风湿免疫科医师、临床药师、影像诊断医师及与痛风诊疗和管理相关的专业人员使用

解读:该指南报告了指南的使用者,因此条目 8a、8b 评价结果均为:报告

条目 9:指南制定小组

例:指南工作组:毕黎琦(吉林大学中日联谊医院风湿免疫科);陈耀龙(GRADE 中国中心/兰州大学循证医学中心)……

解读:该指南清晰报告了参与指南制定相关人员姓名、职务、专业领域,因此条目 9a、9b 评价结果均为:报告

领域三：证据

条目 10：卫生保健问题

例： 第二轮形成 44 个临床问题和 45 个结局指标。临床问题按其重要性分为 1~7 分,结局指标按其重要性分为 1~9 分;针对最终纳入的临床问题与结局指标,按照人群、干预、对照和结局(Population、Intervention、Comparison、Outcome；PICO)对其进行解构

解读： 该部分清晰描述了结局的遴选方法和临床问题以 PICO(人群、干预、对照和结局指标)的格式呈现。因此条目 10a 和 10b 评价结果均为：报告

条目 11：系统评价

例： 检索 Medline、Embase、Cochrane Library、Epistemonikos、CBM、万方和 CNKI 数据库,纳入系统评价、Meta 分析、网状 Meta 分析

解读： 该部分报告了该指南基于发表的系统评价,并且给出了检索的数据库等信息,因此条目 11a 和 11b 评价结果均为：报告

条目 12：评价证据质量

例： 使用推荐意见分级的评估、制定及评价(Grading of Recommendations Assessment, Development and Evaluation；GRADE)方法对证据体和推荐意见进行分级,见表 1、表 2

解读： 该部分报告了指南采用 GRADE 分级体系对证据进行评价和分级,因此该条目评价结果为：报告

领域四：推荐意见

条目 13：推荐意见

例： 原文 12 条加粗的推荐意见,"推荐意见 10:对合并慢性肾病的痛风患者,建议先评估肾功能,再根据患者具体情况使用对肾功能影响小的降尿酸药,并在治疗过程中密切监测不良反应(2C)"阐述了亚组人群的推荐

解读： 该指南每条推荐意见字体都进行了加粗,单独成行并标记了序号,并且推荐说明详细阐述了具体的推荐意见给出的获益与风险;而推荐意见 10 针对合并慢性肾病的痛风患者做出了具体的推荐,因此该条目 13a、13b 和 13c 评价结果均为：报告

条目 14：形成推荐意见的原理和解释说明

例： 无相关信息

解读： 指南中的推荐意见说明部分,对形成推荐意见考虑的影响因素(患者偏好与价值观、成本和资源利用、公平性、可行性和可接受性等),部分有解释和阐述,因此该条目 14a、14b、14c 评价结果均为：部分报告

条目 15：从证据到推荐

例： 指南专家小组基于证据评价与分级小组提供的痛风诊疗有效性和安全性的国内外证据,初步形成 18 条推荐意见,经过一轮德尔菲法和一轮面对面专家共识会,以及一轮反馈问卷调查,最终形成 12 条推荐意见

解读： 该指南采用德尔菲法、面对面专家共识及问卷调查形成推荐意见的方法,因此该条目 15 评价结果为：报告

领域五：评审和质量保证

条目 16：外部评审

例： 无相关信息

解读： 该指南未报告外部评审情况,因此该条目评价结果为：未报告

条目 17：质量保证

例： 无相关信息

解读： 该指南未报告质量保证情况,因此该条目评价结果为：未报告

领域六:资助与利益冲突声明及管理

条目18:资金来源以及作用

例:无相关信息

解读:该指南未报告资金来源以及其作用情况,因此该条目18a、18b评价结果均为:未报告

条目19:利益冲突的声明和管理

例:本指南工作组成员均填写利益声明表,不存在与本指南直接相关的利益冲突

解读:该指南报告了指南制定小组成员无相关利益冲突,但未说明指南制定过程相关的利益冲突,因此条目19a评价结果为"未报告",而条目19b评价结果为"报告"

领域七:其他方面

条目20:可及性

例:本指南已在国际实践指南注册平台(International Practice Guideline Registry Platform, www.guidelines-registry.cn)进行注册(注册号为IPGRP-2015CN006),读者可联系该注册平台索要指南的计划书

解读:该指南报告计划书获取来源,而且该指南是中华医学会期刊发表的,因此该条目评价结果为:报告

条目21:对未来研究的建议

例:无相关信息

解读:该指南未报告对未来研究的建议,因此该条目评价结果为:未报告

条目22:指南的局限性

例:无相关信息

解读:该指南未报告指南的局限性,因此该条目评价结果为:未报告

三、痛风指南的遴选与推荐意见对比

指南的遴选标准:① 方法学质量评价(AGREE II结果);② 报告质量的评价(RIGHT评价结果);③ 年份较新(近3年);④ 符合需回答临床问题的推荐意见。基于上述4个标准最终遴选出了《2017英国风湿学会痛风管理指南》《2016 ACP临床实践指南:急性和复发性痛风的管理》和《2016中国痛风诊疗指南》3部指南,其针对痛风急性发作首选药物推荐意见如下:

(1)《2017英国风湿学会痛风管理指南》 痛风急性发作时,在没有禁忌证的情况下,推荐最大剂量的非甾体抗炎药(non-steroidal anti-inflammatory drugs, NSAIDs)或秋水仙碱0.5 mg,每日2~4次。

(2)《2016 ACP临床实践指南:急性和复发性痛风的管理》 建议临床医生用糖皮质激素、非甾体抗炎药或秋水仙碱治疗急性痛风。

(3)《2016中国痛风诊疗指南》 痛风急性发作期,推荐及早(一般应在24 h内)进行抗炎止痛治疗,推荐首先使用非甾体抗炎药以缓解症状(1B);对NSAIDs有禁忌的患者,建议单独使用低剂量秋水仙碱(2B)。

问题回答:由上述3部指南推荐意见可知,痛风急性发作期,采用非甾体抗炎药是一致推荐的疗法,该患者并无相关禁忌证,因此医师可采用非甾体抗炎药对该患者进行急性期用药。需要注意的是,当纳入的高质量指南,针对某一具体临床问题,其推荐意见不一

致时,应对其原因进行分析,是引用的证据不一样,还是影响推荐意见的因素不一样,再结合临床实际情况,明智选择对自己患者最适合的予以采纳。

（陈耀龙　周　奇）

思 考 题

1. 2011 年美国医学研究所（IOM）的临床实践指南定义与此前的指南定义相比,主要有什么变化?

2. 有哪些途径可以检索到临床实践指南?

3. 如何评价临床实践指南的质量?

网上更多……

📱学习目的　　✒教学 PPT　　📖拓展阅读　　👓人文视角　　📋自测题

第十五章

临床经济学证据的评价与应用

本章导读

经济学是研究经济主体如何通过选择来确定社会稀缺资源得到有效利用的科学。卫生经济学(health economics)是利用经济学的基本原理和方法阐明卫生保健服务中卫生资源的筹措、配置和利用规律,解决卫生保健服务的需求、定价、供给中的经济学问题,并为制定卫生经济政策等提供服务,是经济学在卫生保健领域中的具体应用。临床经济学(clinical economics)作为卫生经济学的一个重要分支,旨在利用卫生经济学的理论和方法,对临床用药、诊治方案、医疗器械、卫生技术等进行经济学评价和分析,从而实现多种方案的优化及医疗技术的优选,以提高卫生资源的配置和利用效率,为医疗服务提供者和决策者等提供证据支持。

▶▶▶ **第一节 临床经济学概述** ◀◀◀

一、临床经济学评价的必要性

自人类出现就有医疗卫生活动。特别是 20 世纪中期以来,医疗卫生事业发展与社会经济发展的关系,已成为国民经济中令人瞩目的组成部分。随着人口激增、疾病谱改变、卫生保健体系不断完善及医疗新技术、新知识的不断涌现,医疗卫生服务总费用不断攀升,直接推动了卫生经济学及临床经济学在发达国家的快速兴起。

我国人口众多,资源匮乏,医疗服务资源的有限性和医疗服务需求的无限性这一矛盾不断加剧,"看病难、看病贵"问题日益突出,如何最大限度地利用有限卫生资源已成为临床医生在日常临床实践中所面对的问题,特别是针对某个具体患者,在临床用药、诊治方案、医疗器械、卫生技术等面临诸多选择时,如何实现临床诊治方案的优化优选、提高卫生资源的配置和利用效率,寻找临床经济学评价证据尤为重要。临床经济学评价是应用卫生经济学的原理和方法,系统评价临床诊治康复技术 / 措施的成本和健康结果(包括有效性、安全性、经济性),综合分析利弊,优选出安全、有效、经济的最佳诊治 / 预防方案,从而实现卫生资源配置的优化和利用效率的提高。

二、临床经济学评价的类型

临床经济学评价涉及成本和健康效果的测量与比较分析。医疗服务成本是指医院在为社会提供医疗服务的过程中所发生的物化劳动和活劳动的货币价值总和。可分为直接成本和间接成本两种。

直接成本是指因某医疗服务项目直接发生的费用,与医疗服务直接相关。其中直接医疗成本指医疗卫生服务过程中用于治疗、预防、保健的成本,常包括住院费、药费、诊疗费、实验室检查费、特殊影像检查费、手术费、家庭病房费、康复费及假肢等费用。

间接成本是指费用与医疗服务间接相关、因疾病而丧失的资源统称。分为:① 与病残率有关的成本:即由于病假和疾病引起工作能力减退及长期失去劳动力所造成的损失,如因病假损失的工资、奖金及因丧失劳动生产力造成的误工产值;② 与死亡有关的成本:即由于病死所造成的损失,如规定 60 岁退休,患者因病于 50 岁死亡,那么减寿 10 年而损失的工资、奖金都应计为间接成本。间接成本的计算有一定的困难,常利用人力资本法和意愿支付法等方法加以估计。

临床经济学的评价类型包括成本最小化分析、成本效果分析、成本效用分析和成本效益分析等。

(一)成本最小化分析

成本最小化分析(cost-minimization analysis,CMA)也可称为成本确定分析(cost-identification analysis),是假定两个或更多临床医疗服务干预方案的结果相同,通过比较分析每个干预方案的成本来进行抉择,以成本最小者为最佳方案。

(二)成本效果分析

成本效果分析(cost-effectiveness analysis,CEA)是综合考虑成本和健康效果,特别是当成本不同、效果也不同时,可使用成本效果比或增量成本效果比进行评价。成本效果比值越小,则候选方案或措施越佳。健康结果常用健康或医疗服务相关指标来表示,如有效率、挽救生命数、诊断准确率、治愈病例数等。鉴于患者的健康获益难以用货币衡量,因此,成本效果分析最为常用。

(三)成本效用分析

成本效用分析(cost-utility analysis,CUA)是 CEA 分析的一种特殊形式,即通过比较各种诊疗方案的效用和实际成本来判断其优劣的一种分析方法。

效用指的是消费者消费商品或劳务、服务所获得的满足程度,即消费者的一种主观感受。"效用"一般采用特殊的测量单位来评价,如质量调整寿命年(QALYs)等。表 15-1 列举了一些常见健康状态的效用值。

表 15-1　不同健康状况对应的效用值

健康状况	效用值	健康状况	效用值
健康	1.00	严重心绞痛	0.50
高血压治疗副作用	0.95~0.99	抑郁	0.45
肾移植	0.84	死亡	0.00

健康状况	效用值	健康状况	效用值
中度心绞痛	0.70	失去知觉	<0.00
家庭血液透析	0.54~0.64		

(四) 成本效益分析

成本效益分析(cost-benefit analysis,CBA)是同时用货币单位来表示医疗服务的成本和效果,通过比较不同备选方案的全部预期成本和全部预期效益的现值来评价备选方案,效益应大于成本,即只有效益不低于机会成本的方案才可行。所谓效益就是健康效果的货币化,即因方案实施带来的预期获益,一般用货币单位表示。

上述经济学评价研究的共同点:① 均以 1 个或多个其他干预措施作对照,综合比较各自的成本(资源消耗)和相应的结局(包括效果、转归);② 均使用相同度量衡单位测量与干预有关的资源消耗,即成本。

▶▶▶ 第二节　提出和构建临床经济学问题 ◀◀◀

一、提出临床经济学问题

随着社会发展与环境改变,危害人类健康的疾病谱已从传染病为主转变为慢性非传染性疾病占主导地位,这类疾病往往不能根治,一般需要长期治疗以控制疾病进展,不仅给患者及其家庭带来痛苦和经济损失,更会消耗大量卫生服务资源。这就涉及大量的临床经济学问题,因此,开展经济学评价研究,生产相关证据,不仅有利于循证医学实践,也有利于在宏观层面上降低卫生总费用、提高卫生服务资源利用率等。

提出临床经济学问题一般涉及以下内容:① 疾病干预的效果主体(如卫生政策决策者、患者、家庭、劳资方)所关注的经济负担是什么?② 与对照相比,需增加哪些资源类型(如人员、设备、药品、住院医院、护理等方面)才可实施此项干预?③ 实施此项措施后,消耗了哪些资源?包括后续干预所消耗的资源有哪些(如并发症处理、后续治疗、门诊时间延长等)?④ 若干预措施改变了资源的消耗结构,额外增加的成本是什么(包括直接和间接医疗成本等)?⑤ 基于干预的利弊效果,其经济效益如何(如支付意愿或效用的测量)?⑥ 决定是否实施干预的关键点是什么?

以药物为例,所提出的经济学问题具体包括:① 对照药物是什么?② 与对照药物相比,该药物主要有哪些优势?③ 用药后会产生哪些预期获益?④ 该药物应用前景如何?其潜在的适用对象有哪些?

提出的临床经济学问题应具体、明确,无歧义。而类似"药物 X 的成本效果大小如何"等经济学问题,就比较宽泛,不符合要求。与经典循证问题按 PICOS 五要素构建不同,临床经济学问题的构建还需进一步考虑数量大小、时间跨度、分析视角等要素。① 数量大小:与对照措施相比,若按不同资源消耗或增量成本的大小进行排序,哪种资源或哪种成本在决策分析过程中的分量最重?② 时间跨度:从成本投入或资源消耗到产生实际效果均有一定的时间跨度,时间因素要考虑。③ 分析视角:谁最有可能承担干预措施所产生的额外费用?谁将最终获益(患者、患者家属、卫生服务提供方、第三支付方、社会)?注意视角不同,一些成本的统计口径有所不同。如提供非常规医疗服务的成本,从患者或社会角度应统计在内,但若以卫生服务系统的视角,则应排除在外。此外,不同视角下一些资源消耗或类别可能存在交叉、重复统计的问题。

现以某新型口服抗生素为例,构建的经济学问题为:"对某一医疗机构的住院重症患者,若使用该新型产品替代静脉滴注、连续 7 天抗感染治疗,新增的收益是否大于成本",具体要素见表 15-2。

表 15-2　新型口服抗生素的经济学问题

对照治疗策略	新产品相对于对照的临床优势	预期获益	获益对象
目前常用静脉滴注	口服	减少护理时间(显著) 减少住院时间(中等)	医院(降低成本) 第三方(减少赔付) 患者(方便,无痛)

经济学问题的标准表达格式应包括参照药物、评价预期结果、时间范围等要素。如在该经济学问题中,参照药物为该新型口服产品,预期结果可选成本 / 效益增量比,时间跨度为 1 周。

二、构建临床经济学问题

临床经济学研究旨在生产和创造经济学证据,但这些证据能否用于临床实践中的循证决策,就涉及临床经济学证据的评价问题。本章以糖尿病用药的经济学评价为例(见例 15-1),阐述临床经济学证据的评价与应用。糖尿病已成为疾病负担较重的慢性疾病之一,WHO 报告指出,在 2010 年全球人口 20~79 岁糖尿病患病率为 6.4%,成人患者达 2.85 亿,预计到 2030 年全球患病人口将达 4.39 亿。糖尿病及其并发症给个人、家庭、卫生系统和国家带来巨大的经济负担。自 1993 年以来,我国糖尿病医疗费用一直处于增长之中,从 1993 年的 22 亿元上升至 2007 年的 2 000 亿元左右,卫生总费用所占比例也从 1.96% 上升至 18.2%,可见糖尿病经济负担之重。寻找最佳经济学证据、开展循证医学实践,将有利于降低糖尿病的经济负担,提高卫生资源利用率。

例 15-1:患者,女性,58 岁。身高 1.56 m,体重 73 kg。主诉"口渴、多饮、多尿、乏力半年,加重 1 个月"。体格检查未见异常。门诊查空腹血糖 7.8 mmol/L;口服葡萄糖耐量试验结果显示空腹血糖 7.5 mmol/L,餐后 2 h 血糖 12.3 mmol/L。血压、血脂正常,血尿常规、肝肾功能、心电图、肝胆脾双肾 B 超未见异常。

诊断为 2 型糖尿病伴超重(BMI>27 kg/m²)。按 2011 年美国内分泌医师学会《糖尿病临床实践指南》的推荐意见,医生给出的处方是口服二甲双胍强化治疗并辅以饮食控制。

患者问题:常规饮食控制和运动治疗是否足够?二甲双胍强化治疗是否花费少、疗效好?

将上述问题进一步构建为可回答的临床经济学问题:"在常规饮食控制和运动治

疗基础上,二甲双胍强化血糖控制治疗糖尿病的成本效果如何?"或"What is the cost-effectiveness of intensive blood glucose control with metformin versus usual care with diet in overweight type 2 diabetes mellitus patients?"

▶▶▶ 第三节　临床经济学证据的检索 ◀◀◀

一、临床经济学证据的常见来源

针对上述经济学评价问题,制定相应检索策略,全面、系统检索常规的电子文献数据库(如 MEDLINE、Embase 等),通过阅读文题和摘要,从中筛选出相关研究文献,对重要研究文献或不确定者需要进一步评阅全文。鉴于经济学评价研究文献比较独特,为避免漏检,还需补充检索一些特殊文献数据库。如英国卫生服务部的经济学评价数据库(NHS Economic Evaluation Database,NHS EED)。NHS EED 采用严格的检索策略,每天动态检索 4 个电子数据库:MEDLINE(1995 年至今)、CINAHL(1995 年至今)、Embase(2002 年至今) 和 PsycINFO(2006 年至今),辅以手检 11 种核心医学期刊(如 *New England Journal of Medicine*、*JAMA*、*Lancet*、*Annals of Internal Medicine*、*Archives of Internal Medicine*、*BMJ* 等),系统收集了相关卫生经济学研究,同时对纳入的研究文献进行了严格的质量评价,并请相关领域专家撰写成结构式摘要。该数据库可直接从英国 York 大学评价和传播中心(Centre for Reviews and Dissemination)的网站进入,也可通过 Cochrane Library 进入检索。

临床经济学证据的检索,还应包括检索纳入文献的参考文献,联系相关领域的专家等,以最大限度地获取相关经济学分析文献,减少选择偏倚。

二、确定检索词及检索策略

可按照 PICOS 原则确定主要的检索词。制定检索策略时还应注意增加经济学证据所特有的主题词和自由词,例如,economics,costs and cost analysis,economic value of life,economics hospital,economics medical,economics pharmaceutical,cost,cost analysis,cost-effectiveness analysis,cost-utility analysis,cost-benefit analysis;还可利用截词检索:如 cost*OR econom*OR pharmacoeconomic*OR econom*evaluati*OR expenditure*OR budget*。Cochrane 协作网的评价与传播中心(the Centre for Reviews and Dissemination,CRD)也提供了一些现成的检索策略,分 MEDLINE、Embase、PsychINFO 等不同版本,这些专用检索策略也可从 NHS EED 手册中获取。但要注意的是,这些检索策略的检索范围过宽,有可能检出方法学研究、综述及其他无关研究文献。实际运用时可根据具体研究目的,适当增加一些特定检索词,或用"AND"及限定设计类型等信息检索技术提高检索的准确度。表 15-3、表 15-4 就是 SIGN 和 NHS EED 提供的检索策略范例。

表 15-3　MEDLINE 中有关经济学研究文献的检索策略

序号	检索词及其组合
1	economics/
2	costs and cost analysis/
3	cost allocation/
4	cost-benefit analysis/
5	cost control/
6	cost savings/
7	cost of illness/
8	cost sharing/
9	deductibles AND coinsurance/
10	medical savings accounts/
11	health care costs/
12	direct service costs/
13	drug costs/
14	employer health costs/
15	hospital costs/
16	health expenditures/
17	capital expenditures/
18	value of life/
19	exp economics, hospital/
20	exp economics, medical/
21	economics, nursing/
22	economics, pharmaceutical/
23	exp fees and charges/
24	exp budgets/
25	(low adj cost). mp.
26	(high adj cost). mp.
27	(health? care adj cost$). mp.
28	(fiscal or funding or financial or finance). tw.
29	(cost adj estimate$). mp.
30	(cost adj variable). mp.
31	(unit adj cost$). mp.
32	(economic$ or pharmacoeconomic$ or price$ or pricing). tw.
33	or/1-32

表 15-4 Embase 中有关经济学研究文献的检索策略

序号	检索词及其组合	序号	检索词及其组合
1	socioeconomics/	10	health economics/
2	cost benefit analysis/	11	hospital cost/
3	cost effectiveness analysis/	12	(fiscal or financial or finance or funding). tw.
4	cost of illness/	13	cost minimization analysis/
5	cost control/	14	(cost adj estimate$). mp.
6	economic aspect/	15	(cost adj variable$). mp.
7	financial management/	16	(unit adj cost$). mp.
8	health care cost/	17	or/1-16
9	health care financing/		

针对例 15-1,同时选择 NHS EED 和 PubMed 进行检索,经剔除重复文献,逐一筛查文题和摘要后,共检出 4 篇相关研究文献。以其中 1 篇经济学评价研究文献作为实例分析:Xie X,Vondeling H.Cost-utility analysis of intensive blood glucose control with metformin versus usual care in overweight type 2 diabetes mellitus patients in Beijing,P.R.China.Value Health,2008,11 Suppl 1:S23—S32.

第四节 临床经济学证据的评价与临床实践 ◀◀◀

将临床经济学证据运用于卫生政策决策和临床决策前,需要严格评价所获证据的质量和科学性。临床经济学证据的评价包括 3 方面,即经济学证据的真实性、重要性和适用性。

一、临床经济学证据的真实性评价

评价临床经济学证据质量的核心,是评估其来源研究能否以透明且有证据支持的方式来描述研究方法、研究假设、模型,及是否指出了可能出现的偏倚等。严格评价时可借助一些现成的评价工具来完成。如在众多经济学证据评价工具中,以 BMJ 经济学研究投稿要求清单(即 Drummond 清单)和经济学研究方法学质量评价工具(即 CHEC 清单)最常用。但对经济模型研究,需额外增加 Phillips 清单,该清单是经济模型研究特有的质量评价工具。评价经济模型研究时,最好事先绘制一个数据来源结构图,将模型中每个参数的最佳来源数据一一标示出来。进而查找有无现成的 NHS EED 结构式摘要(此类摘要囊括了主要评价条目),对评价大有帮助。

而在个体化循证临床实践中,临床医生若遇到临床经济学研究证据,一般采用 Straus 等在 *Evidence-Based Medicine* 第 4 版中推荐的 5 条标准,来评价经济学证据的真实性(表 15-5)。

表 15-5　临床经济学证据真实性的评价原则

序号	条目
1	是否所有切实可行的方案均进行了比较分析
2	是否具体陈述了成本、结局的经济学分析角度
3	证实替代方案/措施效果的证据是否足够充分
4	是否准确测量了所有相关的成本和结果
5	采用的经济学分析方法是否适用于所提出的循证问题

（一）是否所有切实可行的方案均进行了比较分析

临床经济学评价主要与诊疗措施的遴选有关，一般是对≥2种方案的临床疗效和成本进行综合比较分析。因此，完整的临床经济学分析应纳入所有临床可行的干预措施。如本例需同时考虑基础疾病（如高血压、高脂血症等）的治疗、血糖的饮食控制及联合用药情况等。理论上同一类患者所有可能的治疗方法都可作为对照，至少要与现有常规治疗比较。现有常规治疗通常是临床最常用的治疗方法或根据诊疗指南推荐的同类治疗措施。因此，需要分析方案实施的时间、地点、对象、方法等方面的异同，是否有重要的方案遗漏等。若单纯成本研究或成本比较研究的证据还不足以帮助决策，必须同时权衡成本与效果。

在针对例15-1的经济学研究中，作者分析比较了二甲双胍强化血糖控制与以饮食控制为主的常规治疗，强化治疗目标是将空腹血糖降至接近正常水平（FPG<6 mmol/L），而常规治疗目标是将空腹血糖维持在<15 mmol/L（6.1~15.0 mmol/L）的水平，且不出现高血糖相关症状。该研究不是基于临床试验的经济学分析，而是采用马尔可夫模型（Markov model）进行模拟，文中也未详细陈述其干预措施的具体实施方法，仅提及依据一项英国前瞻性糖尿病研究（UK Prospective Diabetes Study，UKPDS 34）作为模型研究的起点。在UKPDS 34研究中，对照干预措施包括对超重2型糖尿病患者的常规治疗及每3个月1次的临床门诊饮食咨询，旨在控制体重和糖尿病症状，并将FPG维持在6.1~15.0 mmol/L水平；强化治疗是在此基础上加用二甲双胍。鉴于该研究同时考虑了两种干预措施治疗糖尿病的直接医疗成本和效用，可认为是较完善的经济学分析。

（二）是否具体陈述了成本、结局的经济学分析角度

一个有效的经济学分析必须陈述其具体的研究角度。研究角度不同，成本和健康产出的测量也不同。临床经济学评价可从患者、卫生服务系统、医疗保险部门、政府，甚至从全社会角度进行评价。患者关心的是自付的直接医疗成本和非直接医疗成本，卫生服务系统（如医院角度）关注的是直接医疗成本，医疗保险部门计算的是统筹基金支付的医疗成本，这些成本计算都有一定的局限性。理想的是从全社会角度评价，既考虑直接医疗成本，也考虑影响劳动生产力的间接成本，这样才能全面反映疾病的整体经济负担。但在收集资料困难的情况下，如临床试验搭载经济学分析时，则以收集直接医疗成本为主。

对例15-1的经济学分析从卫生服务系统角度出发，综合比较了二甲双胍强化治疗与常规治疗的直接医疗成本和效用（QALY）。

（三）证实替代方案／措施效果的证据是否足够充分

通常临床经济学评价都假设新诊疗措施优于传统的诊疗措施，因此需要确认是否有足够的证据支持这种假设。防治性干预措施效果评价的研究证据，若按其论证强度高低排序依次为：基于多个 RCT 的系统评价或 Meta 分析、RCT、队列研究、病例对照研究、系列病例研究、横断面调查和专家意见等。因此经济学评价证据中的干预措施效果，理想状态下应由 RCT 及其系统评价或 Meta 分析加以证实。而临床效果证据能否整合到经济学分析中，需要考虑两者的统计口径及核心要素是否匹配。若效果证据来自单个临床研究（如单个 RCT），不仅要考虑该研究自身的设计、实施和报告质量，还要考虑该研究的时间是否足够长，能否得到经济学分析所需的长期健康结果；如果临床经济学评价采用了模型分析或整合了不同来源的效果证据，则需考虑来源文献的方法学及报告质量，包括采用的文献检索方法是否恰当，纳入排除标准是否清晰，来源文献的报告信息是否足够充分等。

在针对例 15-1 的研究中的干预效果数据主要来自公开发表的两个英国前瞻性糖尿病研究（如 UKPDS 34 和 UKPDS 62），包括不同干预措施下的 QALY 值、糖尿病并发症发生率及不同健康状态间的转化概率等；同时又利用专家意见估计得到部分并发症的相对危险度。尽管该研究中的主要数据来自两个临床试验，但作者并未报告临床试验的具体检索方法、纳入排除标准及原始研究的设计及实施质量，可能存在潜在偏倚。

（四）是否准确测量了所有相关的成本和结果

完整的临床经济学评价涉及成本和结果两个方面，而进行经济学分析的前提是获得真实可靠的成本信息和临床结果，特别与各方案成本和结果有关的所有重要信息。评价时要考虑所有相关的成本和结果是否做到了正确识别和测量，成本和结果是否根据不同的时间作了贴现和校正，选取的贴现率是否合理，测量成本和结果时是否采用了恰当的度量衡单位，成本和结果的计算是否合理，其可信度如何等。其中，临床结果可来源于单个 RCT 或基于多个临床试验的系统评价／Meta 分析等，但要注意，这些临床试验的结果应尽量贴近临床实际；成本是否做到正确测量也同样重要。成本不仅包括直接医疗成本、非直接医疗成本，还可包括间接成本、无形成本等。但要注意成本资料的来源不同，成本测量值就可能存在较大的出入。

对例 15-1 的经济学研究从卫生服务系统的角度，仅考虑了直接医疗成本，包括糖尿病常规管理成本（如咨询、教育、医生访视、血糖监测、生化指标检测、尿常规、糖尿病足和眼科检查等成本）、药物成本、并发症转换成本（从一种健康状态转化到另一种健康状态的成本）和某种健康状态（包括并发症状态）的治疗成本。不良事件成本因数量很少而忽略不计。多数成本数据的获取来自专家意见，只有少部分来自发表文献。成本贴现率定为3%。总的来看，该研究收集的成本信息比较全面，但由于主要成本数据是通过几个专家的访谈获得（面对面访谈或电话访谈），成本数据的可靠性值得商榷。

该研究采用了成本效用分析，以 QALY 为结果指标。但效用值的来源不一致，如健康状态的效用值主要来自文献（如 UKPDS 62 研究），而像"肾衰竭"和"严重并发症"状态的效用值则来自专家估计。研究者也未报告具体的文献检索方法和纳入排除标准等。模型分析中的重要参数包括各健康状态间的转化概率（transition probabilities）和各并发症发生的风险比（risk ratios）等也主要来自专家意见。鉴于效果数据主要来自英国临床研究（如

UKPDS 62 研究),同时并未报告是否系统检索了其他相关证据(包括系统评价等),因此还不能算是效果数据的最佳来源。尽管 QALY 是一种不错的效用指标,但由于估计数据主要来自英国,而中国(包括研究地北京)与英国相比,在人口学特征和政治、经济、文化等方面可能存在较大差异,导致英国数据可能不适合对中国情况的模拟分析。

(五) 采用的经济学分析方法是否适用于所提出的循证问题

经济学分析方法通常包括:成本最小化分析、成本效果分析、成本效用分析、成本效益分析等。这些方法大同小异,主要差别在于健康结果的表达方式不同。循证问题不同,采用的经济学分析方法也不尽相同。假如有如下两个问题:一是"在同等疗效情况下,是否新干预措施比传统干预措施更便宜?"二是"新干预措施比传统干预措施效果好,成本更高,是否更价有所值?"对第一个问题可采用成本最小化分析,而第二个问题则需考虑增量成本效果,因此可采用成本效果分析(或成本效用分析等)。

例 15-1 采用马尔可夫模型进行经济学分析。模型中考虑糖尿病患者不同的健康状态,包括"健康状态"(well state)和 7 个并发症状态(A. 非致死性心肌梗死,B. 心力衰竭,C. 心绞痛,D. 非致死性脑卒中,E. 截肢,F. 肾衰竭,G. 单眼失明)及 1 个严重并发症状态与死亡。模型以 1 年为周期,分析了 11 年及整个生命周期内 2 型糖尿病超重患者采用二甲双胍强化治疗和常规治疗的成本效用。该研究从卫生服务系统角度,采用意愿支付法测量患者获得的 QALY。假设以北京市人均 GDP 的 3 倍作为增量成本效用的判断阈值。

该经济学评价采用成本效用分析,二甲双胍强化治疗比常规治疗效果好,但成本也高;进一步采用增量成本效果比(incremental cost-effectiveness ratio,ICER),发现二甲双胍强化治疗比饮食控制为主的常规治疗多获得 1 个 QALY 的增量成本,该经济学分析恰当。

真实性评价小结:

针对例 15-1 的经济学评价采用了马尔可夫模型,从卫生服务系统角度评价了二甲双胍强化治疗与常规治疗比较的增量成本效用。该研究的干预效果数据主要来自英国发表的、前瞻性糖尿病系列临床试验,但未报告文献检索方法、具体纳入排除标准及临床试验的设计及实施质量等,可能存在潜在偏倚。同时考虑到研究人群以及中、英两国临床实践上也存在差异,该效果数据来源可能不是最佳;该研究的主要成本数据来自专家估计,且只考虑了直接医疗成本,方法学也存在一定的局限性,有可能带来偏倚从而影响成本数据的可靠性。尽管如此,该研究所使用的成本效用分析仍被认为较全面、恰当。

二、临床经济学证据的重要性评价

在真实性评价的基础上,要进一步评价临床经济学证据的重要性。重要性评价也从成本和效果两个方面同时进行。临床经济学分析关注的不是单方单药的成本或疗效,而是多种候选方案或措施成本效果的比较和优选;不仅是定性判断两种方案或措施成本效果的优劣,更重要的是定量分析某一项措施在多大程度上优于另一措施。因此通常需要考虑以下问题。

(一) 干预措施的成本效果比或增量成本效果是否具有临床重要性

成本效果比或增量成本效果是否有临床重要性,主要是基于"价有所值"的原则加以判定,即临床获益与增加的成本相比是否价有所值。

针对例 15-1 的经济学研究(表 15-6)显示当随访时间分别为 11 年、20 年和 30 年时,二甲双胍强化治疗与常规治疗相比,增量成本效果比依次为:12.66 万、9.01 万和 7.43 万元 /QALY。假设阈值(即每获得 1 个 QALY 最大可接受增量成本)为北京市人均 GDP 的 3 倍(13.49 万元),均显示二甲双胍强化治疗可能更具成本效果。

表 15-6 2 型糖尿病超重患者二甲双胍强化治疗与常规治疗的增量分析结果

随访时间 (年)	干预措施	成本 (万元)	增量成本 (ΔC)	QALYs	增量效果 (ΔE)	增量成本效果比 (ICER,万元 /QALY)
11	常规治疗	5.6		6.59		
	二甲双胍强 化治疗	8.8	3.2	6.84	0.25	12.66
	强化治疗					
20		—	5.1		0.57	9.01
30		—	7.0		0.94	7.43

对例 15-1 的研究同时采用成本效果可接受曲线分析(图 15-1),结果显示,强化治疗比常规治疗更具成本效果的概率最大为 60%,其大小同时与阈值有关。如每获得 1 个 QALY 的增量成本阈值低于 2 万元 /QALY,则常规治疗更具成本效果性。

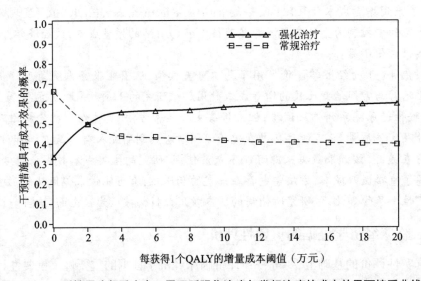

图 15-1 2 型糖尿病超重患者二甲双胍强化治疗与常规治疗的成本效果可接受曲线

(二) 经济学分析结果的稳定性如何,是否与成本或效果等的变化有关

临床经济学评价研究中常常存在诸多不确定因素,影响了分析结果的稳定性及推广应用。如研究对象、场所、时间点不同,临床疗效可能差别较大;分析视角、数据资料的时效性不同,成本估计值也有所变化,这些都可能影响分析结果的稳健性。评价成本或效果改变等不确定因素对结果影响的大小,常用敏感性分析。

对例 15-1 的研究采用单因素敏感性分析方法,分别评价了贴现率、其他药物成本、糖尿病常规管理成本、二甲双胍成本、健康状态效用值变化对经济学分析结果的影响。结果见表 15-7。

表 15-7　2 型糖尿病超重患者二甲双胍强化治疗与常规治疗的敏感性分析结果

因素	水平	增量成本效果比(ICER,万元/QALY)
贴现率	0	10.56
	5%	17.10
其他药物成本(元)强化治疗组	1 000	4.6
	8 000	33.2
常规治疗组	0	7.6
	3 000	16.5
糖尿病常规管理成本(元)	500	13.1
	5 000	16.1
二甲双胍成本(元)	113	10.6
	1 918	17.0
"健康"状态效用值	0.6	11.4
	1	18.2

从表 15-7 可以看出,该经济学分析结果对贴现率、其他药物成本、二甲双胍成本、健康状态效用值等比较敏感,而对糖尿病常规管理成本的变化不太敏感。

三、临床经济学证据的适用性评价

若将上述真实性好且有重要临床价值的证据在临床实践中加以应用和推广,同样应结合自己患者的实际病况和接受意愿、现有医疗条件和知识技能水平,及社会经济状况的承受能力等,对其临床适用性展开评价。因此,需要考虑研究中的患者与自己的患者在临床特征方面是否相似,是否有相似的成本和临床结果,干预措施是否相似或可行,以决定该经济学证据是否能应用于该患者。

(一)患者是否有相似的临床特征及相似的临床预期结果

任何一项研究结果用到具体患者身上,都需要考虑研究人群的特征是否与自己诊治的患者相似,是否自己的患者也能获得相似的临床预期结果。如果自己的患者符合经济分析中的纳入排除标准,则较容易判断。但在很多情况下,自己的患者并不完全与研究人群一致,尤其是来自 RCT 的研究人群,若病情轻重程度不一样(如糖尿病严重程度),有可能产生不同的治疗反应(如对二甲双胍不耐受)等。此时应结合亚组分析结果判断。此外,能否出现相似的临床预期结果还要考虑干预措施的相似性。如干预措施的剂量、疗程等是否与临床实际情况一致,实施后患者的依从性、干预措施的执行力度等是否有变化。

例 15-1 为女性,58 岁,超重,FPG 为 7.5 mmol/L,符合 2 型糖尿病的诊断。选择的经济学分析中描述,依据英国 UKPDS 34 研究,纳入年龄 25~65 岁的超重患者(>120% 标准体重),FPG 为 6.0~15 mmol/L,无高血糖症状。我们的患者与选择的经济学分析中的患者情况类似。

同时我们的患者来自省会城市的三级甲等医院,因此干预措施、实施场所等也与经济学分析研究中的情况相似。但要注意,该经济学分析中的临床效果数据来源局限,可能存在偏倚,可作为参考。

(二) 患者的施治成本是否相似

仔细阅读经济学分析研究中有关成本事件构成、成本数据来源、成本计算(包括单位成本、资源利用量或估算方法)等信息,再结合自己患者的临床实际,判断患者施治的成本是否相似。尽管成本资料在国内外差异明显,甚至在同一国家不同地区间也存在较大差异,但从经济学分析研究的报告内容中,仍可获取重要参考信息。

针对例 15-1 的经济学分析从卫生服务系统角度,报告了不同资源利用的单位成本及其数量。但只考虑了直接医疗成本,且主要成本数据来自专家意见(8 个北京专家的面对面访谈或电话访谈获得的数据),成本估计的可靠性值得商榷。此外,北京市的经济发展水平、糖尿病常规管理成本和药物成本可能与其他经济欠发达地区差异较大,可能会影响结果的外推性,特别是在初级卫生服务机构(如社区卫生服务中心或乡镇卫生院)的推广应用。

(三) 增量成本效果比和敏感性分析结果是否有助于临床决策

若一项新措施与常规措施相比,成本增加而效果反而降低,应放弃新措施;若成本减少而效果提高,则应选择接受新措施。例如,在英国和瑞士进行的经济学研究均证实,二甲双胍强化治疗不仅效果更好,且成本更低,二甲双胍强化治疗得以被临床接受和推广。但更多的情况是,随着临床疗效的提高,成本也相应增加,增量分析的结果将有助于临床决策。

针对例 15-1 的研究显示,随访 11、20 和 30 年增量成本效果比分别为:12.66 万元、9.01 万元和 7.43 万元/QALY;该研究选择北京市人均 GDP 的 3 倍为阈值,即每获得 1 个 QALY 最大可接受增量成本为 13.49 万元,则强化治疗可能具有成本效果。而当每获得 1 个 QALY 的增量成本阈值低于 2 万元/QALY 时,常规治疗反而更具成本效果。

该研究的敏感性分析结果显示,其增量成本效果比对"其他药物成本"、二甲双胍成本、贴现率和健康状态的效用值敏感,特别是在常规饮食控制基础上增加其他药物治疗。这对其他地区的患者而言,二甲双胍强化治疗可能不再具有成本效果。

四、临床经济学证据的具体应用——临床决策

综上所述,将经济学研究证据用于指导临床决策不可能是一蹴而就。不仅需要考虑具体患者与研究证据中的患者的临床特征是否相似,是否有相似的成本事件构成、成本和临床结果,临床实践是否相近等,还要考虑不同分析视角、不同国家和地区、不同卫生保健系统下的患者实际,这些均可能影响经济学分析证据的外推性。由于大多数经济学研究证据来自国外,在国内推广应用应慎重。仅凭经济学证据还不足以形成临床决策,应同时结合医生的临床经验,并考虑患者的价值观和选择等。对患者应用经济学证据后,还应注

重对患者的随访及对证据实践效果进行后效评价,并根据实际治疗效果,修正和调整治疗方案,使患者获得最佳的治疗结局。

因此对例 15-1 中的患者,我们回答了她所提出的临床经济学问题,同时结合她的临床实际和经济状况,决定继续采用饮食控制方案,并积极监测血糖控制情况,如果血糖控制效果不佳,将增加降血糖药(如二甲双胍或磺脲类药物)治疗。

(康德英 王 莉)

思 考 题

1. 如何构建临床经济学问题?
2. 评价经济学证据真实性的基本原则是什么?
3. 如何将经济学证据用于具体的患者?

网上更多……

📋 学习目的　✒ 教学 PPT　📖 拓展阅读　👓 人文视角　📋 自测题

第十六章

循证医学教学

本章导读

循证医学已成为 21 世纪医生必备的知识和技能。如何完整、有效地学习、掌握和教授循证医学是本章的出发点。通过了解和学习循证医学与医学教育间的关系,明确学习循证医学的目的。通过学习循证医学教学原则、教学方式,提高循证医学教学技能的方法和学习循证医学应注意的问题,了解循证医学教学特点、手段和方法,一方面帮助循证医学的教师更好地把握循证医学的教学理念和教学模式,同时使学生透过这些教学理念和教学模式的改变,更加完整准确地理解和掌握循证医学的知识和技能,并不断自我更新,成为终身自我学习者。最后通过了解循证医学教学效果评估的内容,充分认识到循证医学教学的最佳效果,最终体现在通过医生行为的改变所带给患者更佳的临床医疗效果。

▶▶▶ 第一节　循证医学与医学教育 ◀◀◀

伴随科学技术以前所未有的速度迅猛发展和医学模式的转变,21 世纪的医学科学发展具有许多新的特点,肩负培养优秀人才的我国高等医学教育必须适应这种变化。2002年 2 月,国际医学教育专门委员会(Institute for International Medical Education,IIME)制定了《全球医学教育最低基本要求》(Global Minimum Essential Requirements in Medical Education,GMER),对医学毕业生应该具备的核心能力进行了界定,涵盖 7 个领域,即:职业价值、态度、行为和伦理(professional values,attitudes,behavior and ethics),医学科学基础知识(scientific foundation of medicine),临床技能(clinical skills),交流沟通技能(communication skills),群体健康和卫生系统(population health and health systems),信息管理(management of information),批判性思维和研究(critical thinking and research)。7个领域包括医学院校毕业生所必须具备的 60 条核心能力。《医学教育全球最低基本要求》以"能力导向的教育"为宗旨,强调重视能力培养和素质教育。

2016 年 10 月中共中央国务院发布了《"健康中国 2030"规划纲要》,指出推进健康中国建设,是全面建成小康社会、基本实现社会主义现代化的重要基础,是全面提升中华民族健康素质、实现人民健康与经济社会协调发展的国家战略,是积极参与全球健康治理、履行 2030 年可持续发展议程国际承诺的重大举措。上述国家战略目标为新时期新形势下医学教育提出了新问题、新特点和新要求,如何改革创新,建成适应行业特点,具有国际视角,符合国际标准的高素质合格医学人才培养模式成为医学教育面临的新挑战和新任务。

循证医学不同于传统的医学教育模式,它以解决临床问题为出发点,提出一整套在临床实践中发现问题、寻找现有最好证据、评价和综合分析所得证据及正确应用结果指导疾病的诊断、治疗和预后,并在实践中不断提高、完善和发展的理论和方法。循证医学通过以问题为导向,启发学生主动探索、寻找、发现问题,进而充分调动学生主观能动性,全面培养医学生问题意识和探索未知的进取精神。提出问题是创新的开始,善于提出问题是培养医学生在临床实践中发现问题,分析问题,解决问题的创新精神和创新能力的关键。针对问题全面检索查找现有最好研究证据,拓宽了学生的专业视野,拓展和开阔了学生学术思维,同时深入培养了学生信息时代和未来社会最重要的核心能力——信息管理能力。通过对证据的质量评价,充分培养医学生批判性思维和能力。结合患者的实际情况应用证据,不仅培养了学生综合分析和解决临床实际问题的能力,同时加深和促进了医学生以患者为中心,尊重患者的医学人文关怀精神的培养。最后通过后效评价,培养医学生不断更新知识,成为一名终身自我学习者。

▶▶▶ 第二节　循证医学教学原则 ◀◀◀

一、以患者为中心

无论学习还是教授循证医学,首先要遵循以患者为中心的原则。应该将患者的临床问题视为学生要掌握知识的出发点,学习和教授的内容应直接与患者的临床问题相关。这样一方面可通过查询和评价有关的证据回答和解决患者的问题,同时还可以掌握将证据与患者的意愿及其他知识相结合的方法。因此,以患者为中心的原则是学习循证医学的基本保证。

二、以学生为中心

循证医学教学的目的是帮助学生掌握循证医学。不同学生学习目的、基础知识、学习方法、学习内容和学习时间千差万别,因此教学不能仅采用一种方式,以不变应万变,而应有针对性地采用不同的教学方法。在教学过程中,做到耐心,坚持"教慢"和"教长远"。也就是要以学生能够理解的速度为教学速度,并应调整教学适合于不同水平和不同发展阶段的学生。同时采用耐心的、有利于学生长期掌握和发展的教学方式。对于一些有特殊需求的学生(如:应试或习惯于传统的教学方式),尽管这些要求可能与循证医学教学提倡的方法相矛盾,教师仍应根据学生实际情况和特殊环境采用适合学生的方法。

三、提倡主动和互动式学习

学生要想达到深入理解和掌握循证医学,必须积极地将所学到的知识变成自身价值的组成部分,并且将它与自己以往的知识和技能有机结合。因此,循证医学教学原则应在医学生医学生涯的早期引入。这样随着学生技能的不断增长,循证医学可以通过学生自身的学习发挥更大作用。这不仅能提高学生的学习能力,还可以增强学生的自信和学习信心。通过学生之间以及学生与老师之间的互动能加强这种主动学习过程,巩固和加强以学生为中心的教学方式。例如,2004年在四川大学华西医院举办的"教育部第一届循证医学师资培训班"上,采用教师分单元讲授的同时,留出一定的学时,请学生根据自己的兴趣和实际情况自拟相关题目,进行试讲,然后老师和学生再讨论和点评。这种方式不仅调动了学生的学习积极性,加强了教师和学生的交流,同时还达到了巩固和提高教学效果以及教学相长的目的。

四、将循证医学作为培养优秀临床医生的载体

大多数医学生都希望更好、更快、更快乐地成长为临床医务工作者,并且渴望具有出色的临床技能。将循证医学作为载体,融入临床医学课程学习过程中,是最快捷的掌握循证医学和提高临床技能的方法。通过学习和掌握发现问题,评价、综合和应用证据等循证医学知识和技能,学生能深刻感受到:应用证据是他们日常临床实践的重要组成部分,而不是与其完全不相关的其他内容。这些循证医学的知识、技能和方法对他们的临床工作是非常有效和有用的,使他们更加理解:学会循证医学,将成为一名更有效的临床工作者。因此,将循证医学作为培养优秀临床工作者的重要组成部分,将大大加强学生在临床实践中实际应用证据,同时不断提高其解决临床实际问题的能力。教学过程中临床工作者和非临床工作者(特别是围绕检索和严格评价者)可以组成教学组并加强合作,将循证医学相关技能与临床实际完美结合,使学习过程更加丰富、有趣,学生在解决临床实际问题的过程中,掌握循证医学知识技能,并收获临床技能的快速成长。

五、充分利用各种临床实践机会

循证医学是以临床实际为基础的学科,因此循证医学的学习不仅限于一种环境。不同患者、不同的疾病、不同的临床环境,都是学习循证医学的有利时机。教师应该根据不同的临床环境,因地制宜地制定不同的学习内容、不同的学习计划、不同的学习方式和不同的学习时间。在某个环境和某些人被验证为成功的学习方式和方法,不一定适合其他环境或其他人。因此,教师应采用因地因时灵活多样的方式,利用不同的地点和不同环境来提高以患者为中心和以学生为中心的学习。学习应注重当时,而不是事过之后。特别当时间短、患者多时,教师应该注意如何在有限的时间里,让学生掌握基本和主要的或仅限于涉及该患者的基本的循证医学方法和策略。

六、事先充分准备

循证医学教学应开始和结束于当前经治的患者,但这并不意味着教师对关键的资源

和基础不能事先充分准备。首先,教师能够预见学生对某类患者或常见的某种临床情况的许多问题。所以,教师可事先收集和评价与这些诊断性试验和治疗相适合的证据。通过随时保存评价标准和其他此类评价的概述,教师可根据不同环境调整自己的教学时长和内容。当需要的证据很紧急或者可教学的时间很短时,教师可直接提供答案和规范化的循证医学教学。当情况允许时,教师则可以先让学生按循证医学的步骤自己进行总结和概括,然后再进行评价和总结。其次,教师还可以营造快速和方便的获得循证医学证据的各种临床实践场景和学习环境,使学生更有效地学习循证医学。第三,通过与循证医学相关学科和人员(如:检索员、药剂师等)保持良好关系,或邀请他们加入教学组,搭建循证医学共享平台,建设和促进相关学科的交流、学习和发展。第四,通过定期和不定期举行或参加关于循证医学教学和教育的研讨会,丰富和不断提高循证医学教学水平。

七、分阶段学习

在学习循证医学的过程中,教师应着重教授在临床实践中遇到的和经常使用的内容,避免将所有内容都填鸭式地灌入。而且应该在对已学到的循证医学新知识和技能有充分思考、综合和应用的基础上,再进入下一个阶段的学习。在一个学习内容结束后和新内容开始前,鼓励学生自己尝试新的内容,这样可为将来的学习积累经验,明确学习目的。

▶▶▶ 第三节 循证医学教学模式 ◀◀◀

实践循证医学的基本步骤包括以下五步:① 根据患者的病情提出需要解决的临床问题(有关疾病的病因、诊断、治疗、预后、预防等方面的问题)。② 根据提出的问题,查寻现有最佳临床研究证据。③ 严格评价研究证据的真实性、临床重要性和实用性。④ 结合患者的具体情况、专业知识和临床实践经验,将现有最佳临床证据应用于临床决策中。⑤ 评价以上4步在解决临床实际问题中的效果,寻求进一步改进的方法。

在实际工作中,针对不同的对象和场所,结合不同的学习目的,循证医学可有多种教学模式,主要归纳为三种:角色扮演模式、将证据融入临床医学教学模式、针对性地教授循证实践技能模式。

一、角色扮演模式

第一种教学模式——角色扮演模式,即扮演循证医学实践中的角色模式。例如,你在门诊时,遇到一位因胸痛来就诊的患者,你会迫切想了解,胸痛各种潜在危险因素的发生概率,但你发现自己并不清楚。接下来,你开始查找相关证据,对获得的证据进行评价,然后去讨论如何使用这些证据制定你的诊断策略。当教师将角色扮演模式引入循证医学实践时,学生会发现,在真实的临床情景中,无论是对个体患者还是一组患者,教师都能把所获得的各种证据和知识有机结合在一起应用到实际临床决策中。通过实例让学生认识到,证据与临床实践不是割裂的,证据是好的临床实践不可或缺的重要组成部分。

二、将证据融入临床医学教学模式

第二种教学模式——将证据融入临床医学教学模式,即将临床研究的结果与教师教授的临床主题相关知识相结合。例如,当给呼吸困难患者查体时,在教如何背部叩诊后,可以总结关于叩诊诊断胸腔积液的准确性和精确度的研究结果。当教师把临床医学研究结果融入临床医学教学中时,学生会发现临床研究证据可以与其他来源的知识——包括生物学、医学人文学科、医疗保健系统的理解、患者的价值观和偏好,以及教师的临床专业知识等——有机结合在一起。因此,学生能清醒地意识到证据的使用是临床学习取得良好效果不可或缺的一部分,是制定真实临床决策的重要内容,决不能从临床工作中去除。

三、针对性地教授循证实践技能模式

第三种教学模式——针对性地教授循证实践技能模式。例如,当教授涉及某种肿瘤的预后时,除了教授肿瘤相关的预后内容外,还可以传授学生如何查找预后研究的文献,以及评价预后研究方法。有针对性地教授循证医学实践的技能,如提出可回答的临床问题的能力,快速有效检索文献的能力,以及严格评价证据的能力等,可以有效帮助学生理解并明智地使用证据;同时也能帮助学生培养独立和持续发展自己临床能力的技能。学生能意识到使用循证医学技能是终身职业发展的一部分,而不仅仅是单纯的课堂练习。

以上三种教学模式,无论哪种都需适合临床和教学环境,每种模式都需要不同的准备和技能,教师可以选择任何一种模式开始自己的学习和教学实践。然而,与其他任何事情一样,优秀的循证医学教师不是天生的,而是在不断教学训练和不断改进中成长起来的。教师可以改进和完善每一种模式,也可融合所有这三种模式。当讲授特定的循证医学技能(模式3)时,切实使用临床实践和教学的证据(模式1和模式2),会给学生更多的真实体验。

▶▶▶ 第四节　提高循证医学教学技能方法 ◀◀◀

循证医学的教学方法和其他教学方法一样,有多种多样,每种方法有不同的特点。以下10种方法有助于提高和改进循证医学教学。

一、以真实临床决策和实践为中心

循证医学的实践是从患者开始并以患者结束,因此,循证医学教学中最持久和最成功的努力,都集中在学生直接负责诊疗的疾病上。这些患者的临床需求就是教学起点,它明确了教师需要的知识和要回答的临床问题。通过检索和评估相关证据后,回到患者需解决的临床问题。这一过程展示了如何将证据与其他知识、患者的偏好和患者特有临床医疗环境相结合。当采用模式3教授循证医学技能时,如果学习小组成员有不同的临床背景和不同的患者,教师可以采用小组讨论一个或多个他们已经面临或未来将会面对的真实的临床决策。通过将教师的教学重点放在当前或未来患者的医疗上,使学生学会如何在自然环境中使用证据做出真实的决定和行动。

二、关注学生的实际学习需求

教学意味着帮助学生学习,教师将自己视为学习的指导或教练。由于临床学生的动机、初学知识、学习能力和技能、学习环境和可用的学习时间差异很大,教师可能需要采用各种不同教学方式和策略。一种模式不可能适合所有人,因此在教学实践中,教师需要准确评估学生的发展阶段,明确他们的学习需求,选择适合的教学方式和方法,并调整教学进度适应学生的发展阶段和理解水平。在此过程中,教师应有足够的耐心。

三、平衡被动学习和主动学习

被动学习(如听讲座)对于学习某些知识,让学生"知道是什么"可能是有效的,但只有通过主动学习,学生才能学会如何将这些知识付诸行动,即"知道如何应用"。被动学习和主动学习这两种学习方法都是有用的,平衡好两者的尺度才能获得最佳的学习效果。课程比较研究表明,与被动学习方法比较,主动和归纳学习方法可以帮助学生获得更高的考试成绩和体验更低失误率。大多数学生在开始学习循证医学课程时,多为被动学习方式,因此教师提倡主动学习方式,并希望能帮助学生在主动和被动学习方法间进行平衡。

四、注重新旧知识结合

学生开始学习循证医学课程时,多数都拥有一定的医学基础知识,包括临床经验和书本知识,无论是模式 1、模式 2 或模式 3 的教学,教师都可以通过问题激发学生从记忆中回忆知识,从而激活那些已有的知识,通过将教授的新信息与他们已有的知识网络相结合,帮助学生更好地理解新课程,同时帮助他们将知识重新组织成对临床决策更有用的体系。

五、重视每个学生

为了便于每个学生都能参与到学习中,教师可采用四种方式帮助学习小组。① 可以提出更宽泛的背景问题并去回答,由学习小组中几个人共同承担。② 可将高年级学生与初学者搭配,这样既可帮助初学者提高获取和评价结果的能力,同时也培养和加强了团队合作。③ 每个团队成员可以通过分享整个团队其他成员的收获而获益,拓宽了每个成员的学习领域和知识范畴,使学习成果倍增。④ 在学习过程中,通过互动讨论帮助团队成员澄清对知识的一些不清楚和误解,帮助学生巩固以往学过的知识,并考虑其对他们临床决策和行动的影响。

六、重视学习中的心理体验

学习可以涉及强烈的情感,无论是"积极的",如发现的快乐或与他人一起学习的乐趣,还是"消极的",如害怕被问到问题,不知道答案的耻辱,或浪费学习时间的愤怒。教师注意帮助学生在学习情感领域中成长,帮助他们承认学习的感受,并制定适当的应对策略,提高学习效果。也可以通过展示自己的一些感受,如教师对学习的热情,帮助学生。

教师可以回想一下,在做出合理的临床决策时,自己是如何利用各种不同来源获得的不同知识,通过对患者医疗管理的经验和相应训练提高临床专业技能,通过与患者对话和与他们合作,了解患者的期望和偏好,同时通过大量阅读和严格评价文献获得有关研究结果。教师通过教授不同知识的获取途径和来源,指导帮助学生提高学习效率,同时培养学生以不同方式获取知识和学习的能力。

学习循证医学实践应将知识转化为行动,因此应尽最大努力切实履行和实现这些转化行动。这种为了他人的利益而行事的倾向,将道德原则与追求卓越和对工作的自豪感相结合,将增强学习意义。通过教师的行动帮助学生在某个具有重要意义的领域成长,从而表明教师努力改进并展示如何将新学习转化为更好的学习方法(模式 1)。也可以指导学生评估自己的表现和制定改进计划(模式 3)。

学习循证医学涉及一些行为,包括获取问题去回答,使用搜索界面等实际任务。教师可以通过角色扮演(模式 1)帮助学生在精神领域成长。通过明确的指导(模式 3),展示出他们做得很好时,他们的行为是什么样,从而得到关于他们做得如何以及如何改进的反馈。

七、充分利用不同临床环境学习

每个患者情况和临床环境决定了不同的学习环境,如疾病的严重程度、工作的节奏、可用的时间和人力,因此应综合考虑这些因素来确定学习什么,何时、何地、何种方式和谁参加学习。在一个环境(如门诊)中有效的教学策略可能不完全适合其他环境(如重症监护室)。教师可以利用模式 1 和模式 2 的混合,利用在这些不同环境中出现的机会,改善以患者和学生为中心的学习。

八、做好充分准备并把握好学习时机

循证医学学习以当前的患者开始和结束,但这并不意味着无法做好准备。相反,教师可以预见学生将会遇到的许多问题,这些问题实际就来自教师临床实践中经常遇到的患者、健康检查和临床决策。为了抓住学习时机,教师要做好充分准备,教师可以收集、评估和总结将用于报告这些决策的证据,然后将这些摘要放在手边。教师只需要明确相应的临床情况是否存在,及时抓住学习教学时机引导学生理解和使用证据。这种机会还可以通过另一种方式来补充,当教师没有提前准备,可让学生参与提问、发现和评估证据,并整合证据到临床决策中。

九、提供临床决策能力

实践循证医学要求教师在选择问题、选择知识资源、严格评估证据以及将证据整合到临床决策的每一步骤都要做出判断。这不仅要求教师能够对不同类型的知识进行分类、权衡和整合,更要求教师能够反思自己的选择所显示的临床意义。因此,无论做出何种临床决策,无论是证据本身还是如何将证据与其他知识、临床经验和患者偏好相结合,都需要学生学会审慎的思考和充分的讨论,才能不断提高临床决策能力。

十、培养终身学习能力

临床实践可以被视为是最终的开卷测试,它出现在每位学生一生中的每一天,构成了整合全世界可供临床医生使用的一本"书"。为了发展和保持明智地使用这些知识的技能,学生需要努力勤奋地工作,接受系统的训练,集中全部精力,认识到自己需要学习的东西,具有独立的学习能力。多阶段学习方式是激励学生培养终身学习能力的好方法。教师将学习分割成可管理的多个部分,并明确每个部分需达到的目标,指导学生达到一个阶段的目标后,进入下一次学习达到新学习目标。多阶段学习有助于在繁忙的临床服务中很好地管理时间,建立长期深入学习计划。因此,每个阶段的学习,尽管内容和目的可能有所不同,但都为实现终身自我学习的最终目标积累了丰富经验并不断培养和提高终身自我学习能力。

▶▶▶ 第五节　学习循证医学应注意的问题 ◀◀◀

与上述成功的循证医学教学相比,也应注意到一些循证医学学习和教学中常见的问题。教师应反思并在自己今后的学习和教学中尽可能避免:① 在学习如何进行研究时,却强调如何使用它;② 在学习如何做统计学分析时,却强调如何解释统计分析结果;③ 教循证医学时,限于去发现已发表研究中的缺陷;④ 将循证医学描述为研究证据,而不是研究证据与临床经验、患者价值观三者的结合;⑤ 与学生需要(患者、疾病或学生的临床技能)脱节;⑥ 教学量过大,超出可用的时间和学生的注意力;⑦ 教学过程中,不考虑学生的理解程度和反应,只顾自己讲;⑧ 只注重完成教学任务,未给学生留下足够的思考和理解时间;⑨ 学生因不知道"正确"答案而受到羞辱;⑩ 让学生基于对权威或权力的恐惧而决定或采取行动,而不是基于权威证据和理性论证。

此外,在学习和教学过程中,还应该努力消除一些由于对循证医学概念和内容了解不清楚所造成的对循证医学的误解。如认为:① 循证医学可忽视临床经验。② 循证医学不需要基础研究和病理生理学知识。③ 循证医学可忽视临床技能的培训,在应用循证医学时,教师要使学生充分认识单纯凭临床经验、直觉或病理生理机制进行医疗决策的局限,但并不能因此而认为循证医学可忽视临床经验,不需要基础研究和病理生理学知识和可忽视临床技能的培训(如病史采集、体格检查)。相反,临床经验可帮助教师更好地进行疾病的诊断和治疗。实践循证医学必须重视临床基本技能的培训。④ 循证医学的证据只有随机对照试验(RCT)和系统评价。实践循证医学,要根据临床问题的类型查寻最佳的研究证据,但并不表明只有 RCT 和系统评价 /Meta 分析才是最佳证据。例如:要了解诊断性试验的准确性,需要从断面研究或临床对照研究中查寻;有关疾病预后的问题,要从队列研究中查寻;RCT 是评价治疗性措施疗效的最佳设计,但当缺乏 RCT 时,则要从次一级的研究如非随机对照试验或观察性研究中查寻答案。⑤ 循证医学一定会降低医疗费用。实践循证医学,需要查寻和应用当前最佳的研究证据为患者做出最佳的医疗决策,最大限度地提高患者的生存质量,这并不意味着一定会降低医疗费用,相反可能增加医疗费用。

例如:给心肌梗死后胆固醇正常患者使用他汀类降血脂药,将血脂控制在最佳水平,以降低再梗死率和其他并发症的发生率。

▶▶▶　第六节　循证医学教学效果评估 🖱 ◀◀◀

(陈　进)

思 考 题

1. 医学生为什么要学习循证医学?

2. 循证医学教学有哪些特点?

3. 循证医学教学方式与传统教学有什么异同?

4. 如何有效地学习和掌握循证医学?

5. 学习循证医学时应注意哪些问题?

6. 如何评估循证医学教学效果?

网上更多……

📝 学习目的　　✒ 教学 PPT　　📖 拓展阅读　　👓 人文视角　　📋 自测题

第十七章

临床试验透明化

本章导读

临床试验是指所有以人(个体或人群)为受试对象,并前瞻性地将受试对象分配到不同的(或单个)干预组,以评估其对健康结局影响的干预性研究。其干预措施包括药物、细胞和其他生物制剂、外科手术、放射操作、设备和器械、行为治疗、照护流程改变、预防保健等。临床试验研究结果被作为医疗卫生决策的重要依据,近20年临床试验数量呈快速增长趋势,但其中充斥着大量低质量、存在偏倚的研究,甚至假研究。临床试验质量面临严峻挑战,临床试验缺乏透明化和全程质控是最重要原因。开展临床试验注册、临床试验过程透明化和清楚、准确地报告研究结果被认为是推动临床试验透明化的有效策略。

▶▶▶ 第一节　临床试验注册 ◀◀◀

一、临床试验注册的定义

临床试验注册是指将临床试验的设计、实施、监管和研究结果的相关信息在国际认可的注册中心公开,任何人均可免费获取卫生研究的相关信息,实现卫生研究设计、实施过程和结果的透明化,并可溯源。

二、临床试验注册的目的

临床试验注册的目的包括:① 履行对受试者及研究人群的伦理义务(患者、普通公众和研究社区可从中受益);② 为潜在受试者及来咨询的临床医生提供信息(患者和医生可从中受益);③ 减少发表偏倚(医学文献使用者可从中受益);④ 帮助编辑和其他人理解研究结果的来龙去脉(杂志编辑、医学文献使用者可从中受益);⑤ 推动更有效地分配研究基金(拨款机构和研究社区);⑥ 机构审查委员会(Institutional Review Board,IRBs)决定一项研究的适宜性(机构伦理委员会和伦理学家可从中受益)。

三、临床试验注册的意义

(一) 伦理意义

1. 临床试验透明化是履行对公众的伦理义务

临床试验结果用于个体或群体将会产生一定影响。因此卫生研究是公众事件,公众有权了解研究过程并获取试验所有信息以权衡其研究结果所产生的利弊。公众同意参与卫生研究实际上是在为提高人类健康水平作贡献。潜在受试者、医务工作者、研究者、机构审查委员会 / 独立伦理委员会、研究资助者都有权获取研究从开始至结束的所有真实信息,以便在与健康相关的生活与工作中基于证据科学决策。因此,若不能确保研究方法的科学性、研究结果的真实性并将研究结果公之于众就违背了伦理原则。同时,公开所有已启动研究的无偏倚信息也有利于全球共享知识,符合公众利益。

2. 提高公众对临床试验的信任和信心

决策者、研究者和公众主要通过已发表文献获取卫生研究信息。大量事实表明发表偏倚误导决策,甚至引起极大错误。因基金资助者或研究者隐瞒阴性试验结果而伤害人类的事件不断发生,大大降低了公众对卫生研究的信任和信心。卫生研究透明化充分体现了公众对卫生研究信息的知情权和监督权,利于提高卫生研究的公信度。

(二) 科学意义

临床试验透明化利于公众获取研究方案信息(经伦理委员会 / 伦理审查委员会批准)和研究结果,将有助于:① 尽量减少因重复已验证过的干预措施所造成的风险和潜在危害;② 公开既往临床试验的经验可推动未来研究发展;③ 识别并避免不必要的重复性研究和文献发表;④ 识别并避免选择性报告研究结果(报告偏倚);⑤ 便于比较伦理学认可的原始研究方案和研究的实际实施情况;⑥ 通过提供正在进行研究的信息来加强研究者之间的合作。⑦ 唯一注册号也可帮助研究者追踪系统评价或卫生研究的应用情况及其产生的影响;⑧ 有助于全球研究者获取有关健康或疾病准确而无重复的数据。⑨ 利于发现并控制研究设计偏倚,保证证据的完整性,保证普通文献收藏机构不遗漏任何试验结果等,利于鉴定和避免发表偏倚。

四、临床试验注册的发展沿革

五、如何注册临床试验

(一) 临床试验注册平台

WHO 注册网络(WHO Registry Network)由一级注册中心(Primary Registry)、成员注册中心(Partner Registry)、数据提供者(Data Providers)以及与 ICTRP 合作争取成为 WHO 一级注册机构的注册中心组成(图 17-1)。

一级注册中心必须在内容、质量和真实性、可及性、唯一识别号、技术能力和管理方面达到特定的标准。成为一级注册中心还必须具备的前置条件包括:① 具有国家或地区权限或由政府支持;② 由非营利机构管理;③ 向所有注册者开放。一级注册中心也同时需要满足 ICMJE 的要求。截至 2019 年 5 月,经 WHO ICTRP 认证的一级注册中心共 16 个(表 17-1)。

表 17-1　ClinicalTrials.gov 简介及 WHO ICTRP 一级注册中心

机构名称			网址	成立年份	语言	管理机构
中文名	英文全称	英文缩写				
美国临床试验注册中心	ClinicalTrials.gov	—	clinicaltrials.gov/	2000	英文	美国国立卫生研究院 (National Institutes of Health)
英国国际标准随机对照试验注册号注册中心	International Standard Randomised Controlled Trial Number	ISRCTN	www.isrctn.com/	2000	英文	生物医学中心 (BioMed Central)
欧盟临床试验注册库	EU Clinical Trials Register	EU-CTR	www.clinicaltrialsregister.eu/	2004	英文	欧洲药品管理局 (European Medicines Agency)
荷兰国家试验注册库	The Netherlands National Trial Register	NTR	www.trialregister.nl/	2004	英文	荷兰 Cochrane 中心 (Dutch Cochrane Centre, Amsterdam)
澳大利亚新西兰临床试验注册中心	Australian New Zealand Clinical Trials Registry	ANZCTR	www.anzctr.org.au/	2005	英文	悉尼大学 NHMRC (澳大利亚国家健康与医学研究理事会) 临床试验中心 (NHMRC Clinical Trials Centre, University of Sydney)
斯里兰卡临床试验注册中心	Sri Lanka Clinical Trials Registry	SLCTR	www.slctr.lk/	2006	英文	斯里兰卡临床试验注册中心委员会 (Sri Lanka Clinical Trials Registry Committee)
中国临床试验注册中心	Chinese Clinical Trial Registry	ChiCTR	www.chictr.org.cn/index.aspx	2007	中文, 英文	四川大学华西医院中国循证医学/Cochrane 中心 (Chinese Evidence-Based Centre, Chinese Cochrane Centre, West China Hospital, Sichuan University)
印度临床试验注册中心	Clinical Trials Registry-India	CTRI	ctri.nic.in/Clinicaltrials/login.php	2007	英文	印度医学研究委员会国家医学统计研究所 (National Institute of Medical Statistics, ICMR)

续表

机构名称			网址	成立年份	语言	管理机构
中文名	英文全称	英文缩写				
古巴临床试验公共注册中心	Cuban Public Registry of Clinical Trials	RPCEC	registroclinico.sld.cu/en/home	2007	西班牙文和英文	古巴国家临床试验协调中心(Centro Nacional Coordinador de Ensayos Clínicos, CENCEC)
秘鲁临床试验注册中心	Peruvian Clinical Trial Registry	REPEC	ensayosclinicos-repec.ins.gob.pe/en/	2007	西班牙文和英文	秘鲁国家卫生研究所(Instituto Nacional de Salud)
德国临床试验注册库	German Clinical Trials Register	DRKS	www.drks.de/drks_web/setLocale_EN.do	2008	德文和英文	弗赖堡大学医学中心,医学生物计量和医学信息学研究所(University Medical Center Freiburg, Institute of Medical Biometry and Medical Informatics)
伊朗临床试验注册中心	Iranian Registry of Clinical Trials	IRCT	www.irct.ir/	2008	波斯文和英语	伊朗卫生和医学教育部(Ministry of Health and Medical Education-Undersecretary for Research)
日本一级注册中心网络	Japan Primary Registries Network	JPRN	rctportal.niph.go.jp/	2008	日文和英文	日本国立大学医院理事会、日本药品信息中心、日本医学会临床试验中心(National University Hospital Council of Japan, Japan Pharmaceutical Information Center, Japan Medical Association Center for Clinical Trials)
泰国临床试验注册中心	Thai Clinical Trials Registry	TCTR	www.clinicaltrials.in.th/	2009	泰文和英文	泰国生命科学中心(Thailand Center of Excellence for Life Sciences)
泛非临床试验注册中心	Pan African Clinical Trial Registry	PACTR	www.pactr.org/	2009	英文	南非Cochrane中心(South African Cochrane Centre, SACC)

续表

机构名称			网址	成立年份	语言	管理机构
中文名	英文全称	英文缩写				
巴西临床试验注册中心	Brazilian Clinical Trials Registry	ReBec	www.ensaiosclinicos.gov.br/	2010	英文、葡萄牙文、西班牙文	Oswaldo Cruz 基金会(Fundação Oswaldo Cruz)
韩国临床研究信息服务中心	Clinical Research Information Service, Republic of Korea	CRiS	cris.nih.go.kr/cris/en/use_guide/cris_introduce.jsp	2010	韩语和英文	韩国疾病预防控制中心(Korea Centers for Disease Control and Prevention)

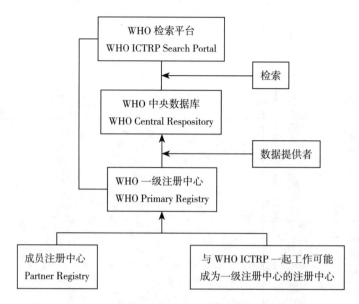

图 17-1　WHO ICTRP 的组织构架(引自 WHO ICTRP)

成员注册中心须达到与一级注册中心同样的标准,只是无须具备一级注册中心的三个前置条件。成员注册中心必须建在一级注册中心或 ICMJE 认证的注册中心之下。一级注册中心也必须确保其下设成员注册中心达到 WHO 的标准。已建的成员注册中心有:建在香港大学的临床试验注册中心,以及建在北京的针灸临床试验注册中心,其均由中国临床试验注册中心负责。

数据提供者包括所有 16 个一级注册中心和 ClinicalTrials.gov,均负责向 WHO ICTRP 中央数据库(WHO Central Repository)提交数据。其中 ClinicalTrials.gov、澳大利亚新西兰临床试验注册中心、中国临床试验注册中心、欧盟临床试验注册库、英国国际标准随机对照试验注册号注册中心和荷兰国家试验注册库每周向 WHO ICTRP 检索平台提交数据,其余 11 个一级注册中心每 4 周向 WHO ICTRP 检索平台提交数据。WHO ICTRP 的检索入口直接与中央数据库连接,并与一级注册中心链接,查询临床试验的所有信息。

通过 WHO ICTRP 检索平台(apps.who.int/trialsearch/)可一站式检索全球注册临床试验的信息。至 2019 年 5 月,WHO ICTRP 认证的一级注册中心有 16 个(表 17-1)。ICMJE 只认可在 WHO ICTRP 的一级注册机构和美国 ClinicalTrials.gov 注册的临床试验。但在检索平台上无法注册临床试验,在 WHO ICTRP 或 ICMJE 认可的一级注册中心网站上均可注册临床试验。

(二)各临床试验注册中心的注册范围

WHO ICTRP 要求的注册范围为干预性研究[属于临床研究的一种类型,受试者被分配到接受一种或多种干预/治疗(或不干预)组,以便研究者评估干预对生物医学或健康相关结局的影响。其分配由研究方案决定。受试者可能接受诊断、治疗或其他类型的干预],部分一级注册中心,及 ClinicalTrials.gov 已将注册范围扩展到观察性研究(包括真实世界研究),甚至基础研究。基于 16 个一级注册中心和 ClinicalTrials.gov 网站提供的信息,9 个中心注册范围包括观察性研究(表 17-2)。如 ClinicalTrial.gov 注册的观察性研究类型包括队列研究、病例对照研究、病例交叉研究、生态或社区研究、以家庭为单位的研究等。ClinicalTrials.gov 也提供对部分类型的真实世界观察性研究(患者登记研究)的注册,并提供独立的检索字段。截至 2019 年 6 月 9 日,ClinicalTrials.gov 共注册干预性研究243 577 个,观察性研究 60 953 个,其中患者登记研究 4 928 个。中国临床试验注册中心除将注册范围扩展到观察性研究外,还尝试将注册范围进一步扩展到基础研究。截至 2019 年 6 月 9 日,中国临床试验注册中心共注册注干预性研究 12 646 个,观察性研究5 442 个,基础研究 327 个。

表 17-2 WHO 注册网络一级注册中心和 ClinicalTrials.gov 注册范围

注册中心名称	临床试验注册范围		区域范围	是否提供补注册	是否提交研究方案	是否提交研究结果
	干预性研究	观察性研究				
美国临床试验注册中心	√	√	全球	否	是	是
英国国际标准随机对照试验注册号注册中心	√	√	全球	是	否	是
欧盟临床试验注册库	√	×	欧盟、或欧洲经济区	是	是	是
荷兰国家试验注册库	√	√	荷兰	是 *	不清楚	否
澳大利亚新西兰临床试验注册中心	√	√	全球	是	不清楚	是
斯里兰卡临床试验注册中心	√	×	全球	否	不清楚	否
中国临床试验注册中心	√	√	全球	是	是	是
印度临床试验注册中心	√	×	印度和其他无一级注册机构的国家	是	是	否
古巴临床试验公共注册中心	√	×	全球	否	不清楚	否
德国临床试验注册库	√	√	全球	是	是	是
伊朗临床试验注册中心	√	×	全球	不清楚	不清楚	否
日本一级注册中心网络	√	不清楚	日本	不清楚	不清楚	否
泰国临床试验注册中心	√	√	泰国	是	不清楚	否
泛非临床试验注册中心	√	×	非洲	否	不清楚	否
巴西临床试验注册中心	√	√	巴西	不清楚	不清楚	否
韩国临床研究信息服务中心	√	√	韩国	不清楚	不清楚	否
秘鲁临床试验注册中心	√	×	秘鲁	否	是	否

* 仅对正在进行中的临床试验提供补注册,对已完成试验不提供补注册。

（三）注册流程

临床试验注册的基本流程分为 6 步：① 获取登录权限；② 登录注册系统，完成注册信息表，提交数据；③ 提交所需文件；④ 完成注册；⑤ 同步更新试验实施信息；⑥ 发表试验结果。

WHO ICTRP 要求进行注册时需完成 24 项必备条目（表 17-3），ICMJE 也支持该最低注册要求，并将其作为 ICMJE 对临床试验报告的要求：只有当作者在试验之初就完成了符合 WHO 最低要求的所有 24 条信息的注册，ICMJE 的成员期刊才会考虑发表其研究结果。

表 17-3　WHO ICTRP 临床试验注册最低要求 24 个条目

序号	条目	主要内容
1	一级注册机构和试验识别号	一级注册机构名称，以及由一级注册机构为试验分配的唯一识别号
2	在一级注册机构注册的日期	试验在一级注册机构正式注册的日期
3	次要识别号	由一级注册机构分配的试验识别号之外的其他识别号，包括：通用试验编号（Universal Trial Number，UTN），由负责人分配的标识号，由其他试验注册机构分配的识别号，以及由资助机构、合作研究小组、监管机构、伦理委员会所编的标识号
4	资金和材料支持的来源	提供研究资金和材料的机构名称
5	主要负责人	发起、管理和 / 或资助研究的个人、组织、团体或其他法律实体，其可以是也可以不是研究的主要出资人
6	次要负责人	主要负责人外的其他个人、组织或其他法人
7	公众问题咨询人	咨询人的电子邮件地址、电话号码和邮寄地址，以回复来自公众对当前招募状态相关信息的咨询
8	研究问题咨询人	PI 的姓名、职务、电子邮件地址、电话号码、邮寄地址和单位；PI 委托咨询人的电子邮件地址、电话号码、邮寄地址和单位
9	公众标题	用通俗易懂的语言写给公众看的标题
10	研究标题	研究方案中所写的，递交给基金和伦理审查机构的科学标题
11	招募国家	计划或已经招募受试者的国家
12	研究的健康状况或问题	研究的主要健康状况或问题（如抑郁症、乳腺癌或用药差错）
13	干预措施	干预措施的名称和干预的具体细节（如药物干预须描述剂型、剂量、频率和使用时间）
14	主要纳入和排除标准	受试者选择的纳入和排除标准，包括年龄、性别、临床诊断、合并疾病等；排除标准通常用于确保患者安全
15	研究类型	包括：① 研究类型（干预性或观察性）；② 研究设计：分配方法（随机 / 非随机）、盲法（是否采用，如采用，盲的对象）、分组（单臂、平行、交叉或析因）、目的；③ 分期（如有）。随机试验还要提供分配隐藏的机制和序列产生的方法
16	第一例受试者入组日期	第一例受试者的入组或预计入组日期

序号	条目	主要内容
17	目标样本量	试验计划入组的受试者人数和实际入组的受试者人数
18	患者募集情况	受试者的招募状态,包括:① 待招募:尚未招募受试者;② 招募中:目前正在招募受试者;③ 暂停招募:临时停止招募;④ 完成招募:不再招募受试者;⑤ 其他
19	主要结局指标	主要结局应是计算样本量使用的结局,或用于确定干预效果的主要结局。多数试验应该只设一个主要结局。须提供主要结局的名称、测量的度量单位和方法、测量时间点
20	重要的次要结局指标	次要结局或主要结局的次要测量时间点。须提供次要结局的名称、测量的度量单位和方法、测量时间点
21	伦理审查	伦理审查过程信息,包括是否获得伦理委员会批准、批准日期、伦理委员会的名称和详细联系方式
22	完成日期	研究完成日期:收集临床研究最终数据的日期
23	概要结果	包括:结果概要的发布的日期;结果在期刊发表的日期;结果和发表论文的 URL 超链接;基线特征;受试者流程;不良事件;结局指标;研究方案的 URL 链接;小结
24	IPD 共享声明	关于拟共享个体临床试验受试者水平数据(IPD)的声明。应说明是否共享 IPD 数据,共享什么数据、何时共享,共享的机制,共享给谁,将分享知识产权,将分享什么知识产权,何时,通过什么机制,与谁共享和共享用于哪类分析

六、提交和公布临床试验结果

临床试验注册只是推动临床试验透明化的第一步,建立结果数据库是促进临床试验结束后及时提交和公布试验结果的重要措施。建立结果数据库的目的包括:以标准化表格形式向公众提供基本试验结果(研究人员、杂志编辑、伦理审查委员会、伦理学家为受益人群);推动实现对受试者的伦理责任及研究结果对医学事业的贡献(患者、公众、研究社区为受益人群);减少出版和结果发表偏倚(医学文献使用者为受益人群);促进研究文献的系统回顾和其他分析(研究者和政策制定者为受益人群)。英国临床试验注册中心、ClinicalTrials.gov、欧洲临床试验注册中心和澳大利亚 – 新西兰临床试验注册中心均要求临床试验完成后 1 年内提交试验结果。研究者无须提交单个患者数据,只需以表格形式将临床试验结果的总结性数据提交给注册中心。

如美国临床试验注册中心要求提交的基本结果信息包括:

(1)受试者流程 临床研究每一阶段受试者进展的总结,包括开始、完成和退出的受试者数量。

(2)基线特征 在临床研究开始时收集的所有受试者和各比较组的数据。这些数据包括人口学资料,如年龄、性别、种族和民族,及研究相关的特定指标(如收缩压、既往抗抑郁治疗)。

(3)结局指标 方案中描述的计划用于检测干预措施 / 治疗方法对受试者效果的指

标。其类型包括主要和次要指标。

(4) 不良事件　分为全因死亡(临床研究中因任何原因导致的患者死亡)、严重不良事件(导致死亡、危及生命、需要住院治疗或延长当前住院时间、导致持续或严重失能或严重干扰正常生活功能、或导致先天性异常或出生缺陷的不良事件。虽然不会导致死亡、不会危及生命或不需要住院,但如果不良事件会使受试者处于上述危险之中或需要进行医学或手术干预来预防上述不良事件,则也可能被视为严重不良事件)和其他不良事件。

试验注册人提交结果信息后,注册中心的工作人员公布结果前,必须审核提交的结果,以确保研究者提交的信息意义明确且有用。

七、临床试验注册的影响因素与质量控制

(一) 影响临床试验注册的因素

一项临床试验是否注册,受多方面因素影响。在全球层面,如报告规范要求(如SPIRIT 和 CONSORT 增加相应条目),专业组织支持(如《赫尔辛基宣言》),医药行业协会支持,ICMJE 等的推动(如制定只发表注册临床试验的编辑出版政策)均有助于促进临床试验的注册。在地区层面,如通过立法(巴西、加拿大、阿根廷、欧盟成员国、印度、以色列、南非和美国),建立本国的母语注册机构(如中国、日本),基金机构、伦理委员会、杂志编辑的审查,国家政策、伦理指南要求,大学和医药行业的自律等,对推动本国和本地区的临床试验注册更加重要。

(二) 临床试验注册的质量控制

1. 对注册中心的资质要求

WHO ICTRP 建立了由一级注册中心、成员注册中心、数据提供者及与 ICTRP 合作争取成为 WHO 一级注册机构的注册中心构成的注册网络。ICTRP 中央数据库只接受由一级注册中心和美国临床试验注册中心提交的数据。要成为一级注册中心,除 3 个前置条件外,还必须达到内容、质量和真实性、可及性、唯一识别号、技术能力和管理方面的特定标准。

2. 注册数据质量控制

(1) 注册信息的质量控制　注册中心审核提交的临床试验数据以保证临床试验注册信息的真实性、伦理性、科学性、准确性和完整性。如 ClinicalTrials.gov 制定了专门的质量评价表对注册者注册时提交的数据质量进行评价,若不符合则返回给注册者审核修改。ClinicalTrials.gov 对注册数据质量评价标准主要包括以下 6 个方面:① 真实性;② 不存在明显问题;③ 没有无意义的数据;④ 无数据不匹配;⑤ 无内部数据不一致;⑥ 研究设计清楚。

(2) 注册和更新时间　在临床试验开始之前就注册,让研究方案公之于众,方便使用临床试验注册信息,如比较研究方案和发表结果之间的依从性等。2005 年虽然 ICMJE要求临床试验注册须在招募第一例受试者之前注册,但各注册库中相当数量的临床试验是在研究开始后才注册的。ICMJE 将研究开始后 3 个月内注册称为预(on time)注册,将研究开始后 3 个月后才注册称为补(late)注册。按此标准,ClinicalTrials.gov 有 33% 的研究是补注册。临床试验在实施过程中有任何变化如结局指标、设计方案改变均要求及时

更新。

（3）主要结局指标的特异性和一致性　WHO ICTRP、ICMJE 和 FDAAA 要求提供临床试验主要结局指标和次要结局指标，并对其定义，标明其具体的测量时间。对一个具体的临床试验，其主要结局指标和次要结局指标在各类记录文件中应清楚、明了，且完全一致。这些记录文件包括注册库的注册记录、发表的研究方案（protocol）、提交给伦理审查委员会的研究方案、杂志公开发表的论文等。一项临床试验主要结局指标和次要结局指标的数量没有限制，有的临床试验的主要结局指标和次要结局指标可多达上百个。

▶▶▶ 第二节　临床试验数据共享 ◀◀◀

临床试验原始数据（raw data），近年亦称为"individual participant data（IPD）"，包括参试者个人信息、测量数据、试验流程管理数据。IPD 共享是指除参试者个人隐私信息外，共享试验的结果测量数据及试验流程管理数据。

2015 年 ClinicalTrials.gov 率先将临床试验结果数据共享计划列入临床试验注册内容。2015 年 8 月 WHO ICTRP 发布的关于临床试验数据共享申明中指出"鼓励和支持共享临床试验原始数据"。2016 年 1 月 20 日 ICMJE 发布关于共享临床试验原始数据的倡议，要求在临床试验注册时提供关于共享原始数据的计划，包括开放共享时间和途径。2017 年 6 月 19 日 WHO 发表临床试验透明化联合声明，要求临床试验结果数据上传至注册机构共享。2017 年 7 月，ICMJE 通过 JAMA 等发表声明，要求从 2018 年 7 月 1 日起，ICMJE 成员杂志发表的所有临床试验，在报告临床试验结果时，必须包含数据共享的声明，以说明是否共享受试者水平的数据，共享哪些数据，是否同时共享研究方案、统计分析计划、知情同意表格等其他文件，准备立即还是延迟共享，共享给谁，做何用途，获取共享数据的机制等。

但要实现临床试验数据共享还存在很大的困难。尚未解决的问题包括：① 数据所有权。② 赋权、受权与维权。③ 数据共享的技术问题。④ 数据共享内容。⑤ 数据共享时间。⑥ 数据共享的立法。

▶▶▶ 第三节　临床试验的报告规范 ◀◀◀

准确、完整和透明地报告临床试验结果是提高临床试验透明化的另一个重要策略，也是最先实施的策略。低质量报告不仅降低研究的使用价值，还可能引起误导，降低研究的透明性。1996 年，针对两组平行设计的随机对照试验的报告规范 CONSORT 声明发表，指明了随机对照试验在结果报告时应报告内容的最低要求和怎样报告才是最佳的（其最新CONSORT 声明 2010 版清单见表 17–4）。2006 年，为改善发表卫生研究的可靠性和使用价值，Doug Altman 和 David Moher 等发起成立了提高卫生研究质量和透明度（Enhancing the Quality and Transparency of Health Research，EQUATOR）协作网，旨在促进卫生研究的准确性、完整性和透明性，从而提高研究的可重复性和使用价值。截至 2019 年 8 月，EQUATOR 平台已收录报告规范 418 个，按研究类型分类，包括随机对照试验、观察性研究、系统评价和 Meta 分析、病例报告、定性研究、诊断性 / 预后研究、质量改进研究、经济学评价、临床前动物研究、研究方案及临床实践指南 11 大类（表 17-5）。每种类型均有 EQUATOR 网络推荐的主要报告规范，部分研究类型除报告规范外，还制定了扩展的报告规范。此外，EQUATOR 网络还收录了其他相关报告规范供使用者参考。

表 17-4　两组平行设计随机对照试验的报告规范 CONSORT 清单（2010 版）

内容与主题	条目	描述
题目和摘要	1a	题目能识别是随机试验
	1b	结构式摘要，包括试验设计、方法、结果和结论（具体指导建议见"CONSORT for abstracts"）
引言		
背景和目的	2a	科学背景与原理解释
	2b	具体的目的或假设
方法		
试验设计	3a	描述试验设计（如平行设计、析因设计），包括将受试者分配入各组的比例
	3b	试验开始后对试验方法所作的重要改变（如受试者选择标准），并说明原因
研究对象	4a	受试者选择标准
	4b	资料收集的环境和地点
干预	5	详细描述各组干预措施的细节（以便他人重复），包括它们实际上是如何和何时实施的
结局	6a	完整定义事先确定的主要和次要结局指标，包括它们是如何和何时测评的
	6b	试验开始后对试验结局所做的任何改动，并说明原因
样本量	7a	样本量的确定方法
	7b	如果存在中期分析和试验中止的情况，则应对中期分析和试验中止的条件进行解释
随机化		
顺序的产生	8a	用于产生随机分配序列的方法
	8b	随机化类型，详细描述限制措施（如区组和区组长度）
分配隐藏	9	执行随机分配序列的方法（如顺序编码的容器），描述分配干预措施前为隐藏分配顺序所采取的步骤
实施	10	谁产生随机分配序列，谁招募受试者，谁将受试者分配到各干预组
盲法	11a	若实施了盲法，分配干预措施后对谁施盲（如受试者、医疗服务提供者和结局评估者），以及盲法是如何实施的
	11b	若有必要，描述干预措施的相似之处
统计学方法	12a	用于比较各组主要和次要结局指标的统计学方法
	12b	附加分析方法，如亚组分析和校正分析

续表

内容与主题	条目	描述
结果		
受试者流程（强烈推荐用流程图）	13a	随机分配到各组的受试者例数，接受已分配治疗的例数，纳入主要结局分析的例数
	13b	随机分组后各组失访和排除的例数，并说明原因
招募	14a	明确招募期和随访时间
	14b	试验结束或中止的原因
基线资料	15	用表格列出各组的基线资料，包括人口学资料和临床特征
分析的人数	16	各组纳入每一种分析的受试者例数（分母），以及是否按最初的分组分析
结局和估计	17a	各组每一项主要和次要结局指标的结果，估计效应量及其精确度（如 95% 置信区间）
	17b	对二分类结局，建议同时提供绝对和相对效应量
辅助分析	18	报告进行的其他所有分析，包括亚组分析和校正分析，并说明哪些分析是预先设定的，哪些是探索性的
危害	19	各组发生的所有重要危害或非预期效应（具体指导建议参见"CONSORT for harms"）
讨论		
局限性	20	试验的局限性，阐述潜在偏倚的来源，不精确性，多重分析（如果存在这种情况）
可推广性	21	试验结果的可推广性（外部真实性、适用性）
解释	22	与结果一致的解释，权衡利弊，并且考虑其他相关证据
其他信息		
注册	23	试验注册号和注册机构名称
方案	24	如有试验方案，那么在何处可以获取完整的试验方案
资助	25	资助和其他支持（如提供药品）的来源，资助者的角色

表 17-5　卫生研究中主要研究类型的报告规范

研究类型	主报告规范名称	扩展
随机试验	CONSORT	● 非药物治疗 ● 自身对照 ● 中草药复方 ● 预试验和可行性试验 ● 单病例随机试验 ● 危害 ● 患者报告结局 ● 实效性试验 ● 整群试验 ● 非劣效和等效性试验 ● 肿瘤领域应用自适应设计试验 ● 卫生保健仿真研究

续表

研究类型	主报告规范名称	扩展
观察性研究	STROBE	<ul><li>分子流行病学</li><li>遗传关联性研究</li><li>流感血清流行病学研究</li><li>新生儿感染研究</li><li>卫生保健仿真研究</li><li>营养流行病学</li><li>感染性疾病分子流行病学</li><li>风湿病学纵向观察性药物研究</li></ul>
系统评价	PRISMA	<ul><li>网状 Meta 分析</li><li>卫生公平性</li><li>复杂干预</li></ul>
病例报告	CARE	
定性研究	SRQR、COREQ	
诊断 / 预后研究	STARD、TRIPOD	
质量改进研究	SQUIRE	
经济学评价	CHEERS	
临床前动物研究	ARRIVE	
研究方案	SPIRIT、PRISMA-P	
临床实践指南	AGREE、RIGHT	

　　经过 20 年的发展,研究报告规范已逐渐从试验性研究扩展到观察性研究、诊断准确性研究、经济学研究、方法学研究(如统计方法),从临床研究扩展到基础研究、社会学研究,从原始研究扩展到二次研究,从定量研究扩展到定性研究,从标准设计(如两组平行设计的随机试验)扩展到特殊设计(如整群随机试验、非劣效和等效性试验),从普遍适用扩展到具体疾病(如 AIDS)和具体操作(如颈动脉血管成形术和支架更换),从已完成研究扩展到研究方案,从报告整体扩展到报告中的某个部分(如摘要、图表),由需求发展推动的规范创新仍在发展中……

　　2017 年 1 月和 6 月,中国学者牵头制定的临床实践指南的报告规范 RIGHT 和中药复方随机对照试验的报告规范 CONSORT-CHM Formulas 相继在 *Annals of Internal Medicine* 发表,对推动临床研究向指南的转化和临床应用,促进我国中医药临床研究的国际化、标准化和现代化,提升临床研究的整体水平,争取更多国际话语权,都具有重要作用。

　　由临床试验注册、临床试验数据共享,以及临床试验的报告规范构建的临床试验透明化策略,能有效从临床试验的入口、出口和全过程把关临床试验质量,提高临床试验结果的真实性、可靠性和完整性,更好地服务于医疗卫生决策和实践。但针对临床试验透明化的策略除临床试验注册率和报告质量有明显改善外,向注册平台及时、准确、完整提交试验结果的率仍较低,临床试验数据共享制度尚未建立且存在很多未解决的问题。这些都有赖于临床试验各利益相关方的共同努力。

（杜 亮）

思 考 题

1. 临床试验透明化的内涵是什么？
2. WHO 和国际医学期刊编辑委员会认可的临床试验注册平台有哪些？
3. 临床试验注册的基本要求是什么？
4. 临床试验注册的基本流程是什么？
5. 哪些措施有利于推动临床试验注册？
6. 要实现临床试验数据共享，还存在哪些困难？
7. 报告规范有什么作用？

网上更多……

📓 学习目的　　✒ 教学 PPT　　📖 拓展阅读　　👓 人文视角　　📋 自测题

第十八章

循证医学展望

本章导读

1992 年,McMaster 大学的 Gordon Guyatt、Brian Haynes、David Sackett 等人联合美国的一些医生成立了循证医学工作组,并在 *JAMA* 上发表了标志循证医学正式诞生的宣言文章《循证医学:医学实践教学新模式》。历经 28 年的发展,循证医学及其生产的高质量证据已成为全球医疗卫生决策和实践的重要决策依据,具有跨时代的影响。循证医学的发展也带动其他学科重视证据,遵循科学性和透明性原则的发展,注重研究结果向实践转化、后效评估和持续改进。2019 年 5 月 31 日,"循证科学的形成发展和学科交融"学术讨论会(香山科学会议第 S49 次)在北京召开,将循证医学的发展提升到了另一个高度。本章将详细介绍循证医学未来发展的需要和方向。

▶▶▶ 第一节　全球健康需求变化呼唤新供给 ◀◀◀

一、健康的定义及要求

1947 年世界卫生组织成立后,就正式提出健康的基本概念,指出"健康是人身体、精神和社会的完好状态,而不仅是没有疾病",同时将健康定位为基本人权,要求人人公平享有。1989 年,WHO 更新健康的定位为"健康不仅是没有疾病,且包括躯体健康、心理健康、社会适应良好和道德健康"。

1977 年 WHO 在第 30 届世界卫生大会上提出全球卫生战略目标:① 2000 年人人享有卫生保健;② 健康是基本权利;③ 所有人将过上在社会地位和经济上富裕的生活。1998 年 5 月在日内瓦召开的第 51 届世界卫生大会上,审议通过 WHO 提出的"世界卫生宣言",内容包括:① 重申健康为基本权利;② 增进人民的健康幸福是社会和经济发展的最终目的;③ 21 世纪人人享有卫生保健政策。

1990 年由 WHO、哈佛大学公共卫生学院、华盛顿大学健康指标和评估研究所(Institute for Health Metrics and Evaluation,IHME)和世界银行共同发起全球疾病负担(The Global

Burden of Disease,GBD)项目。与以往单纯采用死亡率作为疾病负担指标不同,该研究提出伤残调整生命年(disability-adjusted life years,DALYs)作为不同疾病、风险因素和区域疾病负担的考核指标,综合考虑因早死导致的生命损失年和在非完全健康状态下的生命损失年。

二、健康需求的变化

(一) 从千年目标到可持续发展目标

2000 年 9 月,联合国千年首脑会议上 189 个成员国共同签署《联合国千年宣言》,一致承诺:将全球贫困水平在 2015 年之前降低一半(以 1990 年的水平为标准)。其中与卫生相关的目标包括:① 5 岁以下儿童死亡率降低 2/3;② 孕产妇死亡率降低 3/4。

2015 年联合国 193 个成员国正式通过全球 17 个可持续发展目标(Sustainable Development Goals,SDG),在千年发展目标到期后继续指导 2015—2030 年的全球发展工作。可持续发展目标指出:宣布千年发展目标取得巨大进展,消除了部分而非所有人的贫困,但区域间的发展不平衡。新的可持续发展目标将完成千年目标遗留的任务,同时增加新的发展目标:消除贫困,消除饥饿,良好的健康与福祉,优质教育,性别平等,清洁饮水与卫生设施,经济适用的清洁能源,体面工作和经济增长,产业、创新和基础设施,缩小差距,可持续城市和社区,负责任的消费和生产,气候行动,水下生物,陆地生物,和平、正义与强大机构,促进目标实现的伙伴关系。其中,如何提供良好的健康和福祉与医学发展紧密相关,新的目标也为推动新思路、创新科学方法提出新的挑战。

(二) 健康中国 2030

2016 年 10 月,中共中央、国务院印发《"健康中国 2030" 规划纲要》,明确提出:到 2030 年实现的具体目标,包括人民健康水平、主要危险因素、健康服务能力、健康产业规模和健康制度体制(表 18-1)。

表 18-1　"健康中国 2030" 规划纲要具体目标与现阶段水平

健康水平	2015 年	2020 年	2030 年
人均期望寿命(岁)*	76.34	77.3	79.0
婴儿死亡率(‰)*	8.1	7.5	5.0
5 岁以下儿童死亡率(‰)*	10.7	9.5	6.0
孕产妇死亡率(1/10 万)*	20.1	18.0	12.0
城乡居民达到《国民体质测定标准》合格以上的人数比例(%)	89.6	90.6	92.2
健康生活			
居民健康素养水平(%)	10	20	30
经常参加体育锻炼人数(亿人)	3.6	4.35	5.3
健康服务与保障			
重大慢性病过早死亡率(%)	19.1	17.2	13.4
每千常住人口执业(助理)医师数(人)*	2.2	2.5	3.0
个人卫生支出占卫生总费用的比例(%)*	29.3	28	25

续表

健康环境			
地级及以上城市空气质量优良天数比例(%)	76.7	>80	持续改善
地表水质量达到或好于Ⅲ类水体比例(%)	66	>70	持续改善
健康产业			
健康服务业总规模(万亿元)	—	>8	16

*:WHO health for all 项目目标。

(三) 中医药系列发展规划

"中西医并重"一直是我国卫生事业的基本政策。2016 年 2 月,国务院发布《中医药健康服务发展规划(2016—2030 年)》,明确提出:到 2020 年,实现人人基本享有中医药服务,中医医疗、保健、科研、教育、产业、文化各领域得到全面协调发展,中医药标准化、信息化、产业化、现代化水平不断提高;到 2030 年,中医药治理体系和治理能力现代化水平显著提升,中医药服务领域实现全覆盖,中医药健康服务能力显著增强,在治未病中的主导作用、在重大疾病治疗中的协同作用、在疾病康复中的核心作用得到充分发挥,中医药科技水平显著提高。2016 年 12 月,全国人民代表大会常务委员会发布《中华人民共和国中医药法》,从法律层面上明确了中医药的重要地位、发展方针和扶持措施。2017 年多部委联合印发《"十三五"卫生与健康科技创新专项规划》,将推进中医药现代化列为重点任务。如何利用循证医学国际化标准与理念方法推动中医药标准化和现代化进程成为目前亟须解决的问题。

三、新需求呼唤新供给

生存和健康是人类的基本需求,也是医学始终伴随人类发展的原因。随着健康需求的不断调整,健康问题日趋复杂,传统依赖单一学科解释和改善各种问题和矛盾的弊端日益突出,呼唤借鉴多学科视角,整合其见解,形成更加综合的理解以拓展我们的认知。跨学科研究是一项提出、回答或解决某个问题的过程。该问题的涉及面和复杂度均超过了任何单一学科所能处理的深度和广度,必须借鉴多学科视角,整合其见解,形成更加综合的理解以拓展我们的认知。提供专业、有效、安全、适用且价有所值服务的首要前提是,应用科学方法证明该服务的这五性。故开展可转化的科学研究第一步是找到高质量的研究证据,设计干预措施,通过建立证据转化平台来传播有效干预措施,再由专业机构和学术界合作后效评价,针对缺陷和不足,持续改进,追求卓越。

▶▶▶ 第二节　循证医学向循证科学的发展 ◀◀◀

科学是"运用范畴、定理、定律等思维形式反映现实世界各种现象本质规律的知识体系",是"按照一定原则建立的一个完整知识体系",也是"不能用定义一劳永逸固定下来的单一体"。人类的自然与人文科学知识体系逐步建成并不断更新,但基本的知识运行模式相对固定,始终保持了现象、原理、实践检验的一般科学知识运行规律。

一、学科的定义及发展规律

（一）学科的定义

学科作为科学的一个子系统,以生产知识为目的,由科学活动主体、工具(物质工具和思维工具)和客体相互作用形成的"自然 – 社会 – 知识"系统。其既指知识"按照学术性质而分成的科学门类",如自然科学、社会科学、人文科学等,或自然科学中的物理学、化学,社会科学中的历史学、法学等;也指教育特点的学科门类,如高等教育部门所设置的学科门类(哲学、经济学、法学、医学等)。

（二）学科及其管理体系

进入 20 世纪,伴随以大学为主要形式的高等教育日趋体系化,"学科"的含义不仅指一门知识,也指围绕这些"学科"而建立起来的组织。大学成为以学科为中心、以行政单位为载体的庞大矩阵,在学科专业目录的层级下形成复杂管理体系:它不仅直接规定了学科、学位体系的内容和秩序,还与配套的政策性资源捆绑在一起。

（三）时代的要求与当前学科划分和管理的局限性

当代科技迅猛发展、知识总量激增、社会问题日益复杂,远远超出了单一学科的研究范畴,无法通过还原论解释宏观现象和推导解决方法。传统学科界限不断被打破,科学综合化的趋势日益明显,多学科、跨学科和交叉学科的发展成为时代要求。正如普朗克所述:"科学是内在的整体,它被分解为单独的部分不是取决于事物的本身,而是取决于人类认识能力的局限性。实际上存在着从物理学到化学,从生物学和人类学到社会学的连续的链条"。可以预见:在学科充分分化的基础上,各分支学科的重新汇聚也势在必行。

二、从循证医学到循证科学:突破学科界限的开拓性尝试

（一）医学对科学知识汇聚和整合的需求催生了循证医学

医学本身就是一个庞大的跨学科体系。古代医学的实践中融合了那一时期的哲学、宗教、文化、世界观和价值观。当代医学则与物理学、化学、生物学等科学知识体系紧密结合,极大推进人类健康福祉。打破学科界限,形成多元文化的教育背景被认为是孕育原创性成果的重要基础。科研模式的转变,形成跨学科的集体协作方式也势在必行。

循证医学在 20 世纪 90 年代诞生是医学科学自我质疑的结果,通过反省其经由科学实验获得的若干临床证据的有效性,致力于提供更有效的临床证据。20 多年来,循证医学实现了三步跨越:① 1992 年前后发展起来的循证医学(evidence-based medicine,EBM),主要关注临床治疗、预防、诊断、预后等临床医学领域的问题;② 1997 年前后公共卫生领域里的循证卫生保健(evidence-based healthcare,EBHC)逐渐成熟,主要关注公共体系、公共产品、公共服务等公共卫生领域的问题;③ 2004 年前后,循证理念在诸多非医学范围内流行,可以概括为循证科学(evidence-based science,EBS),主要关注决策的科学性和成本效果,重视第三方对决策质量和效果的循证权威评价。

（二）循证科学:构建突破学科界限的聚合共生体系

需求驱动下的循证医学突破学科界限,进行开拓性尝试。其他学科领域开始借鉴循证医学科学处理海量信息、生产合成综合问题复杂干预证据的核心科学内涵,提倡科学性

和透明性的原则,推进以证据为本的实证研究,注重研究结果向实践转化、后效评价、持续改进、止于至善。循证医学与多学科交叉融合(如:理科、工科、文科),重点开始在教育学、心理学、法学、社会学、管理学等学科领域探索。这种超越医学实践和研究范围的扩展被李幼平首先定义为广义循证观,并进一步上升为"循证科学"。

科学知识在经历了近现代学科细分、细致观察微观世界的累积过程后,面对当代认识和解决复杂问题的困境,必须重新走向综合共生的系统。循证医学向循证科学的发展回应了科学整合知识的时代需求:复杂问题的分析和解决需要超越传统学科的理论和方法,国家力量对科学研究的介入前所未有地强化,任务导向的研究也要求突破学科边界。

跨学科研究常常来自学科内部的反思和颠覆。如医学模式从生物医学模式向生物-心理-社会模式的转变,不是因其他任何学科的参与带来,而是医学界内部某种"非共识思想"的主流化。当学科内有足够的包容和开放以确保"非共识"思想得以存在,并获得多元的平等对待;当客观需求发生时,这种"非共识"思想得以主流化,吸收其他学科世界观和方法论的跨学科可能性才真正变为现实。

循证科学体现了当代科学综合化的趋势,是学科间交叉会聚的载体和机制。循证科学尝试提供的不是一种思维范式对其他学科研究领域的入侵或改造,而是学科间的平等对话。这种平等不仅可以推动更广泛的学科协作,亦为循证科学带来新一轮的自我反思和自我完善,在不断探索新方法、新理论,不断解决新问题,推动新发展,实现持续改进的过程中,追求卓越。

▶▶▶ 第三节 循证医学向循证科学发展过程中的创新实践 ◀◀◀

循证医学重视证据,但不限制合理方法的发展。其他学科的研究方法所得结论仍是支撑决策的依据,也可以在有学科适应性的信息组织方式下形成类似循证医学的"证据分类分级体系"。这是循证医学能发展成为循证科学的开放性技术因素,也是各学科交叉互融、集成创新的决定性因素。

一、循证医学核心内涵在医学相关领域的应用

(一) 在护理学中的应用

循证医学对护理学科的影响较早。1995 年,英国 York 大学护理学院成立了全球首个"循证护理中心",提出"循证护理实践(evidence-based nursing practice,EBN)"的概念。1998 年,York 大学与 McMaster 大学共同创办了 *Evidence-Based Nursing*(循证护理)期刊。1996 年,总部设在澳大利亚阿德莱德大学的"Joanna Briggs 循证护理中心"成立,并于2003 年联合全球的护理及助产、老年照护、营养、康复、理疗、癌症照护等相关学科将中心扩展为"Joanna Briggs 循证卫生保健中心"。2017 年,该中心已发展成拥有 78 个协作中心和附属中心(Collaborating Centers and Affiliate Centers)及 11 个方法学组(Methods Group)的全球循证卫生保健协作网。

1999 年,加拿大安大略省注册护士协会(Registered Nurses' Association of Ontario,RNAO)设立的最佳实践组织(Best Practice Spotlight Organization,BPSO),是全球生产循证

护理指南的研究机构，主要致力于护理领域的循证实践指南的制定、实施、评价和传播。迄今 RNAO 的网站上推出了近 50 篇基于证据的临床护理实践指南，且每 3~5 年更新，在全球护理领域广泛传播和应用。

2010 年，美国医学科学院（Institute of Medicine，IOM）发布报告 *The future of nursing*：*leading change*，*advancing health*（未来的护理：领导变革，提升健康），强调在护理领域开展循证实践是未来护理的核心内容。

（二）在中医药学中的应用

中医药以其悠久的历史，现有最大规模的补充与替代医学（CAM）和独特的理论体系，以及良好的临床疗效在我国医疗保健卫生中发挥着重要作用。中医强调"整体理论"和"辨证论治"，但临床疗效评价方法的科学性和规范性不足。20 世纪末，WHO 召开的传统医学大会提出："世界要以开放的头脑接受传统医药，而传统医药能被广泛接受的关键依赖于肯定的临床疗效"。2002 年，WHO 制定传统医学发展策略，提倡以证据为基础评价传统医学即循证的传统医学，为提高传统医学的安全性、有效性及质量控制提供了新的思路与方法。循证医学与中医药学在实践中从碰撞走向融合，产生了循证中医药学，成为循证医学中国化发展的重要创新之一。

循证中医药的主要任务是科学研究、方法学与标准、平台建设和人才培养。围绕证据的生产、评价和应用，循证中医药学发展也取得了阶段性成绩：① 以证据为基础的科学决策模式已被中医药相关管理部门和学界知名专家接受，影响到中医药相关政策的制定；② 在技术层面，创建了系列中医药循证研究关键技术；③ 推动了与国际接轨的系列中医药标准和规范的制定；④ 建立了中医药临床研究证据库；⑤ 2019 年 3 月 12 日，由国家中医药管理局牵头成立中国中医药循证医学中心；⑥ 2019 年 5 月 25 日，第 72 届世界卫生大会审议通过《国际疾病分类第十一次修订本（ICD–11）》首次纳入起源于中医药的传统医学章节。

（三）在口腔医学中的应用

1994 年，Alexia 等在美国建立了 Cochrane 口腔工作组，1996 年，工作组移至英国曼彻斯特，1998 年，*British Dental Journal*（英国牙科杂志）开始发行专门的增刊刊登循证口腔医学相关文章。2007 年，MEDLINE 将 "evidence based dentistry" 首次作为 MeSH 主题词列入数据库。

Cochrane 口腔工作组是 Cochrane 协作网内传播循证口腔医学相关证据，指导广大口腔医学研究者进行循证口腔相关研究的组织，2010 年，Cochrane 口腔卫生组启动全球联盟计划，参与的学术组织包括：英国口腔外科医师协会、英国口腔公共卫生研究会、英国正畸协会、英国儿童口腔医学会、英国牙周病学会、加拿大牙科保健员协会、梅奥诊所、美国国立口腔卫生研究中心、纽约大学牙学院及英国爱丁堡皇家外科医师协会。

（四）在药学中的应用

医疗卫生服务模式的改变和信息技术的发展在改变临床医生实践模式的同时，也影响传统药师的工作模式，从传统的药品供应向药学监护转型，引导更多药师参与到患者药物治疗临床实践中。2006 年，WHO 和国际药学联合会（International Pharmaceutical Federation，IPF）共同编写《开展药学实践——患者为中心》的药师手册，明确提出"应在药学实践中运用循证医学的理念和方法",循证药学的研究内容主要包括"药物有效性评价、药物安全性评价和药物经济学评价"。

基于循证方法学对药学生科研和实践的重要性,美国普渡大学、克瑞顿大学药学院,英国阿斯顿大学及澳大利亚格里菲斯大学药学院等专门开设了循证药学在校教育课程或要求药学生掌握循证药学实践技能。国内循证药学教育培训起步较晚,在全国 200 余所开设了药学专业的高等院校中,仅四川大学华西临床医学院、遵义医科大学等少数高校开设了循证药学课程。

(五) 在营养学中的应用

循证医学引入临床营养学起步较早。1989 年国内发表第一篇临床营养学的随机对照试验,2004 年在武汉建立全国首个循证临床营养学组并在北京召开"首届全国循证临床营养学学术研讨会",2009 年国际营养科学联合会将循证营养学设立为 8 个特别工作组之一。目前,循证医学的方法已用于营养学理论研究和实践的多个领域,如:制定营养素摄入标准、编写居民膳食指南、制定饮食指导、实施临床营养治疗等。

临床循证营养实践主要应用于:① 循证促进营养风险筛查的变革;② 循证促进肠外营养临床应用变迁;③ 循证促进肠内营养治疗的兴起;④ 促进医疗模式的转变。

二、循证医学核心内涵在其他学科领域的应用 🖱

(李幼平　喻佳洁　李　琰)

思 考 题

1. 循证医学的理念为什么能在除临床医学以外的其他学科迅速发展?
2. 循证医学与循证科学的关系是什么?

网上更多……

　　📝 学习目的　　✒ 教学 PPT　　📖 拓展阅读　　📚 人文视角　　📋 自测题

参 考 文 献

［1］Straus SE, Glasziou P, Richardson WS, et al. Evidence-Based Medicine: How to Practice and Teach EBM. 5th ed. Edinburgh: Elsevier, 2019.

［2］王家良. 21 世纪的临床医学: 循证医学. 北京: 人民卫生出版社, 2001.

［3］李幼平. 循证医学. 北京: 人民卫生出版社, 2014.

［4］陈耀龙, 李幼平, 杜亮, 等. 医学研究中证据分级和推荐强度的演进. 中国循证医学杂志, 2008, 8(2): 127-133.

［5］刘续宝, 王素萍. 临床流行病学与循证医学, 4 版. 北京: 人民卫生出版社, 2013.

［6.］Guyatt G, Rennie D, Meade MO, et al. Users' Guides to the Medical Literature: A Manual for Evidence-Based Clinical Practice. 2nd ed. New York: The McGraw-Hill, 2008.

［7］Greenhalgh T. How to Read a Paper: The Basics of Evidence-Based Medicine, 5th ed. New Jersey: W Blackwell, 2014.

［8］李幼平. 循证医学. 3 版. 北京: 高等教育出版社, 2014.

［9］王行环. 循证临床实践指南的研发与评价. 北京: 中国协和医科大学出版社, 2016.

［10］曾宪涛, 任学群. 分子流行病学研究与系统评价 /Meta 分析. 北京: 中国协和医科大学出版社, 2018.

［11］曾宪涛, 耿培亮, 靳英辉. 系统评价——循证医学的基础. 2 版. 北京: 北京科学技术出版社, 2018.

［12］姚应水. 心理统计学. 3 版. 北京: 人民卫生出版社, 2018.

［13］Guyatt GH. Users' Guides to the Medical Literature: A Manual for Evidence-Based Clinical Practice. 3rd ed. New York: The McGraw-Hill, 2015.

［14］王家良. 临床流行病学, 4 版. 上海: 上海科学技术出版社, 2014.

［15］Straus SE, Glasziou P, Richardson WS, et al. Evidence-Based Medicine: How to Practice and Teach It. 4th ed. New York: Churchill Livingstone: Edinburgh, 2010.

［16］Institute of Medicine (IOM). Clinical practice guidelines we can trust. Washington, DC: National Academies Press, 2011.

［17］中华医学会风湿病学分会. 2016 中国痛风诊疗指南. 中华内科杂志, 2016, 55(11): 892-899.

［18］陈进, 卿平, 王聪. 循证教育研究与实践. 北京: 学苑出版社, 2014.

［19］李幼平. 实用循证医学. 北京: 人民卫生出版社, 2016.

专业名词汉英对照

郑重声明

高等教育出版社依法对本书享有专有出版权。任何未经许可的复制、销售行为均违反《中华人民共和国著作权法》,其行为人将承担相应的民事责任和行政责任;构成犯罪的,将被依法追究刑事责任。为了维护市场秩序,保护读者的合法权益,避免读者误用盗版书造成不良后果,我社将配合行政执法部门和司法机关对违法犯罪的单位和个人进行严厉打击。社会各界人士如发现上述侵权行为,希望及时举报,我社将奖励举报有功人员。

反盗版举报电话　　(010)58581999　58582371

反盗版举报邮箱　dd@hep.com.cn

通信地址　北京市西城区德外大街4号　高等教育出版社法律事务部

邮政编码　100120

读者意见反馈

为收集对教材的意见建议,进一步完善教材编写并做好服务工作,读者可将对本教材的意见建议通过如下渠道反馈至我社。

咨询电话　400-810-0598

反馈邮箱　gjdzfwb@pub.hep.cn

通信地址　北京市朝阳区惠新东街4号富盛大厦1座

　　　　　高等教育出版社总编辑办公室

邮政编码　100029

防伪查询说明

用户购书后刮开封底防伪涂层,使用手机微信等软件扫描二维码,会跳转至防伪查询网页,获得所购图书详细信息。

防伪客服电话　(010)58582300